重症医学研究与神经系统疾病诊断

主编 胡青雷 高玉龙 张 琦

吉林科学技术出版社

图书在版编目（CIP）数据

重症医学研究与神经系统疾病诊断 / 胡青雷，高玉龙，张琦主编. -- 长春：吉林科学技术出版社，2021.9
ISBN 978-7-5578-8678-3

Ⅰ. ①重… Ⅱ. ①胡… ②高… ③张… Ⅲ. ①神经系统疾病－险症－诊疗 Ⅳ. ①R741.059.7

中国版本图书馆 CIP 数据核字(2021)第 173632 号

重症医学研究与神经系统疾病诊断

主　　编	胡青雷　高玉龙　张　琦
出 版 人	宛　霞
责任编辑	张丽敏
制　　版	长春市阴阳鱼文化传媒有限责任公司
封面设计	长春市阴阳鱼文化传媒有限责任公司
幅面尺寸	185mm×260mm
字　　数	340 千字
印　　张	14.75
印　　数	1—1500 册
版　　次	2021 年 9 月第 1 版
印　　次	2022 年 5 月第 2 次印刷

出　　版	吉林科学技术出版社
发　　行	吉林科学技术出版社
地　　址	长春市净月区福祉大路 5788 号
邮　　编	130118
发行部电话/传真	0431-81629529 81629530 81629531
	81629532 81629533 81629534
储运部电话	0431-86059116
编辑部电话	0431-81629518
印　　刷	保定市铭泰达印刷有限公司

书　　号	ISBN 978-7-5578-8678-3
定　　价	60.00 元

编　委　会

主　编　胡青雷（博兴县人民医院）

　　　　高玉龙（昌乐县人民医院）

　　　　张　琦（滕州市中心人民医院）

前 言

　　神经系统是统率和协调全身各系统器官的重要部分，神经科疾病对人们的生命和社会活动有着不可忽视的影响。近年来由于科学技术的迅速发展，新的诊疗技术不断涌现，大大促进了神经科的发展。这对于神经科医生提出了更高的要求，其不仅需要现代化的辅助诊断检测技术，还需要全面掌握神经科的基础知识和临床技能，只有这样才能及时、准确地诊断疾病，给予患者及时合理的治疗。为此，我们结合神经科学的相关新进展编写了本书。

　　本书着重突出了每个疾病的临床特点，强调重症医学与神经系统疾病的临床思维与方法。全书语言精练、编排新颖，内容丰富、贴近临床，具有较强的实用性，是一本极具参考价值的专业性书籍。全书由多位神经科及重症专家在总结自身临床经验并参考大量国内外相关文献的基础上精心编撰而成，在此，特别感谢编者们做出的巨大努力。

　　尽管在本书编撰过程中，编者们做出了巨大的努力，对稿件进行了多次认真的修改，但由于编写经验不足，加之编写时间有限，书中如有遗漏之处，敬请广大读者提出宝贵的修改建议，以期再版时修正完善！

目　　录

第一章 神经系统疾病诊断技术

第一节 实验室诊断

一、脑血管疾病的实验室诊断

（一）动脉粥样硬化易损斑块的生物学标记物

动脉粥样硬化是血管炎症后损伤的一种表现，是内皮细胞功能紊乱后的炎症反应及在此基础上的损伤-修复过程。血管内皮细胞分泌各种炎症因子并在表面表达黏附分子，使得白细胞黏附于内皮细胞表面并在内皮细胞间迁移。当白细胞进入内皮下后会分泌更多的炎症因子加剧整个炎症反应过程，并通过清道夫受体吞噬大量的脂质成为泡沫细胞。血管平滑肌细胞的增殖和炎症因子的分泌贯穿于动脉粥样硬化发生发展的整个过程中。最后含脂质成分多而平滑肌细胞较少的不稳定斑块的薄纤维帽破裂，即粥样斑块破裂，血小板及纤维蛋白原聚集于破损的斑块处形成血栓，最终导致临床上的血管事件。鉴于动脉粥样硬化是一种血管的炎症损伤反应的结果，存在动脉粥样硬化的人群长期处于低度炎症状态，因此，对血清中的部分炎症因子的检测可能作为评估动脉粥样硬化的无创性检查方法。

1. 超敏 C 反应蛋白

正常参考值范围 0.0～3.0mg/L，C 反应蛋白是由肝细胞合成的炎症标记物，属于穿透素蛋白家族成员，血管平滑肌细胞及粥样斑块内的巨噬细胞可合成超敏 C 反应蛋白，是易损斑块的血清标记物之一，可以反映易损斑块的炎症活动。许多动脉粥样硬化一级预防的前瞻性临床试验都提示超敏 C 反应蛋白与动脉粥样硬化相关，为卒中的独立危险因素。

2. 氧化型低密度脂蛋白

氧化型低密度脂蛋白是低密度脂蛋白经超氧阴离子、金属离子或其他致氧化因子作用形成的，可促进动脉粥样硬化过程中炎性因子的释放。氧化型低密度脂蛋白能促进巨噬细胞介导的粥样斑块基质降解，使斑块易于破裂，其水平与动脉粥样硬化严重度呈显著正相关。

3. 分泌性磷脂酶 A_2

磷脂酶 A_2 在动脉斑块的早期很难检测到，而在易损和破裂斑块核心和周围增生的平滑肌细胞和巨噬细胞出现强烈表达，提示其在促进斑块不稳定中的潜在作用。

4.血清淀粉样相关蛋白

正常人有低浓度的血清淀粉样相关蛋白$[(0～0.78)×10^{-3}\text{mg/L}]$,在炎症反应时其浓度可上升1000倍以上。血清淀粉样相关蛋白分泌入血后即与高密度脂蛋白和极低密度脂蛋白结合,它促进高密度脂蛋白与分化的巨噬细胞和内皮细胞结合,减弱了部分高密度脂蛋白促进巨噬细胞中的胆固醇溢出细胞外的作用,而游离的血清淀粉样相关蛋白亦可以促进单核细胞的趋附和黏附反应,其作为连接分子促使脂蛋白,包括高密度脂蛋白和极低密度脂蛋白,黏附于血管细胞外基质,导致胆固醇沉积于局部血管组织,引起动脉硬化,特别是停留于细胞外基质的高密度脂蛋白,由于丧失了清除斑块中胆固醇的能力,加重了导致动脉粥样硬化的作用。

5.纤维蛋白原

纤维蛋白原是糖蛋白,占血黏度水平,促进血小板聚集和血管平滑肌细胞的增生。纤维蛋白原还可刺激血管内皮细胞内表达黏附分子,引导白细胞黏附于血管内皮细胞表面,并释放炎症因子,使被黏附血管产生炎症反应,启动动脉粥样硬化的过程。

(二)动脉粥样硬化危险因素的评价

1.血糖及其代谢产物的检测

(1)空腹血糖检测:是诊断糖代谢紊乱的最常用和最重要的指标。参考值为:3.9～6.1mmol/L(葡萄糖氧化酶法)或者3.9～6.4mmol/L(邻甲苯胺法)。空腹血糖增高而未达到诊断糖尿病标准时,称为空腹血糖过高(IFG);超过7.0mmol/L时称为高血糖症。

(2)口服葡萄糖耐量试验(OGTT):多采用WHO推荐的75g葡萄糖标准OGTT,分别检测空腹血糖和口服葡萄糖后30min、1h、2h、3h的血糖和尿糖。

参考值:①FPG 3.9～6.1mmol/L;②口服葡萄糖后30min至1h,血糖达高峰(一般为7.8～9.0mmol/L),峰值<11.1mmol/L;③2h血糖<7.8mmol/L;④3h血糖恢复至空腹水平;⑤各检测时间点的尿糖均为阴性。

临床意义:①诊断糖尿病:临床上有以下条件者,即可诊断糖尿病。a.具有糖尿病症状,FPG>7.0mmol/L。b.OGTT血糖峰值>11.1mmol/L,OGTT2h血糖>11.1mmol/L。c.具有临床症状,随机血糖>11.1mmol/L,且伴有尿糖阳性。②判断糖耐量异常:FPG<7.0mmol/L,OGTT2h血糖7.8～11.1mmol/L,且血糖到达高峰时间延长至1h后,血糖恢复正常的时间延长至2～3h或以后,同时伴有尿糖阳性者。

(3)血清胰岛素检测和胰岛素释放试验:糖尿病是由于胰岛B细胞功能障碍和胰岛素生物学效应不足(胰岛素抵抗),而出现血糖增高和胰岛素降低的分离现象。在进行OGTT时,分别于空腹和口服葡萄糖后30min、1h、2h、3h检测血清胰岛素浓度的变化,称为胰岛素释放试验,以了解胰岛B细胞基础功能状态和储备功能状态。

参考值:①空腹胰岛素:10～20mU/L,胰岛素(μU/L)/血糖(mg/dL)<0.3;②释放试验:口服葡萄糖的5～10倍。2h胰岛素<30mU/L,3h后达到空腹水平。

临床意义:①1型糖尿病空腹胰岛素明显降低,口服葡萄糖后释放曲线低平,胰岛素与血糖比值明显降低。②2型糖尿病空腹胰岛素可正常、稍高或减低,口服葡萄糖后胰岛素呈延迟释放反应,胰岛素与血糖的比值也降低。

(4)血清C肽检测:C肽是胰岛素原在蛋白水解酶的作用下分裂而成的与胰岛素等分子的

肽类物,不受肝脏和肾脏胰岛素酶的灭活,仅在肾脏中降解和代谢。C肽与外源性胰岛素无抗原交叉,其生成量不受外源性胰岛素的影响,检测C肽也不受胰岛素抗体的干扰。因此,检测空腹C肽水平,C肽释放试验可更好地评价胰岛B细胞分泌功能和储备功能。

参考值:①空腹C肽:0.3～1.3nmol/L;②C肽释放试验:口服葡萄糖后30min至1h出现高峰,其峰值为空腹C肽的5～6倍。

临床意义:①空腹血清C肽降低,见于糖尿病。②C肽释放试验:口服葡萄糖后1h血清C肽水平降低,提示胰岛B细胞储备功能不足。释放曲线低平提示1型糖尿病,释放曲线延迟或呈低水平见于2型糖尿病。③C肽水平不升高,而胰岛素增高,提示为外源性高胰岛素血症,如胰岛素用量过多。

(5)糖化血红蛋白(GHb)检测:主要检测HbA1c,GHb水平取决于血糖水平、高血糖持续时间,其生成量与血糖浓度成正比。GHb的代谢周期与红细胞寿命基本一致,故GHb水平反映近2～3个月的平均血糖水平。

参考值:HbA1c 4%～6%,HbA1 5%～8%。

临床意义:①评价糖尿病控制程度,GHb增高提示近2～3个月糖尿病控制不良。②美国糖尿病协会2010年糖尿病诊治指南提出HbA1c≥6.5%是糖尿病诊断标准之一。③研究显示HbA1c升高与颈动脉内中膜厚度(IMT)密切相关,是动脉粥样硬化的危险因素。

2.血清脂质和脂蛋白检测

(1)三酰甘油(TG):正常参考值大,高三酰甘油血症与遗传、饮食习惯、肥胖、少动、饮酒等有关,高三酰甘油血症可能参与动脉粥样硬化病变早期;低三酰甘油血症可见于饥饿、营养不良、肝脏疾病等。

(2)总胆固醇(CHO):正常参考值范围3.20～5.17mmol/L,是血液中所有脂蛋白所含胆固醇之总和,高胆固醇血症与动脉粥样硬化、静脉血栓形成、胆石症关系密切;低胆固醇血症可见于肝病、严重感染、营养不良、贫血、败血症、甲状腺功能亢进等疾病。

(3)高密度脂蛋白胆固醇(HDL):正常参考值范围1.00～1.80mmol/L,其结合的胆固醇是逆向转运的内源性胆固醇酯,将其运入肝脏,再清除出血液。该指标升高见于原发性高HDL血症(家族性高α-脂蛋白血症)、接受刺激或某些药物如烟酸、维生素E、肝素等治疗者;低HDL血症见于代谢综合征、脑血管病、冠心病、高三酰甘油血症、肝功能损害、糖尿病、吸烟、缺少运动等。

(4)低密度脂蛋白胆固醇:正常参考值范围1.50～3.10mmol/L,在血管内皮损伤的病理状态下,巨噬细胞与LDL胆固醇结合,转变成"泡沫"细胞,参与动脉粥样硬化斑块形成。研究显示高、低密度脂蛋白血症是心脑血管疾病的独立危险因素。

(5)载脂蛋白-A1(apo-A1):正常参考值范围为1.20～1.80g/L,主要由肝脏合成,它是高密度脂蛋白胆固醇(HDL-C)的主要结构蛋白,占HDL-C总蛋白的60%～70%,apo-A1的测定可直接反映HDL-C的水平。动脉粥样硬化(尤指引起阻塞者)、糖尿病、高脂蛋白血症、肝功能不足均可导致载脂蛋白A的降低。载脂蛋白-B(apo-B),正常参考值范围0.60～1.14g/L,由肝脏合成,是低密度脂蛋白胆固醇(LDL-C)的主要结构蛋白,约占LDL-C总蛋白含量的97%,apo-B的测定可直接反映LDL-CHOL的水平。

载脂蛋白A1、载脂蛋白B水平受性别、种族、年龄、体质指数、酒精摄入量、激素、吸烟等因素影响。研究显示载脂蛋白A1和载脂蛋白B及A1/B比值在预测动脉粥样硬化性心血管疾病和冠状动脉事件的危险性方面优于低密度脂蛋白胆固醇、总胆固醇、三酰甘油和高密度脂蛋白胆固醇等。

3.血清同型半胱氨酸(pHCY)检测

同型半胱氨酸是蛋氨酸代谢的中间产物,由肝脏合成,涉及亚甲基四氢叶酸还原酶、胱氨醚β合成酶和甲硫氨酸合成酶等多种代谢调节酶以及多种辅助因子,如叶酸、维生素B_6、维生素B_{12}等。HCY与动脉粥样硬化和血栓性疾病密切相关。

参考值:5.2~15.1μmol/L(高效液相法,HPLC)。

临床意义:高同型半胱氨酸血症是体内甲硫氨酸代谢障碍所致的疾病,可由遗传和环境两种因素导致,当体内参与氨基酸代谢的某些酶发生基因突变导致酶的缺乏,或环境因素造成代谢辅助因子如叶酸、维生素B_6、维生素B_{12}缺乏,均可导致高同型半胱氨酸血症的发生。近年来高同型半胱氨酸血症作为动脉粥样硬化新的独立危险因素而广受关注,临床常见高同型半胱氨酸血症患者早期继发生全身动脉粥样硬化和血栓形成。

4.血尿酸(UA)检测

参考值:142~416μmol/L。

高尿酸血症又称痛风,是一组嘌呤代谢紊乱所致的疾病,研究显示高尿酸血症与高血压和代谢综合征关系密切,而后者是动脉粥样硬化的独立危险因素。

(三)凝血、纤溶相关指标的评价

1.凝血酶

(1)凝血酶原时间(PT):是指在缺乏血小板的血浆中加入足够量的组织凝血活酶(组织因子)和适量的钙离子,凝血酶原转化为凝血酶,导致血浆凝固所需的时间。

参考值:11.0~13.0s,病人测定值超过正常对照3s以上者有临床意义。

临床意义:①凝血酶原时间延长见于:先天性凝血因子缺乏,获得性凝血因子缺乏:如继发性/原发性纤维蛋白溶解功能亢进、严重肝病、使用肝素等。②凝血酶原时间缩短见于:妇女口服避孕药、血栓栓塞性疾病及高凝状态等。临床上此指标常用于肝脏疾病的检测、手术前的检测、DIC的协诊、抗凝药物治疗检测等。

(2)国际标准化比值(INR):是从凝血酶原时间(PT)和测定试剂的国际敏感指数(ISI)推算出来的。ISI为国际敏感度指数的缩写,是用多份不同凝血因子水平的血浆与国际参考制品(IRP)作严格的校准,通过回归分析求得回归斜率而得到的,代表凝血活酶试剂对凝血因子缺乏的敏感性,ISI值越低,越接近1.0,则敏感性越高,进口凝血活酶试剂均标有ISI值,可用此值计算出INR值。采用INR使不同实验室和不同试剂测定的PT具有可比性,便于统一用药标准,是目前首选的抗凝监测指标。INR的值越高,血液凝固所需的时间越长。

参考值:1.0±0.1。

INR是检测口服抗凝药效应的首选指标(WHO推荐),口服抗凝药期间检测指标应控制在2.0~3.0。

(3)活化部分凝血活酶时间(APTT):APTT是内源性凝血系统的一个较为敏感的筛选

试验。

参考值:32～43s,较正常对照值延长 10s 以上为异常。

临床意义:APTT 延长见于血友病 A、血友病 B 及因子 XI 缺乏症、肝脏疾病、阻塞性黄疸、新生儿出血症、肠道灭菌综合征、口服抗凝药及低纤维蛋白血症等,纤维蛋白溶解活力增强如继发性、原发性纤维蛋白溶解功能亢进以及血液循环中有抗凝物质:如抗凝因子Ⅷ或抗凝因子Ⅸ抗体、狼疮抗凝物质等疾病。APTT 缩短见于高凝状态,血栓性疾病如心肌梗死、不稳定型心绞痛、脑血管病、糖尿病伴血管病变、肺梗死、深静脉血栓形成、妊娠高血压综合征和肾病综合征等。

(4)纤维蛋白原(Fbg):是由肝脏合成的具有凝血功能的蛋白质,在凝血酶的作用下可转变为纤维蛋白,参与体内正常的凝血途径。

参考值:2.00～4.00g/L。

临床意义:纤维蛋白原升高常见于急性炎症、急性心肌梗死、风湿热、恶性肿瘤、多发性骨髓瘤、糖尿病、缺血性脑血管病、尿毒症、弥散性血管内凝血(DIC)代偿期等。纤维蛋白原降低见于遗传性无纤维蛋白原血症、遗传性纤维蛋白异常症,以及重症肝炎、肝硬化、营养不良、DIC 等。

2.纤维蛋白溶解检测

(1)血浆凝血酶时间(TT)

参考值:16.0～18.0s,比正常对照延长 3sec 以上为异常。

临床意义:TT 延长见于 DIC 纤溶亢进期,肝素增多或类肝素抗凝物质存在,如系统性红斑狼疮、肝病、肾 FDP 增多等。TT 缩短见于高凝状态、血栓性疾病等。

(2)血浆 D-二聚体测定:是纤维蛋白单体经活化因子交联后,再经纤溶酶水解所产生的一种特异性降解产物,为纤维蛋白降解产物中的最小片段,是反映凝血及纤溶活化的分子标记物。

参考值:ELISA 法<200μg/L。

临床意义:此指标升高可见于肺栓塞、慢性阻塞性肺病、静脉血栓形成、急性脑梗死、DIC 等疾病。

(四)血栓弹力图(TEG)

血栓弹力图是一种新兴的检测抗血小板药物疗效的方法,操作简便。TEG 血小板图是向待测全血中加入不同的血小板激活药(氨基酸 AA、腺苷二磷酸 ADP),通过计算得到在不同血小板激活药作用下未被激活的血小板所占的比例,即相应激活药的抑制率,反映不同的抗血小板药物疗效(AA 抑制率反映阿司匹林疗效,ADP 抑制率反映氯吡格雷疗效)。一般将 AA 抑制率<20%作为阿司匹林抵抗的判定标准,AA 抑制率 20%～50%为阿司匹林半抵抗,AA 抑制率>50%认为阿司匹林疗效敏感。有研究将浓度≥5nmol/L 的 ADP 诱导血小板聚集时血小板抑制率<10%作为氯吡格雷抵抗的判定标准。

(五)易栓症的实验室诊断

易栓症是由各种遗传性或获得性原因导致机体容易发生血栓的一种病理生理过程,即由于抗凝蛋白、凝血因子、纤溶蛋白等的遗传性或获得性缺陷,或存在获得性危险因素而易发生血栓栓塞性疾病或状态。遗传性易栓症是由患者的基因缺陷导致相应蛋白减少和(或)质量异常所致;获得性易栓症是指易引发血栓的一组疾病,如抗磷脂抗体综合征、肿瘤等,还有一些则是容易发生血栓的危险状态,如长期卧床、创伤、手术等。

二、神经系统免疫介导性疾病的实验室诊断

(一)抗糖脂抗体与周围神经病

神经节苷脂是一组酸性糖鞘酯,包含有神经酰胺、葡萄糖、半乳糖以及一个或多个涎酸残基。周围神经上至少有 12 种不同的神经节苷脂,例如 GM1,GD1a,GD1b,GT1b,GQ1b 等。命名学上第一个字母 G 代表神经节苷脂,第二个字母代表涎酸残基的数目(M=1,D=2,T=3,Q=4),其后的数字代表四糖链的数目,最后的小写字母(a 或 b)代表涎酸残基的异构位置。神经节苷脂存在于细胞表面,可成为循环血液中免疫组分的潜在靶抗原。作用于神经节苷脂的抗体在许多急慢性周围神经病的病理机制中具有重要意义,通过酶联免疫吸附试验(ELISA)法和高效薄层层析技术(HPTLC)可检测抗糖脂抗体,为疾病的诊断和治疗提供客观依据。

(二)特异抗体与神经系统副肿瘤综合征

副肿瘤综合征是指机体各系统的恶性肿瘤或潜在的恶性肿瘤,在非浸润、压迫或转移的情况下,产生"间接"或"远隔"效应而出现的各种临床综合征。患者血和脑脊液中存在抗体,选择性损害神经系统某种靶器官,同时和潜在肿瘤发生免疫反应。靶抗原为膜表面的糖蛋白、细胞内核蛋白,具有受体或离子通道功能。抗体通常为多克隆 IgG,通过酶联免疫吸附试验法和蛋白印迹技术可检测这些蛋白。

(三)重症肌无力(MG)的特异性抗体检测

有 6 种抗体与免疫介导的重症肌无力的发病有关,具有潜在的诊断价值,包括乙酰胆碱受体结合抗体乙酰胆碱受体调节抗体、乙酰胆碱受体封闭抗体、肌肉特异性酪氨酸激酶抗体、抗横纹肌抗体、抗电压门控性钾通道亚单位 Kv 1.4 抗体。临床通常检测乙酰胆碱受体结合抗体,单纯眼外肌型 MG 的敏感性可达到 70%～80%,全身型 MG 的敏感性超过 90%。73% 的胸腺瘤合并 MG 患者具有乙酰胆碱受体调节抗体。约半数的全身型 MG 患者具有乙酰胆碱受体封闭抗体,而不足 30% 的眼外肌型具有该抗体。MG 患者肌肉特异性酪氨酸激酶抗体与各种乙酰胆碱受体抗体无叠加反应。

(四)中枢神经系统炎性脱髓鞘疾病的实验室诊断

1.水通道蛋白 4 抗体(AQP4-Ab 或 NMO-IgG)

60%～90% 的视神经脊髓炎(NMO)患者的血清中可检测到 AQP4-Ab,在部分孤立的视神经炎或横贯性脊髓炎同样可检测到 AQP4-Ab,预示将来可能转化为典型的视神经脊髓炎。多发性硬化患者 AQP4-Ab 检测阴性,提示 NMO 是一类病理生理机制与多发性硬化完全不同的疾病实体,是一种体液免疫介导的自身免疫疾病。综述 27 项研究发现,AQP4-Ab 具有33%～91% 的敏感性(中位数 63%)和 85%～100% 的特异性(中位数 99%)。AQP4-Ab 滴度水平高低与 NMO 临床病变活动性密切相关。

检测方法①以组织或细胞为基础的检测:免疫组织化学检测,免疫细胞学检测和流式细胞

技术;②以细胞裂解液或纯化蛋白为基础的检测:蛋白印迹技术,放射免疫沉淀法,荧光免疫沉淀法和酶联免疫吸附法。

2.IgG 鞘内合成率

目前国内较多采用的是 Tourtel10tte 合成率,其推算公式为:IgG 合成率＝[(CSFIgG－血清 IgG/369)－(CSF 白蛋白－人血白蛋白 1230)×血清 IgG/人血白蛋白×0.43]×5。正常人 IgG 鞘内合成率为－3.3mg/dL(95％可信区间为－9.9～3.3mg/dL)。高于此值提示 IgG 鞘内合成率增加,支持神经系统免疫性疾病的诊断,是多发性硬化 Poser 标准的实验室支持诊断条件。

3.寡克隆区带(OB)

是检测鞘内 IgG 合成的又一重要方法。正常脑脊液中不能检测到 OB,脑脊液 OB 见于多发性硬化、脑炎、神经梅毒、脑寄生虫病、疫苗接种等。OB 检测是多发性硬化诊断的重要参考指标。常用的检测方法包括:琼脂糖等电聚焦电泳和免疫印迹技术。

4.髓鞘碱性蛋白(MBP)

是髓鞘的重要成分,具有较强的抗原性。中枢神经系统脱髓鞘时脑脊液的 MBP 增加,并可持续 2 周左右,因此脑脊液的 MBP 可作为多发性硬化活动期的监测指标。MBP 增高也可见于脑梗死、脑炎和代谢性脑病等。

三、神经系统感染常见病原体检测

1.细菌感染

细菌感染性疾病的诊断一般需要进行细菌学诊断以明确病因。可以从三个方面着手。

(1)检测细菌或其抗原,主要包括直接涂片显微镜检查、细菌培养、抗原检测和分析。

(2)检测抗体。

(3)检测细菌遗传物质,主要包括基因探针技术和 PCR 技术。其中细菌培养是最重要的确诊方法。

2.病毒感染

病毒是只能在易感细胞内以复制方式进行增殖的非细胞型微生物,其实验室检查包括病毒分离与鉴定、病毒核酸与抗原的直接检测,以及特异抗体的检测。

细胞培养是最常用的病毒分离方法。最初鉴定可根据临床症状、流行病学特点、标本来源、易感动物范围、细胞病变特征确定为何种病毒,再在此基础上对已分离的病毒和已知参考血清做中和试验、补体结合试验、血凝抑制试验,作最后鉴定。光学显微镜检查组织或脱落细胞中的特征性病毒包涵体、电镜发现病毒颗粒均是早期诊断手段。

利用核酸杂交技术和 PCR 技术检测标本中病毒核酸,或用免疫荧光标记技术检测组织细胞中病毒抗原是一种快速的早期诊断方法。

血清学试验对病毒感染的诊断和病毒类型的确定取决于宿主对某一病毒感染产生的抗体和抗体增长的情况。有意义的阳性结果必须是抗体增高 4 倍以上,发病头几天采集的标本所测得的抗体滴度只能作为基线对照值,发病 3～5 周或以后,再测定标本抗体滴度,若滴度明显高于基线对照值,说明为机体对现症感染产生抗体,若滴度不增高或增高不显著,只能说明曾经有过感染。

3.真菌感染

真菌的诊断手段主要包括直接检查、培养检查、免疫学试验、动物接种实验、核酸杂交技术及 PCR 技术。神经系统主要的真菌感染包括新型隐形球菌、白色念珠菌、曲霉菌、毛真菌等,由于各种不同真菌具有各自典型菌落形态和形态各异的孢子与菌丝,形态学检查是真菌检测的重要手段。真菌的抗原检测适合于检测血清和脑脊液中的隐球菌、念珠菌、荚膜组织胞浆菌。真菌血清学诊断适用于深部真菌感染。

4.寄生虫感染

神经系统寄生虫感染主要包括脑囊虫感染、血吸虫感染、弓形虫感染、阿米巴感染等。诊断方法包括免疫学方法如凝聚试验、沉淀试验、补体结合试验、酶联免疫吸附试验、免疫印迹试验,核酸检测方法如 DNA 探针技术和 PCR 技术。

5.梅毒螺旋体感染

一般用性病研究所实验室玻片试验(VDRL)或快速血浆反应素环状卡片试验(RPR)对梅毒患者进行过筛试验,出现阳性者再用荧光密螺旋体抗体吸附试验(FTA-ABS)或抗梅毒螺旋体微量血凝试验(MHA-TP)做确诊试验。

四、遗传代谢性疾病的实验室诊断

遗传代谢性疾病(IMD)是指由于由染色体畸变和基因突变引起酶缺陷、细胞膜功能异常或受体缺陷,从而导致机体生化代谢紊乱,造成中间或旁路代谢物蓄积,或终末代谢产物缺乏,引起一系列临床症状的一组疾病。遗传代谢性疾病种类极多,截至 2010 年 6 月,已经注册的疾病种类超过 20000 种,其中绝大多数为常染色体隐性遗传,小部分为 X-连锁遗传病、Y 连锁遗传病以及线粒体病。

遗传代谢性疾病的病理生理学机制如下。

(1)主要细胞代谢途径发生障碍:①某种代谢物前体堆积;②经过旁路途径产生有害物质;引起毒性反应;③代谢最终产物缺乏;④因反馈机制障碍,中间物质大量蓄积。

(2)膜转运功能障碍。

(3)结构蛋白异常。

(4)酶促反应中辅酶的生成与结合发生障碍。

遗传性代谢疾病类型多,分类分型困难,一般根据酶蛋白等所在的细胞代谢系统中的作用分为以下几大类:①糖代谢异常疾病;②溶酶体病;③氨基酸代谢异常疾病;④核酸代谢异常疾病;⑤脂质代谢异常疾病;⑥金属代谢异常疾病;⑦过氧化物体病。

针对疑诊的遗传代谢性疾病,实验室检查可从 3 个层面进行①生物化学层面:检测尿液和血液的氨基酸、肉碱、脂肪酸,血液总同型半胱氨酸、维生素 B_{12}、叶酸、生物素等。②酶学层面:测定血浆、白细胞、红细胞、皮肤成纤维细胞中某种酶的活性改变,如线粒体呼吸链酶复合物活性分析,溶酶体相关酶活性分析,生物素酶活性分析等。③基因层面:检测染色体畸变或基因的突变。

1.生物化学检测

(1)液相色谱串联质谱法(LC-MS/MS)：血液氨基酸和脂肪酸代谢分析是诊断氨基酸类和脂肪酸类遗传代谢性疾病较为直接的诊断依据,以往应用的滤纸层析和薄层层析等定性和半定量检测氨基酸的方法现已甚少采用,目前氨基酸定量分析的主流方法为氨基酸自动分析仪及更为灵敏高效的液相色谱串联质谱法。LC-MS/MS 一次检测可得到氨基酸、游离肉碱及酰基肉碱总共 40 多项指标的定量值,可同时对三十种遗传性代谢病进行筛查和诊断：①典型氨基酸、酯酰肉碱谱,可以确定某些疾病,如高苯丙氨酸血症,酪氨酸血症,瓜氨酸血症 1 型,精氨酸血症,异戊酸尿症等。②某些项目增高或降低,可能提示某种疾病,应在急性期复查,或者采用其他方法鉴别,如 C_3(丙酰肉碱)增高,提示甲基丙二酸尿症,丙酸尿症(可进一步作尿液有机酸分析),维生素 B_{12}、叶酸缺乏症(血液维生素 B_{12}、叶酸测定),生物素缺乏症(血液生物素、生物素酶测定)。精氨酸水平降低,提示高氨血症 2 型或营养障碍。游离肉碱降低,提示原发性/继发性肉碱缺乏。③结果正常,不能除外"代谢病",很多疾病只在发作期出现异常,如高氨血症 2 型、戊二酸尿症 2 型、很多脂肪酸代谢病。

(2)气相色谱质谱仪(GC-MS)尿液有机酸分析：一次检测可得到尿中 100 多种有机酸的半定量值,这些有机酸多为特定遗传代谢性疾病的标志性化合物,因此可同时对 30 种遗传性代谢病进行筛查和诊断：①典型有机酸谱,可以确定某些有机酸尿症,如甲基丙二酸尿症,丙酸尿症,异戊酸尿症等;②不典型有机酸谱,应在急性期复查,或者采用其他方法鉴别诊断,如多种羧化酶缺乏症,枫糖尿症,高氨血症 2 型等;③尿液有机酸正常,不能除外"代谢病",如溶酶体病,糖代谢异常。

(3)毛细管气相色谱法：检测血、培养的成纤维细胞中极长链脂肪酸,在过氧化物体病时,血中极长链脂肪酸水平升高。检测血中植烷酸含量,是诊断 Refsun 病的特异指标。

2.酶学检测

在遗传性代谢病中,许多单基因病是由于酶或蛋白质的质或量异常的结果,酶或蛋白质的定性和定量分析是确诊单基因病的重要方法。酶的检测方法有两类,一类是活性测定,多采用生物发光技术(荧光法、核素掺入法、电化学法等),另一类为含量测定,多采用免疫技术(放射免疫化学、酶联免疫吸附法等)。

第二节　电生理诊断

一、肌电图技术及临床应用

肌电图(EMG)是研究肌肉安静状态下和不同程度随意收缩状态下以及周围神经受刺激时各种电生理特性电活动的一种技术,而广义 EMG 包括常规 EMG、神经传导速度(NCV)、各种反射、重复神经电刺激(RNS)、运动单位计数(MUNE)、单纤维肌电图(SFEMG)及巨肌电图(Macro-EMG)等。肌电图是神经系统检查的延伸,是组织化学、生物化学及基因等检测仍不能取代的检测技术。目前广泛应用于神经科、康复科、骨科、职业病、运动医学、精神科及儿科等领域。以下主要介绍同心圆针肌电图或常规肌电图(EMG)、神经传导速度(NCV)、重复神经电刺激(RNS)、各种反射(H反射和瞬目反射)等。

(一)同心圆针肌电图

1.EMG 的基本概念

同心圆针电极肌电图(EMG)是指将针电极插入肌肉记录其静息和随意收缩及周围神经受刺激时的各种电特性,也称常规EMG。

2.EMG 检测的临床意义

(1)发现临床上病灶或易被忽略的病变:如运动神经元病的早期诊断;肥胖儿童深部肌肉萎缩和轻瘫等。

(2)诊断和鉴别诊断:根据运动单位的大小等改变可以明确神经源性损害和肌源性损害;而神经肌肉接头病变EMG通常正常。

(3)补充临床的定位:EMG和NCV的相结合,可以对病变的定位提供帮助。感觉神经传导速度的波幅降低通常提示后根节远端的病变。感觉和运动神经传导速度均正常,而EMG神经源性损害提示前角或前根病变,如果节段性分布为根性病变,如果广泛性损害提示前角病变。

(4)辅助判断病情及预后评价:神经源性损害如果有大量的自发电位提示进行性失神经;肌源性损害,特别是炎性肌病时,如果可见大量自发电位提示活性动病变,为治疗的选择提供依据。

(5)疗效判断的客观指标:治疗前后的对比测定更有意义。

3.EMG 检查的适应证、禁忌证和注意事项

(1)熟习解剖和进行详细的神经系统检查:通过进行神经系统检查,明确检测目的,选择检测项目,以及需要测定的神经和肌肉。

(2)EMG 检查的适应证:脊髓前角细胞及其前角细胞以下的病变均为EMG检测的适应证,即下运动神经元病变。

(3)EMG 检查的禁忌证和注意事项:出血倾向、血友病、血小板(30000/mm^3);乙型肝炎、HIV(＋)和CJD等应使用一次性针电极。EMG检测后的24h内血清肌酸激酶(CK)水平增高,48h后可恢复正常。

4.EMG 正常所见

(1)肌肉安静状态

①插入电位:针电极插入肌肉内机械损伤导致的一阵短暂的电位发放,为成簇伴有清脆的声音、持续时间300ms左右的电活动;停止进针后,插入电位即刻消失。

②电静息状态:除终板区外,无任何电位可见。终板区电位包括终板噪声和终板电位。终板噪声波幅10～50μV,时限1～2ms;终板电位波幅100～200μV,时限2～4ms。其起始相为负相,并伴有贝壳摩擦样的声音,借此可与纤颤电位鉴别。当针电极插到肌肉终板区时,患者会感到明显疼痛,电极移动后疼痛即刻减轻。

（2）MUAPs：肌肉在小力收缩时记录到的电活动，主要兴奋的是Ⅰ型纤维。观察指标如下。

①时限：为电位偏离基线到恢复至基线的时间，可以反映运动单位内肌纤维的活动。受针电极位置的影响较小。

②波幅：采用峰-峰值计算，反映大约1mm直径范围内5～12根肌纤维的综合电位的波幅，受针电极位置的影响较大，变异大。

③多相波：正常电位多为3相或4相波，反映同一个运动单位中肌纤维传导同步化的程度。一般肌肉多相波百分比不超过20%，但部分肌肉如胫前肌可达35%，三角肌可达26%。

（3）募集电位：肌肉大力收缩时多个运动单位同时兴奋的综合电位，既有Ⅰ型纤维也有Ⅱ型纤维，正常为干扰相或混合相，扫描速度为100ms/d的条件下，难以区分出单个的运动单位电位，无法辨认基线。峰-峰值正常为2～4mV。

5.EMG异常所见

（1）安静状态

①插入电位：a.插入电位延长或增加，见于神经源性和肌源性损害，但应注意仔细寻找有无纤颤电位或正锐波。如果无纤颤电位或正锐波等自发电位，单纯插入电位延长意义不大。b.插入电位减少或消失，见于肌肉纤维化或肌肉为脂肪组织替代。

②纤颤电位和正锐波：一般在失神经支配2周后发生，为单个肌纤维兴奋性增高自发放电的表现。其主要特点为发放规则，起始为正相，声音如雨滴打在白铁皮上。可见于神经轴索损害和肌病活动期。

③复合重复放电（CRD）：也称肌强直样放电，是一组肌纤维的同步放电，多相复杂的波形在放电过程中波幅和频率保持一致，突发骤停。放电过程中没有波幅和频率的变化，突然出现突然消失，其声音类似机关枪的响声。多见于慢性失神经或肌病的活动期。

④肌纤维颤搐：是一个或几个运动单位的重复放电，伴有皮下肌肉的蠕动。见于放射性臂丛神经病、周围神经病等，也可以见于多发性硬化、脑干胶质瘤所致面肌颤搐等。

⑤束颤电位：为单个运动单位电位的不规则发放，多在动针时出现，根据针电极距离运动单位的距离，声音可以尖锐或低钝，只有保证肌肉完全放松时，才能判断束颤电位。束颤电位可见于前角细胞病变、神经根病或周围神经病，也可以见于15%的正常人群。

（2）肌强直放电：指肌肉在自主收缩后或受机械刺激后肌肉的不自主强直放电，波幅10μV～1mV，频率250～100Hz。发放的过程中波幅逐渐降低，频率逐渐减慢，声音似轰炸机俯冲的声音或摩托车减速时发出的声音。肌强直放电为肌膜自发持续除极的结果，是强直性疾病的特异性表现，见于先天性肌强直、萎缩性肌强直、先天性副肌强直和高钾性周期性麻痹等。

（3）MUAPs

①宽时限、高波幅MUAPs：一般于轴索损伤后几个月才会出现，与神经纤维对失神经支配的肌纤维进行再生支配，导致单个运动单位的范围增大有关，是神经源性损害的典型表现。此时募集相往往较差，可呈现为单纯相。MUAPs的时限比波幅更有意义。

②短时限、低波幅MUAPs：是肌源性损害的典型表现。其时限短、波幅低的原因与肌纤

维坏死后,运动单位内有功能的肌纤维减少,运动单位变小有关。

③多相电位:5相或以上的MUAPs称为多相波或多相电位。多相波百分比增高伴有低时限和低波幅MUAPs,提示肌源性损害;多相波伴高波幅、宽时限者,为神经源性损害的表现。

(4)募集电位

①单纯相:表现为单个清晰可辨的MUAPs,可以识别出基线,类似于"篱笆样",见于下运动神经元损害,峰-峰值一般>4mV。

②病理干扰相:相型为干扰相,但是峰-峰值<2mV,见于肌肉病变。

(二)神经传导速度的测定方法和临床意义

临床中常规神经传导测定包括运动神经传导速度(MCV)和感觉神经传导速度(SCV)两部分,其中SCV包括顺向测定和逆向测定。神经传导速度通常反映有髓纤维的状况;不能反映无髓痛觉纤维或自主神经的病变。逆向法测定所得波幅高于顺相法,并且容易受到邻近肌肉收缩的干扰。测定的结果应与性别和年龄匹配的正常值对照。

1.测定方法

(1)MCV测定

①电极放置:阴极置于神经远端,阳极置于神经近端,两者相隔2～3cm;记录电极置于肌腹,参考电极置于肌腱;地线置于刺激电极和记录电极之间。

②测定方法及MCV的计算:超强刺激神经干远端和近端,在该神经支配的肌肉上记录复合肌肉动作电位(CMAPs),测定其不同的潜伏期,用远端和近端之间的距离除以两点间潜伏期差,即为神经的传导速度。计算公式为:神经传导速度(m/s)=两点间距离(cm)×10/两点间潜伏期差(ms)。波幅的测定通常取峰-峰值。

(2)SCV测定

①电极放置:刺激电极置于或套在手指或脚趾末端,阴极在阳极的近端;记录电极置于神经干的远端(靠近刺激端),参考电极置于神经干的近端(远离刺激部位);地线固定于刺激电极和记录电极之间。

②测定方法及计算:顺行测定法是将刺激电极置于感觉神经远端,记录电极置于神经干的近端,然后测定其潜伏期和记录感觉神经动作电位(SNAPs);刺激电极与记录电极之间的距离除以潜伏期为SCV。

2.异常MCV及临床意义

MCV和SCV的主要异常所见是传导速度减慢和波幅降低,前者主要反映髓鞘损害,后者为轴索损害,严重的髓鞘脱失也可继发轴索损害。F波较MCV的优越性在于可以反映运动神经近端的功能。

3.NCV的临床应用

NCV的测定用于各种原因周围神经病的诊断和鉴别诊断;结合EMG可以帮助鉴别前角细胞、神经根、神经丛以及周围神经的损害等。

（三）F波的测定和临床意义

1.F波的概念和测定方法

F波是超强电刺激神经干在M波之后的一个晚成分,是运动神经的逆行冲动使前角细胞兴奋的回返放电,因首先在足部小肌肉上记录而得名。特点是波幅不随刺激量变化而改变,重复刺激时F波的波形和潜伏期变异较大。可以反映近端运动神经的功能,有助于神经根病变的诊断,补充常规运动神经传导速度的不足。

F波测定①电极放置:同MCV测定,不同的是阴极放在近端;②潜伏期的测定:通常连续测定10～20个F波,然后计算其平均值,F波的出现率为80%～100%。

F波传导速度的计算:Fwcv(m/s)＝D×2(mm)/(F-M-1)(ms);其中D为距离,在上肢是由刺激点经锁骨中点到C7棘突的距离,下肢是由刺激点经股骨大转子到T12棘突的距离,F为F波潜伏期,M为M波潜伏期。

2.F波测定的临床意义

(1)Guillain-Barre综合征:F波的异常可早于运动传导速度的改变。早期可表现F波出现率降低、F波离散度增加,严重患者F波消失。随病情好转,F波出现。

(2)糖尿病性神经病(DN):F波的异常可早于临床症状,表现为F波潜伏期延长,是较敏感的早期诊断指标。

(3)神经根或神经丛病变:均可表现为F波潜伏期延长或F波消失,而神经丛损害通常伴有感觉神经动作电位的波幅降低。

（四）重复神经电刺激

1.重复神经电刺激技术的方法学

重复神经电刺激(RNS)是指以一定的频率超强重复刺激运动神经干,在其支配的肌肉记录运动反应即复合肌肉动作电位,然后观察波幅的变化程度,是诊断神经肌肉接头部位病变的特征性手段。实际应用中,选择易检测、易固定、易受累的神经肌肉进行检测,如面部和上肢近端。刺激电极置于运动神经处,记录电极的作用电极置于肌肉的肌腹,参考电极置于肌腱。根据刺激频率分为低频RNS和高频RNS,临床上通常用强直后或活动后易化取代高频RNS。

(1)低频RNS:刺激频率≤5Hz;刺激时间通常是3s;计算第4波或第5波比第1波波幅下降的百分比,目前使用的仪器可以自动测算。

(2)高频RNS:刺激频率＞5Hz。刺激时间为3～20s,计算最后一个波较第一波波幅升高的百分比。

(3)刺激参数:刺激时限0.2ms,刺激强度为超强刺激,带通0.1～100Hz,扫描速度5～10ms/D,灵敏度0.1～5mV/D。

(4)正常值和异常的判断标准:低频刺激RNS,国外正常值第4波或第5波较第1波下降8%～10%;我们实验室的正常值为下降15%及其以上为波幅递减。高频刺激RNS,波幅下降30%以上为波幅递减,波幅升高100%以上为波幅递增,波幅升高56%以上为可疑。

2.RNS测定的影响因素

(1)温度:在皮肤温度较低时,轻症患者低频刺激可不出现递减反应。在RNS检测时,将皮肤温度控制在32～36℃。可用温水浸泡或使用红外线热灯。

（2）胆碱酯酶抑制药：对检测结果有直接的影响。一般在检测前 12～18h 停用胆碱酯酶抑制药，具体情况具体对待。

（3）刺激的强度：刺激强度必须是超强刺激，否则影响结果的判断。

3.RNS 常用的检测神经

（1）面神经：刺激部位为耳前，记录电极 R_1 置于眼轮匝肌，R_2 置于对侧面部或鼻梁上，G_0 置于同侧颧骨最上端。低频刺激波幅降低 15％ 以上为异常。

（2）副神经：刺激部位为胸锁乳突肌的后缘，记录电极 R_1 置于斜方肌，R_2 置于肌腱，地线 G_0 置于肩部。低频刺激波幅降低 15％ 以上为异常。

（3）尺神经：刺激部位为腕部尺神经，记录电极 R_1 置于小指展肌肌腹，R_2 置于肌腱，地线 G_0 置于腕横纹处。低频刺激波幅降低 15％ 以上为异常。该神经通常用于高频 RNS 的测定，升高 100％ 以上为波幅递增，具有临床诊断意义。

（4）腋神经：刺激部位 Erb 点，记录电极 R_1 置于三角肌，R_2 置于肩峰，G_0 置于 Erb 点与三角肌之间。上臂内收，肘屈曲，手内收放在腹部，同时用对侧手自己固定。低频刺激波幅降低 15％ 以上为异常。

4.RNS 测定的临床意义

（1）重症肌无力：是乙酰胆碱受体抗体介导、累及突触后膜的神经肌肉接头部位的病变，RNS 表现为低频和高频刺激波幅均递减，前者更明显。

（2）Lambert-Eaton 综合征：是突触前膜病变通常伴有小细胞肺癌或其他肿瘤，部分女性患者伴有结缔组织病。RNS 表现为低频刺激波幅递减，而高频刺激波幅明显递增。

（五）H 反射

1.H 反射的概念

H 反射是脊髓的单突触反射，反射弧的传入部分起自于肌梭的 I_A 类纤维，冲动到达脊髓的前角细胞经突触联系后，其传出部分由较细的 α 运动神经纤维组成。在从阈下刺激到次强刺激这一强度范围内，H 反射的波幅逐渐增高。当电流进一步加大时，H 波的波幅逐渐减小而 M 波逐渐增大。当刺激强度达到可以诱发出最大 M 波时，H 反射消失，为 F 波所取代。故诱发 H 反射的最佳条件，应该是最大程度的兴奋 I_A 类纤维，而又没有足以兴奋全部运动纤维出现典型的 M 波。

2.H 反射测定的方法学

（1）记录小腿腓肠肌的 H 反射时，患者俯卧位，踝部以软垫支托以使膝关节屈曲成 110°～120°。刺激电极阴极置于腘窝中部以兴奋胫神经，阳极置于远端。记录电极放置于腓肠肌，参考电极置于比目鱼肌，此时 H 反射的波形为双相波；如果参考电极置于肌腱，H 反射多为三相波。记录上肢桡侧腕屈肌的 H 反射时，在肘窝刺激正中神经，记录电极放置于内上髁与桡骨茎突连线上 1/3 处。上肢 H 反射的出现率较低，临床上并非常规检测。

（2）H 反射正常值：腓肠肌 H 反射潜伏期的正常值上限为 30～35ms，潜伏期间差一般在 1.5ms 以内。

（3）H 反射异常的判断标准：①H 反射潜伏期延长＞均值＋2.58SD；②两侧差值＞均值＋2.58SD；③H 反射未引出。

3.H 反射的临床意义

(1)多发性周围神经病的早期诊断:H 反射的异常可能是 Guillain-Barre 综合征早期唯一所见。在糖尿病性、酒精性、尿毒症性和其他各种原因导致的多发性神经病中,H 反射表现为潜伏期延长。

(2)神经根病变:小腿腓肠肌 H 反射是 S_1 神经根病变的一个敏感指标。H 反射的潜伏期延长或波形缺失,提示 S_1 神经根病变。其结论还须结合临床表现及肌电图的改变考虑。颈神经根病变 C_6 或 C_7 受累时,桡侧腕屈肌的 H 反射可表现异常。

(3)中枢神经系统损害:H 反射的异常可以表现其分布的异常,即在上述两块肌肉以外的其他部位(特别是胫前肌)引出 H 反射,可以间接提示上运动神经元病变的存在。

4.注意事项

H 反射消失并非一定是异常,随年龄增长,H 反射引不出的比例逐渐增加,检测中应注意双侧对比。上肢 H 反射的出现率较低,应注意两侧对照。

(六)瞬目反射

1.瞬目反射的概念

瞬目反射是一种脑干反射,近似于角膜反射,指刺激一侧三叉神经时,在同侧眼轮匝肌引出潜伏期短,波形简单的 R_1,双侧引出潜伏期较长,波形相对复杂的 R_2。反射弧的共同传入支为刺激侧的三叉神经眶上分支,传出支分别为两侧面神经。

R_1 是一种少突触反射,其通路为三叉神经→三叉主核→面神经核→面神经。整个过程仅涉及 1~3 个中间神经元的短链回路。R_2 为一多突触性的反射活动,且广泛分布于延髓外侧和脑桥。传入冲动经三叉神经进入脑桥后,沿三叉脊束下行到延髓,在投射到同侧和对侧的中间神经元之前,与外侧网状结构的中间神经元进行多突触联系,甚至可能涉及上丘脑及脑桥正中网状结构。

2.瞬目反射测定的方法学

(1)将刺激电极置于一侧眶上切迹(眶上神经),记录电肌置于双侧眼轮匝肌。参数设置一般为滤波范围 20Hz 至 10kHz,灵敏度 100~500μV/D,扫描速度 5~10ms/D,脉冲电流时限 0.1~0.2ms,强度 15~25mA,此设置可随检测目的不同而调整。刺激同侧记录到的潜伏期 10ms 左右的波形为 R_1,双侧记录到的潜伏期 30ms 左右的波形为 R_2。

(2)瞬目反射的正常值:成年人瞬目反射的潜伏期相对恒定,为一可靠的客观指标。R_1 为 10ms 左右,R_2 波动于 28~34ms。但波幅的绝对值差异较大,波幅的平均值,在直接反应为 1.221mV,R_1 为 0.53mV,同侧 R_2 为 0.38mV,对侧 R_2 为 0.49mV。R_1 潜伏期侧间差通常 < 1.2ms,R_2 < 5.0ms。一般认为波幅两侧的比率有一定的意义。

(3)检测时的注意事项:嘱受试者放松,轻闭目。每侧重复测定数次,计算平均潜伏期和波幅。刺激间隔至少 5~10s 或更长。电刺激所诱发的瞬目反射,如果反复给予刺激,其晚成分将逐渐减小甚至消失,此称为"适应"。

3.瞬目反射测定的临床意义

瞬目反射的早成分 R_1 反应恒定,而且重复性良好,反映少突触反射弧通路的传导情况。而 R_2 的潜伏期反映的是多突触反射通路的传导情况,包括中间神经元的兴奋性以及突触传递的延搁时间等,因此,波形和潜伏期变异较大,易受多种生理及心理因素的影响。

瞬目反射异常可见于任何影响其传导环路的病变,特别是累及三叉神经、面神经和脑干的病变。

二、脑诱发电位

脑诱发电位(Eps)是中枢神经系统在感受体内外各种特异性刺激所产生的生物电活动,其检测技术可以了解脑的功能状态。包括躯体感觉诱发电位(SEP)、脑干听觉诱发电位(BA-EP)、视觉诱发电位(VEP)和运动诱发电位(MEP)等。

(一)躯体感觉诱发电位

躯体感觉诱发电位(SEPs)指刺激肢体末端粗大感觉纤维,在躯体感觉上行通路不同部位记录的电位,主要反映周围神经、脊髓后束和有关神经核、脑干、丘脑、丘脑放射及皮质感觉区的功能。SEP可测定感觉输入神经的全长,除可测定中枢段传导时间外,对周围神经尤其是近段的传导也是有价值的。

1.检测方法

表面电极置于周围神经干体表部位,用方波脉冲刺激,频率为 $1\sim5Hz$,刺激量以刺激远端(手指或足趾)微动为宜。常用的刺激部位为上肢的正中神经和尺神经,下肢的胫后神经和腓总神经等。上肢记录部位通常是 Erb's 点、颈椎棘突(C_7 或 C_5)及头部相应的感觉区;下肢记录部位通常是腘窝、臀点、T_{12} 及头部相应的感觉区。

2.波形的命名

SEP各波的命名原则是极性(波峰向下为 P,向上为 N)+潜伏期,如潜伏期为 14ms,波峰向下的波称为 P_{14}。

(1)正中神经刺激:对侧顶点记录(头参考)的主要电位是 P_{14}、N_{20}、P_{25} 和 N_{35};周围电位是 Erb's 点(N_9)和 C_7(N_{11},N_{13})。

(2)胫后神经刺激:顶点(Cz')记录(头参考)的主要电位是 P_{40}、N_{45} 和 P_{60} 和 N_{75};周围电位是腘窝、L_3 和 T_{12} 或 T_{11}。

3.SEP异常的判断标准和影响因素

(1)SEP异常的判断标准:潜伏期(平均值+3SD)为异常;波幅明显降低伴波形分化不良或波形消失均为异常。

(2)SEP的影响因素:主要是年龄、性别和温度,正常值的判断应注意不同年龄和性别;检测中应注意肢体温度,肢体皮肤温度应保持在 34℃。各成分的绝对潜伏期与身高明显相关,而中枢段传导时间与身高无明显的相关性。

4.SEP各波的起源

(1)正中神经刺激:N_9 为感觉神经动作电位;N_{11} 可能来源于颈髓入口处或后索,N_{13} 可能为颈髓后角突触后电位,N_{14} 和 P_{14} 可能来自高颈髓或延髓,N_{20} 可能起源于一级感觉皮质(S1区),P_{25} 多数学者认为是一级体感皮质(S_1 区)的另一个反应波,N_{35} 可能与细纤维经丘脑腹后外侧核投射到一级体感皮质(S_1 区)有关。

（2）胫后神经刺激：腘窝和 L_3 和 T_{12} 或 T_{11} 记录的电位反映周围神经远端和近端的动作电位。P_{40} 可能来自同侧头皮中央后回，N_{45} 可能来自顶叶 S_1 后方，P_{60} 可能与顶叶偏后凸面有关，N_{75} 分布较广，起源尚不清楚。

5.SEP 的临床应用

用于检测周围神经、神经根、脊髓、脑干、丘脑及大脑的功能状态。主要临床应用于吉兰-巴雷综合征（GBS）、颈椎病、后侧索硬化综合征、多发性硬化（MS）及脑血管病等感觉通路受累的诊断和客观评价。还可用于脑死亡的判断和脊髓手术的监护等。

（二）脑干听觉诱发电位

脑干听觉诱发电位（BAEP）指经耳机传出的声音刺激听神经传导通路在头顶记录的电位。检测时一般不需要患者的合作，婴幼儿和昏迷患者均可进行测定。

1.检测方法

多采用短声刺激，刺激强度 50～80dB 或主观听阈＋75dB；刺激频率 10～15Hz，持续时间 10～20ms，叠加 1000～2000 次。检测时单耳刺激，对侧白噪声掩盖。记录电极通常置于 Cz，参考电极置于耳垂或乳突，接地电极置于 FPz。

2.波形命名和起源

正常 BAEP 通常由 5 个波组成，依次以罗马数字命名为 Ⅰ波、Ⅱ波、Ⅲ波、Ⅳ波和 Ⅴ波。特别是 Ⅰ波、Ⅲ波和 Ⅴ波的潜伏期和波幅更有临床价值。Ⅰ波起源于听神经；Ⅱ波起源于耳蜗核，部分为听神经颅内段；Ⅲ波起源于上橄榄核；Ⅳ波外侧丘系及其核团（脑桥中、上部分）；Ⅴ波起源于下丘脑的中央核团区。

3.BAEP 异常判断标准

（1）各波潜伏期延长＞平均值＋3SD，和（或）波间期延长＞平均值＋3SD。

（2）波形消失或波幅 Ⅰ/Ⅴ值＞200%。

4.影响 BAEP 的生理因素

Ⅰ～Ⅳ波潜伏期在出生 6 个月后基本达到成年人水平；Ⅴ波潜伏期通常在出生后 18 个月达到成年人水平；65 岁以后各波潜伏期明显延长和波幅降低。女性 Ⅴ波潜伏期较男性短，而且波幅高。BAEP 不受麻醉镇静药、睡眠觉醒和注意力集中程度的影响。

5.BAEP 的临床应用

（1）客观评价听力：特别是对听力检查不合作者、癔症和婴儿、重症患者、意识障碍及使用氨基糖苷类的患者可以帮助判断听力障碍的程度。还可用于监测耳毒性药物对听力的影响。

（2）脑桥小脑肿瘤：Ⅰ～Ⅲ波间期延长。肿瘤为内侧型仅有 Ⅰ波或 Ⅰ波和 Ⅱ波。脑干内肿瘤Ⅲ波和 Ⅴ波消失，严重者可无任何反应。目前主要依靠影像学的检查，特别是 MRI。

（3）多发性硬化（MS）：重要的意义在于发现临床上病灶。单侧损害多见，主要表现为 Ⅴ波波幅降低或消失，也可表现为Ⅲ～Ⅴ波间期延长、Ⅲ波潜伏期或 Ⅰ～Ⅴ波间期延长。

（4）脑死亡的判断：判断脑死亡的主要依据是 EEG 和 SEP，BAEP 的改变有参考价值，早期可有 Ⅴ波消失，继之累及Ⅲ波，最后 Ⅰ波也消失。目前认为诊断价值远不如 SEP。

（5）手术监护：桥小脑角肿瘤手术监护可避免听神经不必要的损害。

（三）视觉诱发电位

视觉诱发电位（VEP）是经头皮记录的枕叶皮质对视觉刺激产生的电活动。

1.检测方法

通常在光线较暗的条件下进行，检测前应粗测视力并行矫正。临床上最常用的方法为黑白棋盘格翻转刺激 VEP（PRVEP）和闪光刺激 VEP。前者的优点是波形简单易于分析、阳性率高和重复性好，后者受视敏度影响小，适用于 PRVEP 检测不能合作者。记录电极置于 O_1、Oz 和 O_2，参考电极通常置于 Cz。

2.波形命名和起源

PRVEP 是一个由 NPN 组成的三相复合波，分别按各自的平均潜伏期命名为 N_{75}、P_{100} 和 N_{145}。正常情况下 P_{100} 潜伏期最稳定而且波幅高，是唯一可靠的成分。VEP 各波的起源目前尚不清楚。

3.VEP 异常的判断标准和影响因素

（1）VEP 异常的判断标准：潜伏期＞平均值＋3SD；波幅＜$3\mu V$ 以及波形分化不良或消失。

（2）VEP 的影响因素：主要受视力、性别和年龄的影响。女性潜伏期通常较男性短而且波幅高；年龄＞60 岁以上者 P100 潜伏期明显延长。检测前应了解视力情况，近视患者可以戴眼镜进行检测。

4.VEP 的临床应用

视通路病变，特别对 MS 患者可提供早期视神经损害的客观依据。

（四）磁刺激运动诱发电位

磁刺激运动诱发电位（MEP）指经颅磁刺激大脑皮质运动细胞、脊髓及周围神经运动通路在相应的肌肉上记录的复合肌肉动作电位。该技术在 1985 年 Barker 等建立，近年来被广泛应用于临床，为运动通路中枢传导时间的测定提供了客观依据。MEP 的主要检测指标为各段潜伏期和中枢运动传导时间（CMCT）。近年来磁刺激技术有了很大的发展，重复磁刺激技术可以用于语言中枢的定位和一些疾病的治疗等。后者本章不做介绍。

1.检测方法

上肢 MEP 检测是将磁刺激器置于上肢对应的大脑皮质运动区、C7 棘突和 Erb 点，在拇短展肌或小指展肌等肌肉上记录诱发电位；下肢 MEP 测定是将磁刺激器置于下肢对应的大脑皮质运动区、T_{12} 或 L_1 及腘窝，在伸趾短肌和胫前肌上记录诱发电位。

2.刺激参数

磁刺激器最大输出磁场强度通常为 2.3T。确定刺激量的原则通常是阈值＋最大输出强度的 20%，上肢刺激量一般为最大输出量的 65%～75%，下肢为 65%～80%，头部为 80%～90%。

3.CMCT 的计算和异常的判断标准

皮质刺激潜伏期与 C_7 或 T_{12}（L_1）刺激的潜伏期差为 CMCT。异常的判断标准为各波潜伏期或 CMCT 延长＞平均值＋2.58SD；上肢易化或非易化状态下波形消失；下肢易化状态下波形消失。

4.易化现象

皮质刺激时相应肌肉轻度收缩,可较容易诱发出动作电位,而且伴有潜伏期缩短和波幅增高。

5.MEP 的影响因素

各波潜伏期与身高有明显的相关性(P<0.01);随着年龄增长而潜伏期延长,而与性别无明显的相关性。

6.MEP 的临床应用

主要用于运动通路病变的诊断,如多发性硬化、脑血管病、脊髓型颈椎病和肌萎缩侧索硬化等,后者可发现临床上损害。

第三节　病理诊断

近年来,随着 CT、MRI 等先进的医疗诊断设备广泛用于临床,神经科病人的定位诊断准确率有了很大的提高,同时,先进的神经影像技术、超声波技术、免疫学技术、电生理技术及分子生物学技术也能为定性诊断提供客观依据。但就神经科病人病变的定性而言,病理组织学诊断仍是最可靠的、目前尚无其他技术可替代的金标准。在日常神经科临床工作中,涉及神经病理学诊断的主要有以下四个方面:①因(或)脑内病变性质不清需取活检的病例,也包括椎管内和(或)脊髓内的活检标本;②临床表现为周围神经系统受损,性质不清需取周围神经活检的病例;③临床表现为肌肉受累的疾病,需取肌肉组织活检以求明确病变性质的病例;④神经系统病变性质不清,临床病人死亡后,需做尸体解剖明确的病例。

一、神经病理学诊断常用的染色技术

1.常规染色

供组织学诊断用的优质常规染色剂不仅须使细胞核和细胞质有选择性着色,也要使间质的结缔组织着色。苏木素伊红染色(HE)的切片经适当的分色,可使这些结构得以区分,细胞核表现为紫蓝色,细胞质和结缔组织纤维呈各种色调的粉红色。因此,在神经病理学诊断中无论是石蜡切片还是冷冻切片的常规染色都选用 HE 染色。在常规 HE 染色中,习惯称苏木素是碱性染料,实际上苏木素不是染料,只有经过氧化后才成为酸性染料苏木红,苏木红和铝结合形成一种带正电荷的蓝色色精,只有这时才是碱性的。染色时带负电荷的脱氧核糖核酸(DNA)与带正电荷的蓝色色精靠极性相吸而完成染色过程。

作为最常用的常规染色剂,苏木素有许多配方,其中 Ehrilich 发明的配方由于持久性和染色的稳定性而最为常用。其缺点是配制后需 1～2 个月或以后才能"成熟"应用。Harri's 苏木素液使用氧化汞促进苏木素"成熟",配制后即可应用。

2.特殊染色技术

特殊染色是诊断病理学中不可缺少的技术,特别是在神经病理学领域,特殊染色技术应用得更为广泛。这主要是因为神经病理研究的组织标本,既含有全身其他系统均有的上皮组织、结缔组织,又含有神经系统本身特有的神经细胞、神经纤维、神经髓鞘和胶质细胞。尤其是后者,研究其病理改变时经常需要用特殊染色来显示。现将神经病理学工作中常用的几种特殊染色技术介绍如下。

(1)网状纤维染色技术:网状纤维是网状结缔组织中的一种纤维,它由网状细胞产生。

网状细胞是星状多突的细胞,核大,着色浅,核仁明显,细胞质较丰富,细胞突彼此连接形成网状的结构。网状纤维细而分支穿行于细胞之间,共同构成网状支架。这种纤维用 HE 染色一般不易辨认,若用银氨溶液浸染能使纤维变成黑色,故又称嗜银纤维。网状纤维染色经常是用银浸染的方法来显示,网状纤维染成黑色或黑褐色。网状纤维染色是一种经典的染色,在神经病理诊断中应用广泛,最常用于脑肿瘤的鉴别诊断。脑实质以外组织发生的肿瘤,如脑膜瘤、神经鞘瘤多含丰富的网状纤维;而脑实质内发生的肿瘤,像各种类型的胶质瘤,一般仅在肿瘤间质血管周围存有网状纤维,肿瘤细胞间无网状纤维分布。

(2)弹性纤维染色:弹性纤维是由糖蛋白构成,富含亲水性的极性氨基酸。弹性蛋白提供弹性纤维的弹性。它是一种不溶性蛋白质。当用弱碱处理纤维结缔组织时,它仍然存在。弹性纤维广泛分布于身体各部,特别是在皮肤、血管等处最为丰富。弹性纤维在常规染色中难与其他纤维区分,只有用特殊染色方法才能清晰将其显示。常用的染色方法是 Verhoeff 铁苏木素染色法,弹性纤维黑色或黑蓝色,细胞核黑色,胶原纤维呈红色,肌纤维呈黄色。在神经病理学诊断和研究过程中,往往在有血管性病变时选用弹性纤维染色显示血管壁内的弹性纤维,如脑动、静脉畸形、浆果型动脉瘤、夹层动脉瘤、各种动脉炎及动脉硬化等病变。

(3)过碘酸-Schiff 反应(PAS 染色技术):PAS 染色将糖原染成红色或紫红色,在神经病理学诊断和研究过程中,往往用来显示真菌、分泌黏液的肿瘤细胞和肿瘤间质的黏液变性。

(4)Mallory 磷钨酸苏木素染色(PTAH):本法为诊断病理学中常用的染色方法,其特点是单一的染液可染出两种主要的颜色,即蓝紫色和棕红色。染液中磷钨酸与苏木素相互结合,但又各有特点。PTAH 染色是显示横纹肌和胶质纤维的好方法,因此,在神经病理诊断中经常选用,有的单位将其作为常规染色。

细胞核、中心体、神经胶质纤维、纤维蛋白和肌纤维的横纹染成紫蓝色;胶原纤维、网状蛋白和骨基质染成砖红色。在神经病理诊断中常常使用 PTAH 染色来显示胶质纤维,行星形细胞瘤的鉴别诊断,也可用来显示病灶周围反应性星形细胞。另外,在免疫性疾病诊断中还可用来显示纤维素性坏死等病理改变。

(5)淀粉样物质染色:淀粉样物质亦称类淀粉物质,是一种无细胞的同质性嗜伊红性物质,现已证实淀粉样物质在化学上属于糖蛋白,其蛋白质部分与球蛋白相似。类淀粉蛋白的化学成分 90% 为类淀粉原纤维蛋白,10% 为糖蛋白。

近年来,随着神经病理学研究的进展发现脑内多种病变有淀粉样物质的沉积,特别是对阿尔茨海默病的研究证实,其主要病理学基础就是淀粉样物质在脑内和血管壁中沉积。因此,神经病理学中对类淀粉物质的研究将会显得越来越重要。

显示淀粉样物质的染色方法很多,如碘染色、刚果红染色和荧光染色等。其中刚果红染色是较为可靠的方法。淀粉样物质呈粉红色到红色,细胞核呈蓝色。阿尔茨海默病脑内的老年斑、大脑类淀粉血管病的受累血管壁内可见类淀粉沉积。另外,拳击脑和 Prion 病脑内也可见阳性的类淀粉斑。染色阳性的物质如在偏振光显微镜下发出苹果绿色的偏振光,则为淀粉样物质的特异性表现。

(6)显示脂类物质的苏丹Ⅲ染色技术:在神经系统中,存在大量的脑磷脂和神经鞘磷脂。在病理情况下这些磷脂均可发生存在形式或形态上的变化。因此,在神经病理诊断中常常需要特殊染色显示这些脂类物质。其中应用最广泛的是苏丹Ⅲ染色技术。该技术将脂肪成分染成橘红色。在神经病理诊断中,常用此技术显示肿瘤中的脂质、坏死病灶和脱髓鞘病灶中崩解和被吞噬的脑磷脂和髓磷脂以及脂质贮积病时的病理改变。在显示动脉粥样硬化斑块脂质核心时也可使用此技术。

3.神经组织特殊的染色技术

神经组织主要由神经细胞、神经胶质细胞、神经纤维以及神经髓鞘组成。由于神经组织的构造和神经细胞的组成极其复杂,因此,需用特殊染色方法显示和观察神经组织中的尼氏体、神经元、神经纤维、神经髓鞘及神经胶质细胞。显示上述结构的特殊染色构成了神经组织病理学独特的染色技术。

(1)显示尼氏体的染色:尼氏体分布于神经元除轴突和轴丘以外的胞质中,为颗粒状或斑块状物质,能够被碱性染料着色。在正常情况下,尼氏体与神经元的功能状态有密切的关系。当神经元受到损伤时,尼氏体的变化最为敏感,主要表现为尼氏体的溶解和消失。在神经病理诊断中,往往在两种情况下需要做尼氏体染色:一是判断神经元的损伤程度,主要显示尼氏体的溶解情况;二是判断所显示的细胞是否是神经元,尤其是在神经节胶质瘤的诊断时,显示神经节细胞内的尼氏体对诊断有决定性的作用。用于显示尼氏体的染色方法很多,最常用的两种是 Thionine 硫堇染色法和 Cresyl Violo 染色法。前者将尼氏体染成深蓝色,细胞核呈淡蓝色。后者将尼氏体染成紫红色,细胞核呈淡紫色,背景微黄。

(2)显示神经元及神经纤维的染色:神经组织主要是由具有细长突起、能传递冲动的神经细胞组成。神经细胞具有和其他细胞一样的结构,即细胞膜、细胞质和细胞核。神经细胞的胞质内除了含有其他细胞都有的细胞器外,还含有尼氏体和神经原纤维,后两者是神经细胞特有的结构。神经纤维由从神经元发出的轴突和较长的树突组成,轴突内可含有神经原纤维。

在常规的 HE 染色中可观察到神经细胞的细胞轮廓,如细胞质、细胞核、核仁等,但看不到神经原纤维等细微的结构,这些细微的结构就需要用特殊的染色方法来显示。传统的染色方法是 Bielschowsky,于 1904 年创造。此方法需要冷冻切片。众所周知,神经系统变性疾病常常是神经细胞和神经纤维受累,需要显示这些特殊结构,特别是痴呆病人的脑内病变常需要特殊染色显示神经原纤维的病理改变,如神经原纤维缠结和老年斑等。近年来研究发现,一种被称为亚急性海绵状脑病(CJD)的疾病,其临床表现与阿尔茨海默病很难鉴别,而 CJD 已经明确有传染性,并且传染性相当强,即使经过甲醛溶液固定的组织也具有传染性。而痴呆病人的脑标本常规需要神经原纤维染色,如用经典的 Bielschowsky 染色法则需用冷冻切片,如遇 CJD 病人就有被传染的可能。因此,近年来已逐渐放弃了传统的 Bielschowsky 冷冻切片染色法,而采用改良的 Bielschowsky 石蜡切片法、Bodian 染色法和 Gall-yas 染色法。

（3）显示神经髓鞘的染色方法：神经纤维根据其周围有无髓鞘包绕分为有髓神经纤维和无髓神经纤维两种。髓鞘成分在常规的 HE 染色中分辨的不是十分清晰，在神经病理诊断时，常需要髓鞘染色，将髓鞘显示清楚进而判断有无病变。在中枢神经系统，髓鞘是由少突胶质细胞构成，而在周围神经系统，髓鞘则由神经膜细胞构成。神经系统中许多疾病出现髓鞘的变性、脱失和轴索变性，如多发性硬化、播散性脑脊髓炎、脑桥中心部髓鞘溶解、肌萎缩侧索硬化和亚急性联合变性等。其他神经系统病变也可造成继发性脱髓鞘改变。

髓鞘染色可分为两类，即显示正常髓鞘结构的染色和显示变性髓鞘的染色方法。显示髓鞘的染色方法很多，常见显示正常髓鞘结构的染色有：

①Weil 正常髓鞘染色法。神经髓鞘染成深蓝色至黑色，灰质呈灰黄色至无色，变性和溃变的髓鞘不着色。

②Luxol Fast Blue——焦油紫正常髓鞘染色法。正常髓鞘染成蓝色，细胞核紫红色，神经细胞内尼氏体紫红色。KB 髓鞘染色法是目前最常用的染色方法，它以着色清晰、色泽绚丽著称。其真正的优点是染色完成后可用 HE、PAS、PTAH、油红 O（需冷冻切片）等染色进行复染，得到显示髓鞘的同时还显示糖原（PAS），增生胶质纤维（PTAH）、溃变的髓磷脂（油红 O）等的染色效果。用 HE 复染可作为常规染色。

（4）显示神经胶质细胞的染色技术：神经胶质细胞是神经系统特有的细胞成分，在中枢神经系统内主要有星形细胞、少树突胶质细胞、小胶质细胞和室管膜细胞。它们构成了神经系统的间质。星形细胞有纤维型和原浆型两种，前者主要分布在髓质内，而后者多位于皮质内。病理状况下，星形细胞可形成肿瘤，还参与脑组织损伤后的修复。少突胶质细胞主要位于髓质内，形成中枢神经系统的髓鞘。小胶质细胞则是神经系统内的吞噬细胞，或称"清道夫细胞"。除了室管膜细胞以外，常规的 HE 染色仅能显示胶质细胞的细胞核，很少看到细胞质和细胞突起。要研究显示这些胶质细胞的病变则需特殊染色，将它们的细胞质和细胞突起显示出来。

①Holzer 星形细胞染色法：星形细胞及突起呈蓝紫色，细胞核蓝紫色。此法是显示反应性增生的星形细胞、胶质纤维和胶质瘢痕的最佳方法，常用于显示亚急性海绵状脑病、阿尔茨海默病、肝豆状核变性等疾病中星形细胞增生和多发性硬化、脑软化等病变部位增生的胶质纤维和胶质瘢痕。

②改良 Cajal 星形胶质细胞氯化金升华法：Cajal 氯化金升华法是显示星形胶质细胞的经典方法，对固定液和染色用的器皿要求很高，染色效果很好且稳定。新鲜组织要固定在甲醛溴化胺液中导溴，标本厚度不要超过 4mm，在固定液中固定 2～3d。甲醛溶液固定过的标本经充分水洗后再经导溴也可染色，但如在甲醛溶液中固定时间过长则染色效果不佳。星形胶质细胞及其突起呈黑色，神经元呈紫红色。此法可用于显示正常的星形细胞、反应性增生的星形细胞及肿瘤性的星形细胞。石蜡切片经导溴后也可进行染色，但染色效果明显差于冷冻切片。

③DelRio-Hortega 少突胶质细胞染色法：少突胶质细胞的细胞质和细胞突起呈黑色。

④Penfield 胶质细胞染色法：少突胶质细胞和小胶质细胞的细胞质及细胞突起染成黑色。

二、神经病理学诊断常用的免疫组织化学技术

免疫组织化学技术是应用抗原与相应抗体（Ab）接触后可形成"抗原抗体复合物"（Ag-Ab）的化学反应，检测组织或细胞内的抗原或抗体的技术。目前这项技术已广泛应用于神经病理学的诊断和科研工作之中。

1. 神经病理诊断中常用的免疫组织化学标记方法

免疫反应中的"抗原抗体复合物"在显微镜下是不可见的，但如抗体或抗原上联结某种"指示剂"，就可利用不同的显微镜看到抗原抗体复合物，此即免疫组化技术的基本原理。连接有指示剂的抗体称"标记抗体"，如指示剂为荧光素，此抗体称"荧光素标记抗体"；如指示剂为酶，此抗体称"酶标记抗体"。

(1)荧光素标记免疫组织化学技术：该方法是一种稳定、可靠且成熟的检测技术。其优点是技术操作简单，显微镜下抗原抗体复合物定位清楚，颜色绚丽。最大的优点是利用不同的荧光素在不同波长的光下发出不同颜色荧光的特点，用于在一张组织切片上在荧光显微镜或激光共聚焦显微镜下显示 2 种或 2 种以上的待检抗原，即所谓的双标记或多标记法。缺点是标记后的切片因荧光素衰变，不能长时间保存；另外，观察结果时需用荧光显微镜或激光共聚焦显微镜等昂贵的仪器设备。

(2)酶标记免疫组织化学技术：常用的酶有，①辣根过氧化物酶（HRP），分子量约 40000；②碱性磷酸酶（AKPase），分子量 80000；③葡萄糖氧化酶，分子量 180000 等。理想的酶应具有分子量小、高稳定性、可溶性、耦联方法简便，光密度值高，与抗体耦联后仍保持酶的活性，与底物作用后可显色，且不易退色等性能。在各种酶中以辣根过氧化物酶较理想，故国内外应用最多。辣根过氧化物酶标记的抗体显色后呈棕黄色，切片可以长期保存。

2. 神经病理诊断中常用的免疫组织化学标记抗体

(1)用于显示神经细胞及其突起的抗体：①神经细胞核抗原（NeuN）：表达于正常脑组织的锥体神经元和颗粒性神经元，小脑的浦肯野细胞不表达。与神经丝蛋白（NF）相比 NeuN 由于特异性液表达在神经元的细胞核上，更易于观察。但需要注意的是 NeuN 只在分化趋于成熟的神经元有表达，常用来识别正常脑组织和病变组织中的神经元成分。②微管相关蛋白-2（MAP-2）是一种细胞骨架蛋白，在正常脑组织神经元的胞质和树状突起中阳性表达，清楚地显示神经元的形态。③巢蛋白（Nestin）：属于中间丝蛋白的一种，存在于胚胎发育过程中有多向分化潜能的神经上皮干细胞中，随着细胞的不断分化，表达逐渐下调并最终消失，因此用以作为中枢神经系统前体细胞的标记。④神经丝蛋白（NF）：属细胞骨架蛋白，在正常脑组织神经元胞质和突起中呈阳性表达。

(2)用于显示星形胶质细胞及其突起的抗体：胶质纤维酸性蛋白（GFAP）属于中间丝蛋白，GFAP 存在于星形胶质细胞。主要用于显示和(或)确定反应性增生和肿瘤性的星形细胞。

(3)用于显示少突胶质细胞及其突起的抗体：少突胶质细胞转录因子 2（Olig-2）在正常少突胶质细胞和肿瘤性少突胶质细胞中均呈阳性表达，着色于细胞核。

(4)用于显示脑组织中 Tau 蛋白的抗体：磷酸化 Tau 蛋白的抗体（AT8、AT100、AT270

和 AT180 等)识别 Tau 蛋白病脑组织内神经元和胶质细胞内异常凝集的 Tau 蛋白,尤其是阿尔茨海默病脑组织内的神经元纤维缠结(NFTs)和神经毡细丝。

(5)用于显示脑组织中共核蛋白的抗体:α-共核蛋白:是广泛分布于神经系统的突触前蛋白,也是路易小体(LB)最主要的构成蛋白。α-共核蛋白的免疫组织化学是确认路易小体的最佳方法。另外,多系统萎缩脑组织特征性的胶质细胞包涵体(GCIs)的主要成分亦为共核蛋白。

(6)用于显示脑组织中β-淀粉样蛋白的抗体:β-淀粉样蛋白(Aβ):可以识别沉积于老年斑(SPs)内和小血管壁的β-淀粉样蛋白。

第二章 脑血管疾病

第一节 短暂性脑缺血发作

短暂性脑缺血发作(TIA)与脑梗死是用24h症状消失与否判断,即 TIA 产生的神经功能缺损症状在24h内完全消失。这一定义直接影响临床医生对 TIA 的治疗决策和预后判断。临床研究表明,典型 TIA 症状持续时间一般为数分钟到1h,若每次发作持续1~2h 或以上可伴存神经损害。反复的 TIA 是脑卒中的先兆,是可干预的危险因素。

我国 TIA 的患病率为每年180/10万,男女比例约为3:1,患病随年龄的增加而增加,且差异较大。

一、TIA 定义解析

在传统定义的基础上,美国 TIA 工作组于2002年提出了新的定义:"由于局部脑或视网膜缺血引起的短暂性神经功能缺损发作,典型临床症状持续不超过1h,且在影像学上无急性脑梗死的证据"。由此在有条件的医院,尽可能行相关检查,用"组织学损伤"的标准,对症状持续1h以上者,按照急性卒中流程紧急救治。如症状持续1h以上且有"组织学损伤"证据者,不再诊断为 TIA。这一重新定义,有利于临床医生及时进行评价及干预。

1.TIA 定义的演变

TIA 研究起自20世纪50年代,然而有短暂脑缺血症状者尸检发现脑梗死的情况可追溯到19世纪。关于 TIA 最早的报道是1898年由苏格兰医生 Bramwell 报道了1例突发言语不能又在数小时内缓解的患者。1956年第二次普林斯顿脑血管会议上,Fisher 做了题为《间断性脑缺血》的会议发言,首次提出了 TIA 的临床特征:持续数分钟到数小时,但大多数发作时间为5~10min。但他并未对发作时间的严格规定。1961年,Fisher 在第三次普林斯顿会议上采用了如下 TIA 概念:单次或多次脑功能障碍,通常持续不到1h而没有任何残存症状,同时谈到脑梗死的诊断并无明确的时间限制。在19世纪60年代初期,北美、英国及欧洲大陆学者均支持与此相似的定义。1964年,Marshall 提出 TIA 为"发生在颈动脉或椎基底动脉供血区内症状不超过24h 的神经功能障碍"。1965年第四届普林斯顿会议着重讨论了 TIA 的24h定义。到1975年美国国立卫生研究院(NIH)脑血管病分类修订版中正式采用了24h定义:

"大脑局灶性或区域性缺血产生的神经功能的缺损症状,并在 24h 内完全消失"。此后,短暂 Broca 失语者的尸检发现 Broca 区病灶以及症状持续时间短暂的脑梗死患者中一部分并无大血管病变等事实,对 24h 定义提出了挑战。诸多原因促成了 TIA 定义的修改。2002 年美国 TIA 工作组起草新定义,并于 11 月由 Albers 等撰文发表。随着影像学技术的发展以及临床实践经验的积累,TIA 症状持续时间的概念被不断淡化,同时影像学在区分 TIA 与脑梗死上的意义被给予更深入的研究和探讨。2009 年 6 月美国心脏学会(AHA)和美国卒中学会(ASA)提出新的 TIA 定义:脑、脊髓和视网膜局灶性缺血所致的、未伴发急性脑梗死的短暂性神经功能障碍。在此定义下,症状持续的时间不再是关键,是否存在梗死才是 TIA 与脑梗死的区别所在。纵观三次概念的修改,对 TIA 的认识已由关注其临床症状持续时间转变到关注其引起组织学损害过程。与 1965 年 TIA 的定义比较,2002 年的定义强调了症状持续时间多数在 1h 内,并且增加了影像学是否有脑梗死的证据。2009 年最新的 TIA 定义完全取消了对症状持续时间的限制,将是否存在脑组织的梗死是 TIA 和脑梗死的唯一区别所在,同时提示无论 TIA 的临床缺血过程持续多久,都有可能存在生物学终点。从定义的变化中不难看出,症状持续时间在诊断中的比重不断下降,从 24h 到 1h,直到现在描述为"短暂性神经功能缺损";另外,提倡对 TIA 患者进行影像学检查以确认有无脑梗死并探讨其病因的重要性不断得到强化。

2.传统的 TIA 定义的局限性

传统定义下的 TIA 患者中,30%～50%已在磁共振弥散成像(DWI)图像上显示出了脑损伤。在对 10 个中心 808 名 TIA 患者进行的汇总分析中,发现 DWI 有损伤的占 33%,对这些人进行 MRI 随诊,发现 DWI 上所显示的这些损伤多进展为 T2 相上的慢性缺血灶。因此,由于 24h 的症状持续时间限制,1/3 的人虽无临床梗死证据,但影像学支持存在脑组织梗死,却被误诊为 TIA。比误诊更为严重的在于传统的 TIA 定义会延误急性卒中的治疗。急性卒中的干预,如溶栓是有时间限制的。虽然重组组织性纤溶酶原激活(rtPA)溶栓的时间窗是症状发生后的 180min 内,越早溶栓,效果越好。TIA 定义中 24h 的限制,使得那些符合溶栓标准的卒中患者都成为了潜在的 TIA 患者。临床医生对 TIA 的关注就可能比对缺血性卒中减低,他们倾向于等待缺血症状自行缓解,而延误了发现和治疗严重脑血管病变的时机。世界范围内的多组研究发现,24h 的时间限定过于宽泛。大多数的 TIA 在 1h 内症状即缓解,这其中大多数在 30min 内缓解。在一项对 TIA 患者的汇总分析中,研究者对脑缺血症状的缓解时间进行了统计,60%在 1h 之内缓解,71%在 2h 之内,只有 14%是超过 6h 缓解的。Levy 等发现,那些缺血症状在 1h 内不能缓解的患者,24h 内可获得缓解的不足 15%。NIH 的 rt-PA 溶栓试验分析发现安慰剂组患者中脑缺血所致的局限性神经功能缺损在 1h 内不能完全缓解或 3h 内不能显著改善者,在 24h 内完全缓解的只有 2%。因此,脑缺血症状的缓解与 24h 这个时间点并无显著性关联。尽管有研究证明脑梗死发生的风险随着症状持续时间的延长而增加,而且如上所述,多数的 TIA 也确实在 1h 内症状得以缓解,但 1h 这个时间点并不能因此成为判断脑组织是否损伤的绝对标准。在症状持续时间小于 1h 的 TIA 患者中,33.6%在 DWI 上已经显示出了脑梗死的病灶。目前为止,尚未有证据表明一个明确的症状持续的时间可以提示脑梗死的风险显著升高。也就是说,目前我们还无法找到一个既特异又敏感的时间点,能作为确定一个症状性脑缺血事件是否能进展为脑组织损伤的标准。

现代医学的核心是寻找疾病的病理学基础,并根据其特定的生物学过程指导治疗。脑缺血的诊断与全身其他器官的缺血一样,也应该努力寻找组织损伤证据。对于症状持续时间的限定,不论是 24h 还是 1h,都存在着局限性。因此,该鼓励通过神经影像学为主的多种辅助检查来确定脑损伤的程度以及其背后的血管机制。

3.新定义下 TIA 的解析

TIA 两种概念比较见表 2-1-1。

表 2-1-1　TIA 新旧概念比较

传统的 TIA 概念	新的 TIA 概念
以 24h 为界定	以生物学损伤为界定
一过性缺血症状是良性的	过性缺血性症状可伴有持续脑损伤
诊断基于一过性过程而并非病理生理	鼓励检查确定有无脑损伤及其表现
导致急性脑缺血治疗的延误	促进急性脑缺血的快速治疗
不能准确提示有无缺血性脑损伤	更准确反映缺血脑损伤
与心绞痛和心肌梗死的概念相悖	与心绞痛和心肌梗死的概念一致

新的 TIA 定义主要有两个方面的变化:一是把脊髓缺血所导致的急性短暂神经功能缺损也列为 TIA 的范畴,二是淡化了对 TIA 症状持续时间的限制,是否存在脑组织梗死才是 TIA 与脑卒中的区别所在。新定义 TIA 的特征如下:

(1)突发性:突然起病,具有明确的发病时间,症状通常在数分钟内达到高峰。

(2)无时间限定性:对于发生脑缺血事件的患者,疾病性质的诊断标准并非症状持续的时间,而是缺血的原因以及是否引起了脑组织的损伤。就像心肌梗死与心绞痛的区别不在于胸痛持续的时间,而在于前者存在心肌损伤的证据,而后者没有。新定义下,TIA 与脑梗死的关系更像是心绞痛与心肌梗死的关系。虽然典型的 TIA 多在 1h 内缓解,但偶尔也会持续的更久些。如此一来,症状持续 2h 者如果有梗死证据则诊断为脑梗死,如无梗死证据则诊断为 TIA。症状持续 30min 而有梗死证据,则诊断为脑梗死。传统与新定义 TIA 都没有规定症状持续的最短时间,临床上持续 1~2s 的短暂发作不考虑为 TIA,TIA 的最短持续时间应为 15s,即黑矇最短持续 15s,而手部的功能障碍或麻木最短持续时间则应为 30s。

(3)完全缓解性:临床症状恢复完全,不留任何后遗症。发作缓解后无任何肢体麻木或言语不利。近年来研究发现 TIA 存在迟发性认知功能的损害,故其完全缓解性是指急性期的缓解。

(4)局灶性:TIA 必须有脑、视网膜、脊髓的局灶性神经功能缺损症状,可定位于大脑前循环、后循环或脊髓循环的某特定的血管支配区。在脑和视网膜的缺血中,颈内动脉系统的缺血占 80%,常见症状为对侧肢体的轻偏瘫,可伴一过性黑矇(TMB)及面部轻瘫;椎-基底动脉系统的缺血占 20%,常见症状有眩晕、平衡障碍、眼球震颤及视力障碍,少数可伴耳鸣。值得注意的是,新定义中把脊髓短暂性缺血发作也列为 TIA 的范畴,间歇性跛行和下肢远端发作性无力是本病典型的临床表现,少数也可表现为发作性截瘫。

(5)反复发作性：TIA多是反复发作的，但这并非是诊断TIA的必要条件。

(6)无梗死性：这是新定义诊断TIA的核心。相比于TIA，脑梗死的定义是中枢神经系统的梗死，这种梗死症状的持续时间可长可短。Toole提出了"伴有短暂缺血症状的脑梗死"的概念，用来定义那些有明显脑梗死证据但可很快缓解的缺血事件。即当梗死并未累及重要的脑功能区域时，缺血的临床症状可仅表现为一过性，甚至可无临床症状。有些梗死灶即便通过最现代化的成像技术也无法显现（如位于延髓侧面的孤立梗死灶）。这种情况下，虽然缺乏影像学证据，但通过典型的临床特征如持续数天不缓解的缺血症状或是通过某一区域缺血可以解释的典型的临床综合征等，也可以诊断为梗死。有时在组织损伤的急性期，影像学检查不足以敏感到检测出病变。例如，在缺血发生的最初几小时内，颅脑计算机体层摄影术（CT）图像是无明显异常的。但如果症状持续不缓解并留有永久性的神经功能损伤，即便没有影像学证据，脑梗死的诊断也是可以成立的。也就是说，虽然影像学评估是判断有无脑梗死的重要手段，但脑梗死的诊断并不仅仅依靠DWI或是其他任何成像技术。脑梗死是基于组织学改变来定义的，只是由于脑组织在结构和功能上的特殊性，决定了它不能像肿瘤一样通过进行手术切除并取病理活检来作为诊断的金标准。与心肌梗死一样，脑梗死的确定需要通过临床症状、影像学检查、实验室检查相结合来推断。随着诊断技术的发展，将会出现更为特异和敏感的方法来区分TIA和脑梗死。但无论如何，TIA定义的根本不会变的是有缺血症状却无梗死证据。

(7)预警性：传统观点认为TIA由于可以自发缓解并且不留有后遗症，因此是良性的临床经过。然而越来越多的研究表明，TIA会增加近期内发生脑梗死的风险。研究报道，TIA后4%的患者24h内发生脑梗死，这是急性冠脉综合征患者24h内发生心肌梗死或死亡比例的2倍；5%的患者2d内发生脑梗死，8.5～12%在7d内发生脑梗死，9.2%在30d内发生脑梗死，10%～20%在90d内发生脑梗死。在TIA发生后的最初几天内脑梗死的风险更高。有研究表明在TIA后90d内发生的脑梗死中，1/4～1/2是于最初2d发生的。除此之外，TIA后心脏事件的发生率也提高，一项大型临床研究表明，2.6%的TIA患者在发作后90d内因心血管事件（心肌梗死、不稳定性心绞痛、室性心律失常等）住院治疗。上述的研究数据提示TIA是神经内科的急症，临床医生必须高度重视，及时的病因诊断以及二级预防是非常必要的。TIA患者的症状、潜在的病因和发病机制多种多样，其后再发脑梗死的危险性在不同的临床和病因亚型中也存在差异。关于TIA的发病机制有动脉粥样硬化性血栓形成及微栓子学说，血流动力学障碍及盗血综合征学说等，TIA之所以是脑梗死的前兆，这是因为这两者是在共同的病理变化的基础上引起的不同临床表现。从并不造成神经元损害的短暂轻微脑缺血到可造成部分神经元缺失的中度脑缺血再到可造成脑梗死的严重脑缺血是连续的疾病谱。因此，TIA的发生提示以上病理变化已达到一定程度，是近期内发生脑梗死的强烈信号。Albers等认为，TIA患者潜在的发病机制是比症状的持续时间更关键的预后决定因素，然而，在每一相同机制范畴内，TIA的持续时间越长预示再发脑梗死的风险越大。伴有大动脉粥样硬化疾病的TIA患者，其7d和30d脑梗死发生的危险分别是4.0%和12.6%。而腔隙性梗死患者相同时间内脑梗死再发风险仅为0%和2%。TIA在不同的卒中亚型中的发生率也不同，研究者发现动脉粥样硬化血栓形成所致的脑梗死之前TIA的发生率为50%，而腔隙性梗死之前的TIA的发生率只有10%～15%。

（8）新定义的局限性：由于新定义下 TIA 的诊断，很大程度上依赖于影像学检查，而 CT、MRI、DWI 对脑梗死的敏感性不同，将直接影响 TIA 的诊断水平，使得不同条件单位、地区的流行病学资料缺乏可比性。但从另一个角度来说，相信这必将会推动和促进 TIA 诊断技术的发展。

（9）急性神经血管综合征的定义：Kidwell 等效仿"急性冠脉综合征"的定义，提出了"急性缺血性脑血管综合征（AICS）"的概念，用来笼统地描述那些在急性期我们尚不能确定是 TIA 还是脑梗死的脑缺血事件。并根据临床特点、实验室检查和影像学证据将 AICS 分为四型。2009 年 6 月，AHA、ASA 在新指南中提出了急性神经血管综合征的概念。它与 AICS 的本质是一致的，提高了临床实践的可操作性。这个概念适用于缺血症状在短期内是缓解还是持续进展不明确的患者；症状出现后因不能及时进行影像学评估而不能区分是 TIA 还是脑梗死的患者。相比于 AICS，急性神经血管综合征的概念范围更广，涵盖了脊髓缺血事件，这也是与 TIA 新定义中新增的脊髓缺血所导致的急性短暂神经功能缺损相一致的。因此，可以把急性神经血管综合征这个概念看作是 AICS 的延伸。TIA 定义的演变过程，体现了疾病定义应为临床服务的原则，同时诊断技术的进步也深刻地影响了我们对疾病的认识。TIA 依旧是当今脑血管疾病领域研究的热点，其确切定义仍未取得一致的意见。TIA 的临床表现、发病机制和影像学表现之间的内在联系将是今后研究的方向，通过这些研究可以指导治疗并对脑梗死进行预防。也许随着研究的深入，TIA 的概念会失去存在的意义。

二、病因和发病机制

1.病因

TIA 危险因素包括以下方面：①动脉硬化，如颈动脉粥样硬化斑块形成、颈内大动脉硬化狭窄等；②心脏病，如心房颤动，瓣膜病变、卵圆孔未闭等；③高血压、高脂血症、糖尿病和肥胖等代谢综合征；④年龄大于 65 岁；⑤雌激素替代治疗；⑥吸烟；⑦过度饮酒；⑧体力运动过少。另外，有学者发现高纤维蛋白血症、高 C 反应蛋白水平也是 TIA 独立危险因素。也有研究结果说明维生素 B_6 水平降低也可能导致 TIA 发作。

2.发病机制

一般认为，根据 TIA 发病机制常分为血流动力学型和微栓塞型。血流动力学型 TIA 是在动脉严重狭窄基础上因血压波动而导致的远端一过性脑缺血，血压低于脑灌注代偿阈值时发生 TIA，血压升高脑灌注恢复时症状缓解。微栓塞型 TIA 又分为动脉-动脉源性 TIA 和心源性 TIA。其发病基础主要是动脉或心脏来源的栓子进入脑动脉系统引起血管阻塞，如栓子自溶则形成微栓塞型 TIA。主要表现有：

（1）微栓塞：栓子可来源于病变血管，也可来源于心脏，脱落的栓子随血流到达微血管并将其栓塞，但栓塞后的再通可使血流迅速恢复，症状消失。

（2）血流动力学改变：在脑动脉粥样硬化或血管本身病变如狭窄等的基础上，某些因素引起低血压或血压波动时，病变血管区域血流显著下降，出现 TIA。

（3）脑血管痉挛：脑血管痉挛是脑血液循环障碍的原因之一。临床常见于蛛网膜下隙出血、急进性高血压、偏头痛发作等。

(4)其他:血黏稠度增高(如脱水、真性红细胞增多症、血小板增多症、高脂血症、血纤维蛋白原升高)、血液高凝状态、病理性血小板凝聚、糖尿病和低血糖等均可诱发 TIA 发作。近年来研究提示炎症参与了脑缺血的病理生理学的过程,继发炎症促进了脑缺血的进一步发展。

三、TIA 与脑缺血耐受机制

动物实验证实预先反复短暂脑缺血后,继而再持续性缺血所造成的脑组织损伤较轻,即为缺血耐受现象。临床研究也表明,有反复 TIA 发病史者的脑梗死范围小。但其产生的具体机制还并不十分清楚。

1.脑缺血耐受因素

(1)血管因素:动物实验证实沙鼠大脑中动脉闭塞前予以持续 14d 的低灌注能够诱导侧支循环产生,减少闭塞后鼠脑梗死面积,提示持续的低脑灌注压是有效侧支循环建立所必需的。侧支循环形成可能与下列因素有关:①血流剪切力对血管内皮细胞的激活;②单核细胞浸润;③平滑肌细胞增殖和血管扩张。生长因子和细胞活素(如血管内皮生长因子、粒细胞-巨噬细胞刺激集落因子等)也参与了脑内侧支循环的建立。

(2)腺苷:腺苷在中枢神经系统是一种重要的内源性抑制性神经递质,是缺血耐受机制中最早研究的递质。其对缺血、缺氧敏感,作用于细胞膜表面腺苷受体。在缺血脑组织中,细胞内 ATP 外流,促使腺苷大量形成,随即被运送至细胞外。另外,缺血周围组织细胞外核苷酸的破坏也引起腺苷含量升高。腺苷主要通过降低脑组织的能量代谢、减轻细胞毒性而发挥起保护神经细胞的作用。对急性期脑缺血患者血清中腺苷含量进行了测定,结果表明体内腺苷含量高于对照组。

(3)兴奋性氨基酸:脑缺血发生后,脑组织、血液及脑脊液中多种兴奋性氨基酸含量异常增高,产生神经细胞毒性作用。N-甲基-D-天门冬氨酸(NMDA)受体在缺血耐受中起重要作用,能保护鼠脑海马神经元抵抗兴奋性氨基酸毒的损害,提示缓和刺激 NMDA 受体可促进神经元生存。研究还发现缺血预处理后 NMDA 受体不仅抑制 JNK1/2(一种细胞凋亡蛋白)和 C-Jun(JNK 上游信号蛋白,启动细胞凋亡蛋白转录与表达)的活性,而且还可通过增强 Akt1(蛋白激酶 B)的活性抑制 JNK 信号传导通路的激活。NMDA 对神经元的作用是双重的,而且与其数量有关。次毒性剂量 NMDA 具有保护神经元、对抗凋亡和拮抗谷氨酸兴奋性毒性作用,并至少持续 48h,而较高浓度的 NMDA 则产生相反效应。其主要机制是毒性水平 NMDA 促使 Ca^{2+} 进入线粒体内蓄积并单向转运,对细胞膜自发动作电位产生抑制作用,以至神经元长时间地去极化,引起大量神经元衰减。虽然次毒性剂量 NMDA 也增加线粒体内的 Ca^{2+},但只是瞬间的 Ca^{2+} 高度振动,并促进神经元放电。这种 Ca^{2+} 内流可归于动作电位的产生,可随着钠通道阻断而消除。

(4)热休克蛋白(HSP):HSP 是机体细胞在受到高温、缺血、缺氧、重金属盐、病毒感染等病理刺激下产生的一组蛋白质,按分子质量不同可分为 HSP90、HSP70 和小分子量 HSP 三个家族。其中 HSP70 是一类最保守、最重要的 HSP,在脑缺血耐受中起重要作用。很早就有人发现脑缺血预处理过程能增加 HSP 的表达。在哺乳动物脑缺血预处理时突触丰富的区域 HSP 的表达明显过度，而且发现神经元的缺血耐受不仅依赖自身 HSP 的表达还能被邻近的神经胶质细胞表达的 HSP 补充。上述现象的可能机制是短暂缺血后的神经细胞通过 cGMP 信号转导途径诱导胞质内的 HSP70、Trxl 和 Bcl-2 的表达，其中 HSP70 在脑缺血耐受诱导阶段起着重要作用。

(5)低氧诱导因子-1 和促红细胞生成素：低氧诱导因子-1 是细胞内氧浓度的感受器，低氧可以诱发它产生。它产生缺血耐受的机制主要是调节了多种低氧诱导基因的表达，如促红细胞生成素、葡萄糖载体、糖酵解酶以及内皮生长因子等。促红细胞生成素(EPO)在缺血耐受的产生也发挥了重要作用。EPO 和其受体在中枢神经系统也有表达，具有潜在的神经保护作用。用每天 20mg/kg 的 3-硝基丙酸预处理兔的模型，结果发现促红细胞生成素在兔的基底节区和海马区增加明显，在大脑皮质也有所增加，证实 3-硝基丙酸诱导产生的缺血耐受与 EPO 的表达增加有关。促红细胞生成素是一种神经保护因子，对局灶性和全脑梗死均有保护作用。促红细胞生成素保护作用的机制可能与减少 NO 介导的氧自由基的形成、减轻兴奋性氨基酸的毒性作用、抑制神经元凋亡、抗炎、促进血管新生等有关。

(6)K^+-ATP 通道：在缺血/缺氧条件下，Na^+-K^+-Cl^- 协同运输异构 1(NKCCl)可使星形胶质细胞内 Na^+ 浓度增加 4～7 倍。细胞内 Na^+ 负荷产生 Na^+/Ca^{2+} 交换(NCX)反转，导致线粒体和内质网内 Ca^{2+} 蓄积，触发有害的 Ca^{2+} 依赖信号传导级联反应，引起线粒体膜电位长时间去极化，触发细胞凋亡程序导致星形胶质细胞死亡。K^+-ATP 通道在低氧和缺血状态下能够开放，并能减少能量的消耗，在黑质网状神经元内 K^+-ATP 通道还直接参与脑保护，对抗弥漫性缺氧效应。其可能机制包括：①防止受缺血损伤的细胞过度去极化；②使缺血损伤的细胞膜产生低氧超极化，抵消低氧引起细胞过度去极化，提高神经元在缺血缺氧情况下的生存能力。

(7)其他：胶质细胞在缺血耐受形成中发挥一定作用。研究表明，沙土鼠脑缺血模型预处理组海马和齿状回均可见小胶质细胞和星形细胞被激活，表达增加。这说明星形细胞参与了脑缺血耐受的形成过程。抑制凋亡基因 Bcl-2 家族编码了与抑制凋亡有关的蛋白，细胞色素 C 的释放通过凋亡体的形成，激活细胞内源性凋亡途径，造成细胞死亡。这些蛋白中，Bcl-2 和 Bcl-xl 抑制了凋亡。他们还发现 Bcl-2 和 Bcl-xl 的免疫反应在 6min 缺血预处理后 48h 达到高峰，7d 达到基线水平，与缺血耐受的产生与持续时间相符。

2.影响 TIA 产生脑保护的因素

(1)TIA 发作的持续时间：缺血耐受的效果与 TIA 持续时间有关。有过 TIA 且持续 10～20min 的患者，对之后发生的脑梗死有较好的保护作用。此类患者的预后好于之前无 TIA 或有 TIA 但持续时间短于 10min 或超过 20min 的患者。推测脑缺血 20min 对是否产生脑保护是个"关键时间"。TIA 持续时间在 10～20min 的脑梗死患者与无 TIA 的脑梗死患者比较，神经功能缺损评分有显著统计学差异，而 TIA 持续时间小于 10min 或大于 20min 的脑梗死患者与无 TIA 的脑梗死患者比较则无差异。推测可能不足 10min 的 TIA 难以形成保护作用，而大于 20min 则易导致神经元坏死，也不能形成保护作用。

(2)TIA 发作频率：研究表明，TIA 发作 2～3 次后出现脑梗死的患者与病前无 TIA 发作的脑梗死患者相比,前者脑梗死后神经功能受损较轻,仅发作 1 次或 3 次以上者与未发生 TIA 者预后相似,这可能因为 1 次发作缺血时间太短,不足以产生缺血耐受;而发作大于 3 次,则可能由于累积性损伤,特别是在发作间隔短暂,神经元发生坏死时,还不能产生缺血耐受。

(3)TIA 与脑梗死间隔时间:有资料表明,缺血耐受属短暂现象,发生于第 1 次 TIA 后至少 24h,持续5~7d。在 TIA 发作后 1 周内出现脑梗死者,其神经功能缺损较轻,预后较好。所以推测作为对后继脑梗死有保护作用的 TIA 与脑梗死的间隔期应该不超过 1 周。

(4)TIA 与脑梗死体积:研究表明,脑梗死前有 TIA 发作的患者梗死体积小,神经功能缺损程度较轻,提示 TIA 发作可以缩小梗死范围,改善脑梗死患者的近期预后。通过 MRI(磁共振成像)研究发现,TIA 发作与脑梗死发生的间隔时间小于 4 周与大于 4 周相比,前者梗死面积明显减少,梗死区血流量较多,平均血流速度和弥散加权扩散系数均好于后者。

脑缺血耐受为外界激活机体内在的保护机制所致。研究脑缺血耐受可以阐明脑缺血时机体的内源性保护机制,有助于开发神经保护药物,并可以通过提高神经元对缺血缺氧的耐受,延长缺血性脑血管病的治疗窗,减轻缺血性卒中的临床后遗症。研究脑缺血耐受可为新的脑保护药物的开发提供理论依据。

四、影像学研究进展

短暂性脑缺血发作是缺血性卒中的重要可干预独立危险因素。随着神经影像学的发展和临床经验的积累,使人们对 TIA 的概念、病理生理学机制和临床特征有了更加深入的了解,现就相关领域的研究进展做一介绍。

1.影像学发展与 TIA 概念的演变

传统的 TIA 定义可追溯到 20 世纪 50 年代,首先由 Fisher 提出,并在 1975 年由 NIH 疾病分类正式修订,即脑动脉短暂性供血障碍,导致局灶性神经功能缺损症状,并在 24h 内完全恢复。随着 70 年代 CT 和 80 年代 MRI 的临床应用,传统单纯以时间为界限的 TIA 临床定义越来越受到质疑。Bogousslavsky 等发现,28% 的 TIA 患者 CT 可见与症状相对应的局灶性脑梗死。不过,由于 CT 的分辨率较低以及对缺血灶的时相敏感性差等缺陷,尚不能很好地判断梗死灶的新旧程度。传统的 T_1 和 T_2 加权 MRI 研究表明,77%~81% 的 TIA 患者出现症状相关性梗死灶,与 CT 对梗死灶成像的不同时相特征进行对比,可初步确定约 31% 的患者可能为急性梗死灶,而其他则为早已存在并极有可能与既往发作相关而为永久性病灶。Waxman 和 Toole 将符合传统定义的 TIA 患者影像学出现梗死灶的现象称作"伴有短暂体征的脑梗死(CITS)"。因此,早期神经影像学研究对 TIA 传统定义基于脑缺血灶彻底恢复的假设提出了质疑。

目前,越来越多的神经影像学证据表明,相当一部分传统定义的 TIA 患者存在永久性脑梗死灶。2002 年,Albers 等提出了新的 TIA 定义。由于新定义存在 TIA 持续时间界限的争议,为了提高诊断可靠性的需要,Kidwell 和 Warzch 建议使用"急性缺血性脑血管综合征(AICS)"的概念,将临床特征、神经影像学和实验室证据相结合,提高了诊断的可靠性,有助于急性缺血性卒中的治疗和二级预防。同时,对于不具备影像学诊断条件的地区,为了临床日常工作应用方便的需要,Ballotta 等提出了将 TIA 的概念改成短暂性卒中(TS)的建议。

尽管对于 TIA 概念仍存在诸多不同观念,但依据是否存在病理生理学基础上的组织学改变鉴别 TIA 是目前公认的切入点,同时也促使人们选择合适的手段鉴别这种改变,其中不断发展的神经影像学技术更是研究和讨论的热点。

2.TIA 病理生理学的影像学研究

DWI 对超早期和急性期脑缺血的敏感性和特异性都非常高,因此能提供较传统的 CT 和 MRI 更准确的缺血性病变的时间信息,有利于揭示梗死灶演变过程。Inatomi 等研究显示,24％的缺血症状持续时间在 30min 内和 62％的症状持续时间为 30～60min 的,TIA 患者存在局灶性 DWI 异常。Kiduell 等的研究结果也显示,TIA 症状的持续时间越长,DWI 阳性率也越高。在症状持续时间小于 1h 的 TIA 患者中,DWI 异常率为 33％;而当症状持续时间为 12～24h,DWI 异常率为 71％。Engelter 等从症状持续时间角度的研究结果显示,存在 DWI 异常的 TIA 患者平均症状持续时间显著长于 DWI 正常者。另外,症状持续时间小于 5h 的 TIA 患者均未发现 DWI 异常。然而,DWI 异常也不一定是永久性梗死灶,Kidwell 等进一步研究发现,约 1/4 的 TIA 患者早期表现为 DWI 异常,而后期影像学随访却无脑梗死证据,提示 DWI 异常可逆。然而,Inatomi 等研究发现,所有超早期 DWI 异常病灶在亚急性期仍持续存在,认为所有超早期 DWI 异常均为不可逆性病灶。尽管上述结果似乎有所矛盾,但由于观察时相存在差异,因此两者之间并不能相互否定。正电子发射体层摄影(PET)研究表明,一部分 TIA 患者会出现局部灌注脑下降。由于 PET 价格高昂而且研究相对较少,Ide 等首先应用磁共振灌注加权成像(PWI)技术观察到,DWI 正常的部分 TIA 患者 PWI 存在与症状相对应的低灌注区,并且在随访 3d 后该区域 DWI 出现异常。另外,TIA 患者 DWI 表观弥散系数(ADC)变化值和高信号强度均显著低于完全性卒中患者,提示 TIA 的脑缺血程度轻于卒中。有学者采用 CT 灌注成像(CIPI)发现,TIA 患者存在低灌注现象。另外,有学者研究发现,部分症状完全缓解的 TIA 患者,PWI 异常仍持续存在。尽管目前有关 TIA 灌注成像的相关研究甚少,但现有研究提示,TIA 的低灌注现象与卒中的缺血半暗带在病理生理学方面极其相似,既可发展为永久性梗死,也能演化为一种"良性低血流状态"。因此,从病理生理学角度来看,TIA 可被视为一种具有不同持续时间的缺血半暗带,及时恢复灌注和神经保护治疗甚至比完全性卒中更为重要和有益。

尽管 TIA 与卒中的病因相同,包括颅内外大、小血管病变或来自心脏的栓子,然而传统定义下的 TIA 患者 DWI 呈现的多样性使人们初步认识到 TIA 与卒中的不同病理生理学过程,而区别这两种不同过程的关键是有无永久性脑梗死灶。根据多模式 MRI 检查结果,Saver 和 Kidwell 对 TIA 患者多样化的病理生理学机制做了推测和归纳:短暂性局灶性脑缺血在尚未导致细胞毒性水肿的情况下,可扰乱突触传递而出现短暂性神经功能缺损,即 PWI 表现为局灶性脑低灌注区,而对早期细胞毒性水肿敏感的和对后期脑实质细胞间水含量增高敏感的 T_2 加权成像(永久性脑实质损害的标志)均可不出现阳性发现;当缺血状态进一步加重时,细胞供能下降,破坏了细胞膜离子梯度而导致细胞毒性水肿,但尚未出现细胞生物学的能量代谢完全终止,及时恢复血氧供应后,细胞膜离子梯度重新建立,水肿消退,DWI 出现阳性异常,而 T_2 加权成像无异常。

3.TIA 临床特征的影像学评价

TIA 是一种不稳定的脑血管征象,易进展为完全性卒中。因此,需要对 TIA 进行及时而准确的评价,寻找 TIA 的病因,及时启动正确的治疗。不断发展的神经影像学手段为 TIA 评价提供了一条有利途径。一旦症状发生,在条件允许的情况下应在当日行相关神经影像学检查。尽管非血管性因素导致的 TIA 不足 1%,但 CT 扫描仍然非常必要,以排除如脑实质出血、硬膜下血肿和肿瘤等非血管性因素引起的类似症状。

多模式 MRI 检查是较为快速和便捷的评价手段,DWI 阳性的 TIA 患者进展为完全性缺血性卒中的风险高于 DWI 阴性的 TIA 患者。Messe 和 Jauch 系统回顾了近年来 26 项 TIA 的 DWI 研究结果,DWI 异常整体阳性率为 13%～67%,差异性与 DWI 检查时机、症状持续时间、病因和入组标准有关。与传统标准 DWI 相比,采用优化的 DWI 技术获得的阳性率更高。回顾了 19 项 DWI 异常与 TIA 临床症状联系的研究结果,与传统的脑血管病危险因素(年龄、糖尿病、高血压等)相比,TIA 的某些临床特征(持续时间、运动症状、失语、构音障碍)和潜在病因(颈动脉狭窄、心房颤动)与 DWI 阳性异常更相关,这些临床特征和病因是 TIA 发病后早期进展为完全性卒中的独立预测因素。然而,目前尚未对 TIA 患者 DWI 病灶的大小和模式与预后的相关性进行过研究,其关系尚不明确。Sanossian 等发现,某些 TIA 患者在液体衰减反转恢复(FLAIR)序列呈现血管高密度征(FVH),在 MRI 检查时由于运动干扰的情况下,可弥补血管无法成像的不足,并可高度提示该血管继发完全性卒中的风险。

近年来,随着人们对 TIA 的深入认识和血管内治疗的发展,人们越来越重视 TIA 患者的神经血管影像学研究。相关研究表明,颅内、外大血管动脉 2d 后复发右侧 MCA 供血区梗死样硬化性重度狭窄或闭塞病变是 TIA 后卒中再发的最主要危险因素,90d 内有近 20% 的患者复发卒中。一项包括 117 例 TIA 患者的研究表明,15 例(14%)患者在症状相关血管区存在一定程度(>50%)的动脉狭窄。在另外一项研究中,285 例 TIA 患者中有 31 例(10%)存在超过 50% 的颈动脉狭窄。颈部血管超声是筛查前循环颅外病变的常用手段,但对于需要手术治疗的患者而言,仍不能作为最终评价方法,误导率约 25%。一项汇总分析表明,与"金标准"数字减影血管造影(DSA)相比,超声诊断颅外段颈动脉狭窄程度大于 70% 病变的敏感性为 86%,特异性为 87%。然而,颈部血管超声对于确定斑块性质有其优越性,Kalogeropoulos 等通过对 88 例排除心源性因素的前循环 TIA 患者的颈动脉斑块彩色超声与 176 例无症状颈动脉斑块对比的研究结果提示,TIA 的发病风险与内膜-中膜厚度(IMT)和斑块的回声特性有关。经颅多普勒(TCD)通过血流性质和速度可间接评价颅内动脉狭窄,阳性预测值为 36%,阴性预测值为 86%,因此仅能作为颅内血管的初步筛查手段。

CT 血管成像(CTA)和磁共振血管成像(MRA)的准确率高于血管超声,两者的成像效果均有赖于检查者的操作技术和成像方法。Wright 等研究表明,对于狭窄程度超过 50% 的颈动脉颅外段狭窄,MRA 诊断的敏感性为 82%,特异性为 97%,具有很好的参考价值。然而,MRA 检测颅内动脉狭窄的阳性预测值为 59%,阴性预测值为 91%。MRA 发现大血管闭塞性病变的 TIA 患者,则继发完全性卒中的风险高。

Wardlaw 等的一项汇总分析表明,CTA 检测颅外段颈动脉狭窄的敏感性为 77%,特异性为 94%。Koelemay 等的汇总分析表明,与 DSA 相比,CTA 诊断颈动脉重度狭窄的敏感性为

85%,特异性为93%;诊断闭塞性病变的敏感性为97%,特异性为99%。以上结果提示,CTA对于诊断颅外段颈动脉病变的价值和可靠性很高。肖国栋等研究发现,与DSA相比,双源64排CTA对钙化与非钙化颈动脉狭窄的敏感性均很高,但诊断钙化斑块的特异性略低。然而,骨伪影对于CTA成像有一定的干扰,尤其是判断后循环病变的准确性很容易受到影响。目前尚缺乏颅内和后循环血管DSA与CTA对比的汇总分析。DSA仍是当前公认的诊断脑血管病变的"金标准",分辨率较高,而且可提供更多的动态血流情况和侧支循环信息。随着操作者技术水平的提高,相关并发症发生率会降低,由于是有创性检查,一般应用于非创伤性检查诊断不明确或有进一步行内膜切除术或血管内治疗意向的患者,在有神经介入操作经验的脑血管病诊治中心可成熟开展。

AHA和ASA将TIA定义修订为脑、脊髓和视网膜局灶性缺血引起的短暂性神经功能障碍,无急性脑梗死的证据,并需进一步加强紧急干预。该定义强调了神经影像学在诊断方面的重要性。综上所述,神经影像学发展使人们对TIA的概念有了新的认识,并对TIA定义的演变有一定的促进作用。同时,神经影像学在TIA的病理生理学基础研究和临床诊疗过程中起着不可或缺的作用,为深入了解TIA的病理生理学演变过程以及对患者进行及时评价、治疗和预后判断提供了有力的手段。

五、临床表现

60岁以上老年人多见,男多于女。多在体位改变、活动过度、颈部突然转动或屈伸等情况下发病。TIA的症状与受累血管有关,表现多样。

1.颈动脉系统的TIA

较椎-基底动脉系统TIA发作较少,但持续时间较久,且易引起完全性卒中。最常见的症状为单瘫、偏瘫、偏身感觉障碍、失语、单眼视力障碍等。亦可出现同向偏盲及昏厥等。

2.椎-基底动脉系统的TIA

较颈动脉系统TIA多见,且发作次数也多,但时间较短。主要表现为脑干、小脑、枕叶、颞叶及脊髓近端缺血。神经缺损症状,常见为眩晕、眼震、站立或步态不稳、视物模糊或变形、视野缺损、复视、恶心或呕吐、听力下降、延髓性麻痹、交叉性瘫痪、轻偏瘫和双侧轻度瘫痪等。少数可有意识障碍或猝倒发作。

六、诊断及鉴别诊断

1.诊断

诊断TIA要明确以下方面:

(1)是否为真正的TIA? 患者如果具备突然起病、脑或视网膜的局灶性缺血症状、恢复完全、反复发作这5个特点,就可以做出TIA的临床诊断。

(2)哪个血管系统发生缺血? 一般认为颈内动脉系统引起的TIA多为颅外动脉或心源性微小栓塞所致,发生为脑梗死的危险性较大。最常见的症状为单瘫、偏瘫、偏身感觉障碍、失语、单眼视力障碍等。亦可出现同向偏盲及昏厥等。而椎-基底动脉系统引起的 TIA 则多为血流动力学障碍所致，导致脑梗死者较少。主要表现为脑干、小脑、枕叶、颞叶及脊髓近端缺血。神经缺损症状常见为眩晕、眼震、站立或步态不稳、视物模糊或变形、视野缺损、复视、恶心或呕吐、听力下降、延髓性麻痹、交叉性瘫痪、轻偏瘫和双侧轻度瘫痪等。少数可有意识障碍或猝倒发作。

（3）明确病因及发病机制。确定 TIA 的病因必须做以下检查：尿常规、血常规、血清生化、心电图、胸片、颈椎 X 线片等，另外，头部 CT、MRI、心脏超声、颅动脉多普勒、脑血管造影等亦为不可缺少的检查项目。

2.鉴别诊断

本病临床表现具有突发性、反复性、短暂性和刻板性特点，诊断并不难。须与其他急性脑血管病和其他病因引起的眩晕、昏厥等鉴别。主要鉴别疾病有多发性硬化，偏头痛，癫痫发作，低血糖引起的昏厥、站立不稳，美尼尔综合征，周期性瘫痪等。

七、风险评估

TIA 患者早期发生卒中的风险很高，TIA 患者 7d 内的卒中风险为 4%～10%，90d 卒中风险为 8%～12%。因此，TIA 患者应进行紧急评估和治疗。

国际常用的 TIA 分层工具为 ABCD 评分系统（ABCD 和 ABCD2），其中 ABCD2 评分能很好地预测短期卒中的风险，应用最为广泛。最新的研究表明，在 ABCD2 评分基础上增加发作频率（ABCD3）和影像学检查（ABCD3-I），能更有效的评估 TIA 患者的早期卒中风。建议疑似 TIA 患者应早期行 ABCD2 评估，并尽早进行全面检查与评估。

TIA 症状持续时间是最具预后判断价值的一项指标。TIA 患者早期发生卒中的风险很高，TIA 患者 7d 内的卒中风险为 4%～10%，90d 卒中风险为 8%～12%。一般认为 TIA 持续时间越长，发生组织坏死的可能性越大，短期内发生卒中的概率越大。研究表明以下 5 个独立因素与 3 个月内再发卒中的高度危险密切有关：年龄大于 60 岁，症状持续 10min 以上，有无力、语言障碍和糖尿病病史。临床上常用 ABCD2 评分来预测短期 TIA 患者发生卒中的风险，具体如下：低度风险（0～3 分），中度风险（4～5 分），高度风险（6～7 分）。

TIA 短期内发作的频度也具有预后判断价值，单一发作者预后要好于连续多次发作者，如患者首次就诊后 24h 之内又发作两次或以上，或就诊前 72h 之内发作三次或以上，即所谓的渐强型或频发型 TIA，很容易演变成脑梗死。

TIA 后发生卒中危险还与血管分布区有关，表现为单眼一过性黑矇（TMVL）的 TIA，其早期和长期的卒中危险比表现为半球症状的 TIA 要低，对于仅有 TMVL 而无半球症状的患者，TMVL 的发作次数和持续时间对同侧卒中的发生均无影响。以往认为后循环系统 TIA 预后较好，然而有证据显示，前、后循环系统 TIA 的长期预后没有差别，而且后循环系统 TIA 早期卒中危险还要高于前循环。其他具有预后判断价值的表现者包括：语言障碍、运动障碍和广泛的皮层症状。TIA 后再发脑卒中的临床表现者包括有半球症状的 TIA 或卒中史，间歇性跛行，年龄大于 75 岁，男性。

TIA 的影像学及脑血管超声亦具有判断预后的价值。颅脑 CT 发现新发梗死的 TIA 患者短期内发生卒中危险性高。动脉粥样斑块多见于 TIA 及卒中患者。表面严重不规则斑块与卒中和 TIA 明显有关,而管腔外形和斑块的部位不能预测卒中的危险。还有学者认为颈动脉狭窄超过 50％的患者,颈总动脉僵硬度与卒中和 TIA 明显相关。

根据 TIA 研究专家共识,TIA 患者应进行全面的检查及评估:

1.一般检查

检查包括心电图、全血细胞计数、血电解质、肾功能及快速血糖和血脂等项目。

2.血管检查

应用 CTA、MRA、血管超声可发现重要的颅内外血管病变。全脑 DSA 是颈动脉内膜剥脱术(CEA)和颈动脉支架治疗(CAS)术前评估的金标准。

3.侧支循环代偿及脑血流储备评估

应用 DSA、脑灌注成像和经颅彩色多普勒超声(TCD)检查等评估侧支循环代偿及脑血流储备,对于鉴别血流动力学型 TIA 及指导治疗非常必要。

4.易损斑块的检查

易损斑块是动脉栓子的重要来源。颈部血管超声、血管内超声、MRI 及 TCD 微栓子监测有助于对动脉粥样硬化的易损斑块进行评价。

5.心脏评估

疑为心源性栓塞时或 45 岁以下颈部和脑血管检查及血液学筛选未能明确病因者,推荐进行经胸超声心动图(ITE)和经食道超声心动图(TEE)检查,可能发现心脏附壁血栓、房间隔的异常(房室壁瘤、卵圆孔未闭、房间隔缺损)、二尖瓣赘生物以及主动脉弓粥样硬化等多种栓子来源。

6.其他相关检查

根据病史做其他相关检查。

八、治疗

急性脑缺血发作是一种内科急症。一过性症状并不能排除发生脑梗死的可能性。TIA 新定义强调,当患者发生急性脑缺血症状时必须采取紧急行动。

早期评估与干预 TIA 发病后 48h 内为卒中的高风险期,对患者进行紧急评估与干预可以预防病情的进一步恶化。优化医疗资源配置,建立以 ABCD2 评分分层为基础的急诊医疗模式,尽早启动 TIA 的评估与二级预防,可将 TIA 患者的卒中风险降低 80％,因此,建议新发 TIA 应按"急症"处理。

1.内科治疗

(1)栓塞性 TIA:

①心源栓塞性 TIA:持续性或阵发性心房颤动的 TIA 患者,建议长期口服华法林抗凝治疗(感染性心内膜炎患者除外),其目标国际标准化比值(INR)为 2.5(范围:2.0～3.0)(Ⅰ类,A 级证据)。对于禁忌抗凝药物的患者,推荐其单用阿司匹林(75～150mg/d)(Ⅰ类,A 级证

据)。如果阿司匹林不能耐受者,应用氯吡格雷(75mg/d)代替阿司匹林。对于具有较高卒中风险(3个月内卒中或 TIA,CHADS2 评分 5～6 分,人工瓣膜或风湿性瓣膜病)的房颤患者,当需要暂时中断口服抗凝药物时,逐渐改用皮下注射低分子肝素治疗是合理的(Ⅱa 类,C 级证据)。

②非心源栓塞性 TIA:不推荐使用口服抗凝药物(Ⅰ类,A 级证据)。建议其进行长期的抗血小板治疗。阿司匹林(50～325mg/d)单药治疗(Ⅰ类,A 级证据)(Ⅰ类,B 级证据)和氯吡格雷(75mg/d)单药治疗(Ⅱa 类,B 级证据),均是初始治疗的可选方案。如果患者对阿司匹林过敏或者不能耐受,并且患者具有卒中高危复发风险(大于 15%/年)或者已复发 1 次动脉源性缺血事件,建议使用氯吡格雷。

对于由于颅内大动脉狭窄导致的 TIA 患者,推荐使用阿司匹林而非华法林(Ⅰ类,B 级证据)。对于由于颅内大动脉狭窄导致的卒中或 TIA 患者,长期维持血压(<140/90mmHg)和总胆固醇水平[<5.2mmol/L(200mg/dL)]可能是合理的(Ⅱb 类,B 级证据)。

(2)血流动力学性 TIA:除抗血小板聚集、降脂治疗外,应停用降压药物及血管扩张剂,必要时给以扩容治疗,有条件的医院,可以考虑血管内、外科治疗。在大动脉狭窄已经解除的情况下,可以考虑将血压控制到目标值以下。

2.外科手术及血管内治疗

颅外颈动脉粥样硬化性狭窄可根据北美症状性颈动脉内膜切除试验(NASCET)测量标准,症状性颈动脉重度狭窄(狭窄为 70%～99%)的新发(6 个月内)TIA 患者,推荐在有条件的医院(围术期卒中和死亡事件发生率小于 6%)行 CEA(Ⅰ类,A 级证据)。新发 TIA、症状性颈动脉中度狭窄(狭窄程度为 50%～69%)的患者建议根据具体情况(年龄、性别、并发症及发作时症状的严重程度或最佳内科治疗无效者)行 CEA(Ⅰ类,B 级证据)。狭窄程度小于 50%时不建议行 CEA 或 CAS(Ⅲ类,A 级证据)。对于没有早期血管再通干预禁忌证的患者,建议 CEA 手术在 TIA 发病 2 周内完成(Ⅱa 类,B 级建议)。具有中低危血管内操作并发症风险的患者,当颈内动脉狭窄程度大于 70%(非侵袭性影像检查)或大于 50%(导管成像检查)时,需要 CAS 作为 CEA 的替代方案(Ⅰ类;B 级证据)。对于症状性严重狭窄(狭窄程度>70%)患者,当狭窄超出手术所能及、内科情况大大增加手术风险或存在其他特殊情况,例如出现 CEA 后放射诱导的狭窄或再狭窄时,可以考虑进行 CAS(Ⅱb 类;B 级证据)。当证实操作者的围操作期患病率和死亡率为 4%～6%,与其他 CEA 和 CAS 试验观察到的相似时,在上述情况下进行 CAS 是合理的(Ⅱa 类;B 级证据)。对于症状性颅外颈动脉闭塞患者,不推荐常规进行 EC/IC 旁路手术(Ⅲ类;A 级证据)。

(1)椎-基底动脉粥样硬化性狭窄:对于颅外椎动脉狭窄患者,尽管使用最佳药治疗(包括抗栓药,他汀类药和相关危险因素控制)但仍出现症状时,可以考虑血管内和手术治疗(Ⅱb 类,C 级证据)。

(2)颅内动脉粥样硬化性狭窄:对于由于颅内大动脉狭窄 50%～99%导致的 TIA 患者,血管造影术和支架植入术的作用尚属未知,需要继续研究(Ⅱb 类,C 级证据)(新建议)。对于由于颅内大动脉狭窄 50%～99%导致的卒中或 TIA 患者,不推荐进行 EC/IC 旁路手术(Ⅲ类,B 级证据)。

九、预后

发生卒中的预测因素包括年龄超过 60 岁,有糖尿病史,TIA 持续时间超过 10min,肢体无力和语言困难。可能再发 TIA 的因素包括年龄超过 60 岁,肢体麻木,TIA 持续时间小于 10min、既往有 TIA 多次发作史,DWI 异常的患者持续时间越长预示着更大的卒中危险。Landi 等研究发现,影响 TIA 预后的高危因素包括颈动脉狭窄大于 70%,同侧粥样斑块伴溃疡,高危险的心源性栓子,表现为半球症状的 TIA,年龄超过 65 岁,男性,距上次 TIA 小于 24h。Brown 等指出,首次 TIA 或卒中后短期内再发卒中的危险比心血管事件的危险要高。Rothwell 等最近提出了 6 点"ABCD"评分法来判断 TIA 患者的预后,研究发现,评分大于等于 5 的患者中,早期再发卒中的危险为 27.0%;而评分小于 5 的患者中,7d 内卒中的发生率仅为 0.4%;评分小于 4 者也可能发生 TIA,甚至出现梗死灶。TIA 被公认为缺血性卒中最重要的危险因素,研究结果显示,50% 的缺血性卒中患者有 TIA 史。近期频繁发作的 TIA 是脑梗死的特级警报。约 1/3 的 TIA 患者将发展为脑梗死。国内报道,在初次 TIA 发作后 1 月约 21% 发生脑梗死,对短期内将要发展成脑梗死的 TIA 患者,应引起临床医师关注,积极治疗这类 TIA 患者至关重要。TIA 进展至脑梗死的相关因素分析主要考虑血管重度狭窄并血压波动,其次为微栓子因素和少见的红细胞增多等血液因素。TIA 反复发作可能反映了血流动力学障碍持续存在而未得到纠正或产生微栓子的病灶活动性较强。TIA 持续时间长短及发作时神经功能缺损程度则可反映栓子的大小、血流动力学障碍的严重程度及侧支循环的情况。当 TIA 发作次数越多、单次持续时间越长,发生脑梗死的危险性相应增加。动脉粥样硬化是缺血性卒中的重要危险因素,因种族差异,亚洲人动脉粥样硬化好发于颅内动脉,而欧美人好发于颅外动脉;62% 的 TIA 患者存在颈部或颅内血管狭窄,而颅内血管狭窄最为常见。高血压是脑梗死的独立危险因素。糖尿病极易引起脑部微小动脉疾病及腔隙性脑梗死,是大动脉粥样硬化的危险因素,也是公认脑梗死的重要危险因素。脂蛋白(a)具有强烈的致动脉粥样硬化和使血栓形成作用,其水平的高低可反映动脉狭窄程度,脂蛋白(a)中的载脂蛋白 A 与纤溶酶原有高度同源性,可通过干扰纤溶系统使凝血及纤溶功能异常,导致高凝状态和血栓形成前状态,促使血栓形成。国外研究表明,缺血性脑血管病血浆 D-二聚体增高时,D-二聚体微结晶容易析出,沉积于血管壁,直接损伤血管内膜 D-二聚体还能促进血小板黏附、聚集,使体内处于高凝状态。脂蛋白(a)及 D-二聚体在 TIA 的发生发展中均起一定作用。阿司匹林在缺血性脑血管病二级预防中的作用已得到广泛证实,TIA 急性期应用阿司匹林实际上就是早期的二期预防。TIA 发作后给予抗凝治疗可为粗糙的斑块表面提供一次修复的机会,血栓形成的减少使 TIA 发生的次数减少,也减少了进展为脑梗死的机会。国内一项多中心随机对照研究显示,使用巴曲酶 3d 内可使 68.97% 的频发 TIA 得到控制,其中 12h 内停止发作者占 38.46%。巴曲酶的作用机理是能降低纤维蛋白原,促使纤溶酶形成,降低血液黏度,抑制红细胞凝聚和沉降,增加红细胞通过毛细血管的能力,从而改善循环,迅速控制 TIA 发作,防止脑梗死的发生。

综上所述,可以认为 TIA 进展至脑梗死有许多危险信号,如高血压、高血糖、高水平脂蛋白(a)及 D-二聚体的升高。另外,对 TIA 发作频率高、持续时间长、发作时神经功能缺损程度重的患者应高度警惕。积极给予临床干预治疗,根据个体差异给予抗血小板聚集、抗凝、降纤治疗,能明显降低进展至脑梗死的机会。未经治疗的 TIA 患者,约 1/3 缓解,1/3 将反复发作,1/3 发展为脑梗死。临床研究发现,脑卒中患者中 15％发病前有 TIA,近 50％卒中发生在 TIA 后 48h 内。因此必须积极治疗 TIA。高龄体弱、高血压、糖尿病、心脏病等均影响预后,主要死亡原因系完全性脑卒中和心肌梗死。

第二节 动脉粥样硬化性血栓性脑梗死

脑梗死(CI)又称缺血性脑卒中(CIS),是指各种原因引起的脑部血液供应障碍,使局部脑组织发生不可逆性损害,导致脑组织缺血、缺氧性坏死或脑软化。由于脑梗死的部位及大小、侧支循环代偿能力、继发脑水肿等的差异,可有不同的临床病理类型,其治疗有很大区别,尤其是超早期(3～6h)迅速准确分型,简单易行,对指导治疗、评估预后具有重要价值。依据牛津郡社区卒中计划的分型(OCSP)标准将 CI 分为四型,具体包括:

1.完全前循环梗死(TACI)

表现为三联征,即完全大脑中动脉(MCA)综合征的表现:①大脑较高级神经活动障碍(意识障碍、失语、失算、空间定向力障碍等);②同向偏盲;③对侧三个部位(面、上肢与下肢)较严重的运动和感觉障碍。多为 MCA 近段主干,少数为颈内动脉虹吸段闭塞引起的大片脑梗死。

2.部分前循环梗死(PACI)

有以上三联征中的两个、只有高级神经活动障碍或感觉运动缺损较 TACI 局限。提示是 MCA 远段主干、各级分支或 ACA 及分支闭塞引起的中、小梗死。

3.后循环梗死(POCI)

可有各种不同程度的椎-基底动脉综合征,具体表现为同侧脑神经瘫痪及对侧感觉运动障碍;双侧感觉运动障碍;双眼协同活动及小脑功能障碍,无传导束或视野缺损等。为椎-基底动脉及分支闭塞引起的大小不等的脑干、小脑梗死。

4.腔隙性梗死(LACI)

表现为腔隙综合征,如纯运动性轻偏瘫、纯感觉性脑卒中、共济失调性轻偏瘫、手笨拙-构音不良综合征等。大多是基底节和脑桥小穿通支病变引起的小腔隙灶。

OSCP 不依赖影像学结果,在常规头颅 CT 和 MRI 未能发现病灶时就可根据临床表现迅速分型,并提示闭塞血管和梗死灶的大小和部位,更适宜于临床工作的需要。根据结构性影像分型共分为四型:①大(灶)梗死,超过一个脑叶,横断面最大径 5cm 以上;②中(灶)梗死,梗死灶小于一个脑叶,横断面最大径3.1～5cm;③小(灶)梗死,横断面最大径在 1.6～3cm 之间;④腔隙梗死横断面最大径 1.5cm 以下。

一、病因及发病机制

最常见病因是动脉粥样硬化,其次为高血压、糖尿病和血脂异常等。脑动脉粥样硬化性闭塞或血栓形成是造成动脉粥样硬化性脑梗死的重要原因。脑动脉粥样硬化性闭塞是在脑动脉粥样硬化血管狭窄的基础上,由于动脉壁粥样斑块内新生的血管破裂形成血肿,血肿使斑块进一步隆起,甚至完全闭塞腔管,导致急性供血中断;或因斑块表面的纤维帽破裂,粥样物自裂口逸入血流,遗留粥瘤样溃疡,排入血流的坏死物质和脂质形成胆固醇栓子,引起动脉管腔闭塞。脑动脉血栓形成是动脉粥样硬化性血栓性脑梗死最常见的发病机制,斑块破裂形成溃疡后,由于胶原暴露,可促进血栓形成,血栓形成通常发生在血管内皮损伤(如动脉粥样斑块)或血流产生漩涡(如血管分支处)的部位,血管内皮损伤和血液"湍流"是动脉血栓形成的主要原因,血小板激活并在损伤的动脉壁上黏附和聚集是动脉血栓形成的基础。

实验证实,神经细胞在完全缺血、缺氧后十几秒即出现电位变化,20～30s后大脑皮质的生物电活动消失,30～90s后小脑及延髓的生物电活动也消失。脑动脉血流中断持续5min,神经细胞就会发生不可逆脑梗死损伤,上述变化称为缺血性级联反应,是一个复杂的过程。严重缺血时脑组织能量很快耗竭,能量依赖性神经细胞膜的泵功能衰竭,脑缺血引起膜去极化和突触前兴奋性递质(主要是谷氨酸和天门冬氨酸)的大量释放,细胞外液中的Ca^{2+}通过电压门控通道和NMDA受体门控通道进入细胞内,细胞内由于ATP供应不足和乳酸酸中毒,使细胞内的结合钙大量释放,细胞内Ca^{2+}稳态失调在神经细胞缺陷损害中起重要作用,称为细胞内钙超载。受Ca^{2+}调节的多种酶类被激活,导致膜磷脂分解和细胞骨架破坏,大量自由基的形成,细胞产生不可逆性损伤。在上述过程中,还包括有转录因子的合成及炎性介质的产生等参与。造成缺血性损伤的另一种机制是细胞凋亡。到目前为止,缺血性级联反应的很多机制尚未完全阐明,有待于进一步研究。

急性脑梗死病灶是由缺血中心区及其周围的缺血半暗带组成。缺血中心区的血流阈值为$10mL/(100g \cdot min)$,神经细胞膜离子泵和细胞能量代谢衰竭,脑组织发生不可逆性损害。缺血半暗带的脑血流处于电衰竭[约为$20mL/(100g \cdot min)$]与能量衰竭[约为$10mL/(100g \cdot min)$]之间,局部脑组织存在大动脉残留血流和侧支循环,尚有大量存活的神经元,如能在短时间内迅速恢复缺血性半暗带的血流,该区脑组织功能是可逆的,神经细胞可存活并恢复功能。缺血中心区和缺血半暗带是一个动态的病理生理过程,随着缺血程度的加重和时间的延长,中心坏死区逐渐扩大,缺血半暗带逐渐缩小。因此,尽早恢复缺血半暗带的血液供应和应用有效的脑保护药物对减少脑卒中的致残率是至关重要的,但这些措施必须在一个限定的时间内进行,这个时间即为治疗时间窗(TTW)。它包括再灌注时间窗(RTW)和神经细胞保护时间窗(CTW),前者指脑缺血后,若血液供应在一定时间内恢复,脑功能可恢复正常;后者指在时间窗内应用神经保护药物,可防止或减轻脑损伤,改善预后。缺血半暗带的存在除受TTW影响之外,还受到脑血管闭塞的部位、侧支循环、组织对缺血的耐受性及体温等诸多因素影响,因此不同的患者TTW存在着差异。一般人的RTW为发病后3～4h,不超过6h,在进展性脑卒中可以相应的延长。CTW包含部分或者全部RTW,包括所有神经保护疗法所对应的时间窗,时间可以延长至发病数小时,甚至数天。

二、病理变化

脑动脉闭塞的早期,脑组织改变不明显,肉眼可见的变化要在数小时后才能辨认。缺血中心区发生肿胀、软化,灰、白质分界不清。大面积脑梗死时,脑组织高度肿胀,可向对侧移位,导致脑疝形成。镜下神经元出现急性缺血性改变,如皱缩、深染及炎细胞浸润等,胶质细胞破坏,神经轴突和髓鞘崩解,小血管坏死,周围有红细胞渗出及组织间液的积聚。在发病后的4～5d脑水肿达高峰,7～14d脑梗死区液化成蜂窝状囊腔。3～4周后,小的梗死灶可被增生的胶质细胞及肉芽组织所取代,形成胶质瘢痕;大的梗死灶中央液化成囊腔,周围由增生的胶质纤维包裹,变成中风囊。

局部血液供应中断引起的脑梗死多为白色梗死。由于脑梗死病灶内的血管壁发生缺血性病变,当管腔内的血栓溶解和侧支循环开放等原因使血流恢复后,血液会从破损的血管壁漏出,引起继发性渗出或出血,导致出血性脑梗死,也称为红色梗死。

三、临床表现

本病中老年患者多见,发病前多有脑梗死的危险因素,如高血压、糖尿病、冠心病及高脂血症等。常在安静状态下或睡眠中发病,约1/3患者的前驱症状表现为反复出现TIA。根据脑动脉血栓形成部位的不同,相应地出现神经系统局灶性症状和体征。患者一般意识清楚,在发生基底动脉血栓或大面积脑梗死时,病情严重,可出现意识障碍,甚至有脑疝形成,最终导致死亡。下面对不同部位脑梗死的临床表现作一介绍。

1.颈内动脉系统(前循环)脑梗死

(1)颈内动脉血栓形成:颈内动脉闭塞的临床表现复杂多样。如果侧支循环代偿良好,可以全无症状。若侧支循环不良,可引起TIA,也可表现为大脑中动脉、前动脉缺血症状或分水岭梗死(位于大前、中动脉或大脑中、后动脉之间)。临床表现可有同侧Horner综合征,对侧偏瘫、偏身感觉障碍,双眼对侧同向性偏盲及优势半球受累出现失语。当眼动脉受累时,可有单眼一过性失明,偶尔成为永久性视力丧失。颈部触诊发现颈内动脉搏动减弱或消失,听诊可闻及血管杂音。

(2)大脑中动脉血栓形成:大脑中动脉主干闭塞可出现对侧偏瘫、偏身感觉障碍和同向性偏盲("三偏"综合征),可伴有双眼向病灶侧凝视,优势半球受累可出现失语,非优势半球病变可有体像障碍。由于主干闭塞引起大面积的脑梗死,故患者多有不同程度的意识障碍,脑水肿严重时可导致脑疝形成,甚至死亡。皮质支闭塞引起的偏瘫及偏身感觉障碍,以面部和上肢为重,下肢和足受累较轻,累及优势半球可有失语,意识水平不受影响。深穿支闭塞更为常见,表现为对侧偏瘫,肢体、面和舌的受累程度均等,对侧偏身感觉障碍,可伴有偏盲、失语等。

(3)大脑前动脉血栓形成:大脑前动脉近段阻塞时由于前交通动脉的代偿,可全无症状。远段闭塞时对侧偏瘫,下肢重于上肢,有轻度感觉障碍,优势半球受累可有Broca失语,可伴有尿失禁(旁中央小叶受损)及对侧出现强握反射等。深穿支闭塞时出现对侧面、舌瘫及上肢轻瘫(内囊膝部及部分内囊前肢受损)。双侧大脑前动脉闭塞时可有淡漠、欣快等精神症状,双下肢瘫痪,尿潴留或尿失禁以及强握和摸索等原始反射。

2.椎-基底动脉系统(后循环)梗死

(1)大脑后动脉血栓形成:大脑后动脉闭塞引起的临床症状变异很大,动脉的闭塞位置和Willis环的构成在很大程度上决定了脑梗死的范围和严重程度。主干闭塞表现为对侧偏盲、偏瘫及偏身感觉障碍,丘脑综合征,优势半球受累伴有失读。

皮质支闭塞出现双眼对侧视野同向性偏盲(有黄斑回避),偶为象限盲,可伴有视幻觉、视物变形和视觉失认等,优势半球受累可表现为失读和命名性失语等症状,非优势半球受累可有体象障碍。基底动脉上端闭塞,尤其是双侧后交通动脉异常细小时,会引起双侧大脑后动脉皮质支闭塞,表现为双眼全盲,光反射存在,有时可伴有不成形的幻视发作。累及颞叶的下内侧时,会出现严重的记忆力损害。

深穿支闭塞的表现有:①丘脑膝状体动脉闭塞出现丘脑综合征,表现为对侧偏身感觉障碍,以深感觉障碍为主,自发性疼痛,感觉过度,对侧轻偏瘫,可伴有偏盲;②丘脑穿动脉闭塞出现红核丘脑综合征,表现为病灶侧舞蹈样不自主运动、意向性震颤、小脑性共济失调、对侧偏身感觉障碍;③中脑脚间支闭塞出现 Weber 综合征或 Benedikt 综合征,前者表现为同侧动眼神经麻痹,对侧偏瘫;或后者表现为同侧动眼神经麻痹,对侧投掷样不自主运动。

(2)椎动脉血栓形成:若两侧椎动脉的粗细差别不大,当一侧闭塞时,通过对侧椎动脉的代偿作用,可以无明显的症状。约 10% 的患者一侧椎动脉细小,脑干仅由另一侧椎动脉供血,此时供血动脉闭塞引起的病变范围,等同于基底动脉或双侧椎动脉阻塞后的梗死区域,症状较为严重。

延髓背外侧综合征(亦称 Wallenberg syndrome)常由小脑后下动脉闭塞所致。临床表现:①眩晕、恶心、呕吐和眼球震颤(前庭神经核受损);②交叉性感觉障碍(三叉神经脊束核及对侧交叉的脊髓丘脑束受损);③同侧 Horner 征(交感神经下行纤维受损);④吞咽困难和声音嘶哑(舌咽、迷走神经及疑核受损);⑤同侧小脑性共济失调(绳状体或小脑受损)。由于小脑后下动脉的解剖变异较多,常会有不典型的临床表现。

(3)基底动脉血栓形成:基底动脉主干闭塞,表现为眩晕、恶心、呕吐及眼球震颤、复视、构音障碍、吞咽困难及共济失调等,病情进展迅速而出现延髓性麻痹、四肢瘫、昏迷,并导致死亡。

基底动脉分支的闭塞会引起脑干和小脑的梗死,表现为各种临床综合征,下面介绍几种常见的类型。

①脑桥腹外侧综合征:病变侧展神经和面神经瘫,对侧上、下肢上运动神经元性瘫及中枢性舌下神经麻痹。

②脑桥中部基底综合征:病变侧展神经麻痹和对侧偏瘫,常伴有双眼向病变侧协同水平运动障碍。

③闭锁综合征:脑桥基底部双侧梗死,表现为双侧面瘫、延髓性麻痹、四肢瘫、不能讲话,但因脑干网状结构未受累,患者意识清楚,能随意睁闭眼,可通过睁闭眼或眼球垂直运动来表达自己的意愿。

④基底动脉尖综合征(TOBS):基底动脉尖端分出两对动脉,即大脑后动脉和小脑上动

脉,供血区域包括中脑、丘脑、小脑上部、颞叶内侧和枕叶。临床表现为眼球运动障碍,瞳孔异常,觉醒和行为障碍,可伴有记忆力丧失,对侧偏盲或皮质盲,少数患者可出现大脑脚幻觉。

四、辅助检查

1.血液及心电图

血液检查包括血小板计数、凝血功能、血糖、血脂及同型半胱氨酸等,有利于发现脑梗死的危险因素。

2.头颅CT

脑梗死发病后的24h内,一般无影像学改变。在24h后梗死区出现低密度病灶。对于急性脑卒中患者,头颅CT是最常用的影像学检查手段,对于发病早期脑梗死与脑出血的识别很重要,缺点是对小脑和脑干病变显示不佳。

3.头颅MRI

脑梗死发病数小时后,病变区域呈现长 T_1、长 T_2 信号。与CT相比,MRI可以发现脑干、小脑梗死及小灶梗死。功能性MRI,如DWI和PWI,可以在发病后数分钟内检测到缺血性改变,DWI与PWI显示的病变范围相同区域,为不可逆性损伤部位;DWI与PWI的不匹配区域,为缺血半暗带。功能性MRI为超早期溶栓治疗提供了科学依据。

4.血管影像

DSA、CTA和MRA可以显示脑部大动脉的狭窄、闭塞和其他血管病变,如血管炎、纤维肌性发育不良、颈动脉或椎动脉壁夹层(夹层动脉瘤)及烟雾样血管病等。作为无创性检查,MRA的应用较为广泛,但对小血管显影不清,尚不能代替DSA及CTA。

5.TCD

对评估颅内外血管狭窄、闭塞、血管痉挛或者侧支循环建立的程度有帮助。应用于溶栓治疗监测,对预后判断有参考意义。

6.单光子发射计算机断层扫描(SPECT)和正电子发射断层扫描(PET)

能在发病后数分钟显示脑梗死的部位和局部脑血流的变化。通过对脑血流量(CBF)的测定,可以识别缺血半暗带,指导溶检治疗,并判定预后。

五、诊断与鉴别诊断

中、老年患者,有动脉粥样硬化、糖尿病及高血压等脑卒中的危险因素,在安静状态下或活动中起病,病前可有反复的TIA发作,症状常在数小时或数天内达到高峰,出现局灶性的神经功能缺损,梗死的范围与某一脑动脉的供应区域相一致,一般意识清楚。头颅CT在早期多正常,24～48h内出现低密度病灶。DWI、PWI、SPECT和PET有助于早期诊断,血管影像学检查可发现狭窄或闭塞的动脉。

脑梗死需与下列疾病鉴别。

1.硬膜下血肿或硬膜外血肿

多有头部外伤史,病情进行性加重,出现偏瘫等局灶性神经功能缺失症状,可有意识障碍,以及头痛、恶心和呕吐等颅内高压征象。头颅CT检查在颅骨内板的下方可发现局限性梭形或新月形高密度区,骨窗可见颅骨骨折线及脑挫裂伤等。

2.颅内占位性病变

如颅内肿瘤或脑脓肿等也可急性发作,引起局灶性神经功能缺损,类似于脑梗死。脑脓肿可有身体其他部位感染或全身性感染的病史。头颅CT及MRI检查有助于明确诊断。

六、治疗

要重视超早期(发病6h内)和急性期的处理,注意对患者进行整体化综合治疗和个体化治疗相结合。脑梗死的治疗不能一概而论,应根据不同的病因、发病机制、临床类型、发病时间等确定针对性强的治疗方案,实施以分型、分期为核心的个体化治疗。在一般内科支持治疗的基础上,可酌情选用改善脑循环、脑保护、抗脑水肿降颅压等措施。通常按病程可分为急性期(1个月),恢复期(2~6个月)和后遗症期(6个月以后)。重点是急性期的分型治疗,腔隙性脑梗死不宜脱水,主要是改善循环;大、中梗死应积极抗脑水肿降颅压,防止脑疝形成。在6h的时间窗内有适应证者可行溶栓治疗。

1.内科综合支持治疗

(1)一般治疗:卧床休息,注意对皮肤、口腔及尿道的护理,按时翻身,避免出现压疮和尿路感染等;保持呼吸道通畅,对于有意识障碍的患者,应给予气道的支持及辅助通气;尽量增加瘫痪肢体的活动,避免发生深静脉血栓和肺栓塞,对于出现此并发症的患者,主要是抗凝治疗,常用药物包括肝素、低分子肝素及华法林等。

(2)控制血糖:高血糖和低血糖都能加重缺血性脑损伤,导致患者预后不良。当血糖高于11.1mmol/L时,应给予胰岛素治疗,将血糖控制在8.3mmol/L以下。研究表明,胰岛素具有降低血糖和脑保护的双重作用。当患者血糖低于2.8mmol/L时,应及时补充10%~20%的葡萄糖口服或静脉滴注。在上述两种情况下均要进行常规血糖监测。

(3)控制发热和感染:脑卒中后可因下丘脑体温调节受损、并发感染和吸收热、脱水。中枢性高热患者,应以物理降温为主,如冰帽、冰毯、温水或酒精擦浴。约5.6%卒中患者合并肺炎。误吸是卒中合并肺炎的主要原因。意识障碍、吞咽困难是导致误吸的主要危险因素,其他危险因素包括呕吐、不活动等。肺炎是卒中患者死亡的主要原因之一。15%~25%卒中患者死亡是细菌性肺炎所致。发病第1个月,卒中合并肺炎约增加3倍死亡率。急性脑卒中可并发急性肺水肿。早期识别和处理卒中患者的吞咽和误吸问题,对预防吸入性肺炎有显著作用。许多卒中患者存在亚临床误吸,有误吸危险时应考虑暂时禁食。吞咽困难的患者可通过鼻饲预防吸入性肺炎。鼻饲前需清除咽部分泌物。有分泌物和呕吐物时应立即处理,防止误吸和窒息。患者应采用适当的体位,保持呼吸道通畅,使发生呼吸道并发症的危险性降到最低。一般可采用侧卧位,平卧位时头应偏向一侧,以防止舌后坠和分泌物阻塞呼吸道。经常改变在床上的体位,定时翻身和拍背,加强康复活动,是防治肺炎的重要措施。肺炎的治疗主要包括呼吸支持(如氧疗)和抗生素治疗。药敏试验有助于抗生素的选择。

(4)防治吞咽困难:有 30%~65% 的急性脑卒中患者会出现吞咽困难,主要是由于口咽部功能障碍引起,可以引发肺炎、进食不足、脱水及营养不良等并发症。对于能经口进食的患者,吞咽时注意保持体位(头偏向患侧,颏向下内收),适当增加食物的黏度;也可进行吞咽功能的训练,如通过各种刺激增强咽部的感觉传入等。如果不能经口摄入足够的食物,应考虑采用经皮胃管(胃造瘘术)或鼻胃管给予。

(5)防治上消化道出血:急性脑血管病并发上消化道出血是临床上较常见的严重并发症,表现为呕吐咖啡样胃内容物和排柏油样便。上消化道出血的发生率高达 30%,病情越重,上消化道出血的发生率越高。因此,急性脑血管病合并上消化道出血者预后差,病死率较高。上消化道出血一般发生在脑血管病的急性期,有的发生在发病后数小时内。

急性脑血管病并发上消化道出血的机制主要是因为病变导致下丘脑功能紊乱,继而引起胃肠黏膜血流量减少、胃黏液-碳酸氢盐屏障功能降低和胃黏膜 PGE_2 含量下降引起胃、十二指肠黏膜出血性糜烂、点状出血和急性溃疡所致。

考虑有上消化道出血的可能为:①呕吐或从胃管内引流出大量咖啡色液体;②柏油样大便;③体格检查发现腹部膨隆,叩诊呈鼓音,肠鸣音低弱或消失;④血压下降,皮肤湿冷,尿少等末梢循环衰竭等表现;⑤血红蛋白下降,血浆尿素氮增高,甚至有重要脏器功能衰竭。

上消化道出血的处理包括:①胃内灌洗:冰生理盐水 100~200mL,其中 50~100mL 加入去甲肾上腺素 1~2mg 口服;仍不能止血者,将另外 50~100mL 加入凝血酶 1000~2000u 口服。对于意识障碍或吞咽困难患者,可给予鼻饲导管内注入。也可用巴曲酶、云南白药、酚磺乙胺、氨甲苯酸、生长抑素等。②使用抑酸、止血药物:西咪替丁 200~400mg/d 静脉滴注;奥美拉唑 20mg 口服或胃管内注入或静脉注射。③防治休克:如有循环衰竭表现,应补充血容量;如血红蛋白低于 70g/L,红细胞压积小于 30%,心率大于 120 次/min,收缩压低于 90mmHg,可静脉输新鲜全血或红细胞成分输血。④胃镜下止血:上述多种治疗无效情况下,仍有顽固性大量出血,可在胃镜下进行高频电凝止血。⑤手术治疗:对于胃镜下止血仍无效时,因过多过久地大量出血危及生命时,可考虑手术止血。

(6)水电解质紊乱:急性卒中患者应常规进行水电解质监测,尤其是具有意识障碍和进行脱水治疗者。急性卒中患者应积极纠正水电解质紊乱。

(7)深部静脉血栓形成与肺栓塞:深静脉血栓形成(DVT)的危险因素包括静脉血流瘀滞、静脉系统内皮损伤和血液高凝状态。脑卒中后 DVT 可出现于发病后第 2 天,高峰在第 4~7天。有症状的 DVT 发生率仅有 2%。瘫痪重、年老及心房颤动者发生 DVT 的比例更高。DVT 最重要的并发症为肺栓塞(PE),脑卒中后约 25% 的急性期死亡是由 PE 引起的。对于瘫痪程度重,长期卧床的脑卒中患者应重视 DVT 及 PE 的预防:可早期做 D-二聚体筛选实验,阳性者可进一步进行多普勒超声、MRI 等检查。鼓励患者尽早活动、腿抬高、穿弹性长筒袜;尽量避免下肢静脉输液,特别是瘫痪侧肢体。对于有发生 DVT 及 PE 风险的患者可预防性地给予药物治疗,首选低分子肝素抗凝治疗。对于已经发生 DVT 及 PE 的患者,应进行生命体征及血气监测,给予呼吸循环支持及镇静止痛等对症治疗;绝对卧床休息、避免用力;同时采用低分子肝素抗凝治疗。如症状无缓解、近端 DVT 或有 PE 可能性的患者应给予溶栓治疗。

（8）脑卒中继发癫痫：脑卒中发病2～3个月后再发生的癫痫诊断为脑卒中引起的继发性癫痫，其发生率为7％～14％；脑卒中急性期的癫痫发作称为痫性发作。

对于脑卒中继发癫痫的治疗建议如下：①对于有痫性发作危险性的脑卒中患者应保持气道通畅、持续吸氧、维持体温正常、纠正电解质紊乱及酸碱失衡、减轻脑水肿；但不推荐使用预防性解痫治疗。②对于脑卒中急性期的痫性发作可用解痉治疗，孤立出现的一次痫性发作或急性期的痫性发作控制后，可以不继续长期服用解痉药；若出现癫痫持续状态，可按癫痫持续状态的治疗原则进行处置；脑卒中发生2～3个月后再次发生痫性发作则应按癫痫的常规治疗方法进行长期药物治疗。

（9）心脏损害：急性脑血管病合并的心脏损伤包括急性心肌缺血、心肌梗死、心律失常及心力衰竭等；也是急性脑血管病的主要死亡原因之一。因此，积极防治心脏损伤是急性脑血管病救治的主要环节之一。发病早期应密切观察心脏情况，必要时行动态心电监测及心肌酶谱检查，及时发现心脏损伤，给予治疗。

2.降低颅内压、控制脑水肿

脑水肿的高峰期为发病后的3～5d，大面积脑梗死时伴有明显颅内压升高。患者应卧床，避免头颈部过度扭曲。常用的降颅压药物为甘露醇和呋塞米。20％的甘露醇用量为125～250mL，快速静脉滴注，每6～8h一次；呋塞米20～40mg，静脉注射；或两者交替使用。其他可用的药物有甘油果糖、七叶皂苷钠和20％人血白蛋白等。条件允许时给予亚低温治疗。

本病建议以予如下治疗方案：①确定为高颅压者应给予脱水治疗，首选甘露醇。②不推荐所有脑梗死患者均采用脱水治疗，不伴有颅内压增高者，如腔隙性脑梗死等不宜脱水治疗。③脱水治疗无效或出现早期脑疝者，可考虑外科治疗。

3.控制血压

患者在急性期会出现不同程度的血压升高，原因是多方面的，如脑卒中后的应激性反应、膀胱充盈、疼痛及机体对脑缺氧和颅内压升高的代偿反应等。脑梗死早期的高血压处理取决于血压升高的程度、患者的整体情况和基础血压。如收缩压在180～200mmHg或舒张压在110～120mmHg之间，可不必急于降血压治疗，但应严密观察血压变化。以往无高血压者，轻度血压升高（160～180/90～100mmHg）是有利的，但是血压极度升高（收缩压＞220mmHg或舒张压＞120mmHg）是进行早期治疗的标准，以下几种情况应立即抗高血压治疗：心绞痛发作，心力衰竭，急性肾衰竭或高血压脑病。但应注意降压不可过快。血压过低对脑梗死不利，应适当提高血压。

4.特殊治疗

（1）溶栓治疗：超早期溶栓的目的是挽救缺血半暗带。通过溶解血栓，使闭塞的脑动脉再通，恢复梗死区的血液供应，防止缺血脑组织发生不可逆性损伤。溶栓治疗的时机是影响治疗的关键。

临床常用的溶栓药物包括重组组织型纤溶酶原激活剂（rt-PA）和尿激酶（UK）。国内最常用的是UK，用量为100万～150万u，给药方法包括静脉和动脉途径，动脉溶栓时可以减少用药剂量，但需要在DSA监测下进行。在发病3h内可应用rt-PA，采用静脉滴注，剂量为

0.9mg/kg。美国 FDA 和欧洲等国家已经批准了临床应用 rt-PA。有条件单位试用动脉溶栓。

溶栓治疗的适应证：①年龄 18～75 岁；②发病在 6h 之内，由于基底动脉血栓形成的死亡率高，溶栓时间窗可以适当放宽；③脑功能损害的体征持续存在超过 1h，且比较严重；④头颅 CT 排除颅内出血，且无早期脑梗死低密度改变及其他明显早期脑梗死改变；⑤患者或家属签署知情同意书。

溶栓治疗的禁忌证：①既往有颅内出血，近 3 个月有头颅外伤史，近 3 周内有胃肠或泌尿系统出血，近 2 周内行过外科大手术，近 1 周内在不易压迫止血部位做过动脉穿刺；②近 3 个月内有脑卒中或心肌梗死史；③严重心、肝、肾功能不全或严重糖尿病患者；④体检发现有活动性出血或外伤（如骨折）的证据；⑤已口服抗凝药，且 INR＞1.5；48h 内接受过肝素治疗（APTT 超出正常范围）；⑥血小板计数＜$100×10^9$/L，血糖＜2.7mmol/L；⑦收缩压＞180mmHg 或舒张压＞100mmHg；⑧妊娠；⑨不合作。溶栓治疗的并发症主要是脑梗死病灶继发性出血或身体其他部位的出血。

（2）降纤治疗：适用于脑梗死合并高纤维蛋白原血症患者。常用的药物包括降纤酶、巴曲酶及安克洛酶，可降解血中的纤维蛋白原，增加纤溶系统的活性，抑制血栓形成。巴曲酶用法：一般首次剂量为 10BU，之后隔日 5BU，静脉注射，共用 3 次。每次用药之前需进行纤维蛋白原的监测。

（3）抗凝治疗：不推荐缺血性卒中后全部使用肝素、低分子肝素或肝素类物质（Ⅰ级证据）。使用抗凝剂有增加颅内出血的风险，只有在诊断为房颤（特别是非瓣膜病变性房颤）诱发心源性栓塞的患者才适宜应用抗凝剂。过大强度的抗凝治疗并不安全，目前监测 INR 的推荐指标为 2.0～3.0。建议：对已明确诊断为非瓣膜病变性房颤诱发的心源性栓塞患者可使用华法林抗凝治疗，剂量为 2～4mg/d，INR 值应控制在 2.0～3.0 之间。如果没有监测 INR 的条件，则不能使用华法林，仅能选用阿司匹林等治疗。

（4）抗血小板聚集：治疗在无禁忌证的不溶栓患者发病早期，即 48h 之内，应给予抗血小板聚集药物。对于正在进行溶栓治疗的患者，应在 24h 后用药，以免增加出血的危险性。推荐剂量阿司匹林 150～300mg/d，4 周后改为预防剂量。有条件者、高危人群或对阿司匹林不能耐受者可选用氯吡格雷 75mg/d。对于阿司匹林 100mg/d 和氯吡格雷 75mg/d 联合治疗，目前推荐服用时间不超过 3 个月。

（5）扩容治疗：尚无证据支持扩容升压可改善预后，但对于脑血流低灌注所致的急性脑梗死如分水岭梗死可扩容治疗，但应注意可能加重脑水肿、心功能衰竭等并发症。

（6）中医中药治疗：传统中医治疗脑血管疾病已经积累了丰富的经验，治疗原则主要是活血化瘀，通经活络。其能改善神经功能缺损需进一步开展高质量研究予以证实。可用药物有三七、丹参、川芎、红花、水蛭及地龙等，还可用针灸治疗。

5.神经保护治疗

主要是针对缺血性级联反应的各种途径，进行有针对性的治疗。虽然许多神经保护药物在缺血性脑卒中的动物模型中证实有效，但到目前为止，还没有一种药物在临床试验中被证实有保护作用。下面简略介绍一些神经保护措施。

（1）钙离子通道阻滞剂：能阻止细胞内钙超载，防止血管痉挛，增加血流量，改善微循环。

主要药物包括尼莫地平、盐酸氟桂利嗪等。

（2）自由基清除剂：氧自由基损伤是脑缺血性级联反应的重要因素。抗自由基药物包括依达拉奉、丁苯酞、超氧化物歧化酶、维生素 E、维生素 C、甘露醇、谷胱甘肽及巴比妥类等。

（3）细胞膜保护药：胞磷胆碱是胞磷酰胆碱的前体，能促进神经细胞膜卵磷脂的合成，具有稳定细胞膜的作用，并可减少游离脂肪酸的形成。可用 $0.5\sim1.0g$ 加入到 $250\sim500mL$ 生理盐水中静脉滴注，每天 1 次。

（4）亚低温治疗：亚低温（$32\sim34℃$）可以降低脑的氧代谢率，抑制兴奋性氨基酸的释放，减少自由基的生成，还能抑制具有细胞毒作用的白三烯的生成和释放，防止 Ca^{2+}、Na^{+} 的内流等。治疗方法包括局部亚低温和全身亚低温两种，后者因不良反应较多，现已很少应用。

（5）其他：如谷氨酸拮抗剂、γ-氨基丁酸激动剂、他汀类、硫酸镁、抗细胞间黏附因子抗体、神经节苷脂及抑制细胞因子等药物，其临床效果尚有待进一步研究。高压氧亦可应用。

6.外科治疗

对于有或无症状的单侧颈动脉狭窄大于 70%，或经药物治疗无效者可行颈动脉内膜切除术，术前应评估双侧颈动脉血流状况。脑梗死伴有占位效应和进行性神经功能恶化者，为了挽救生命，可行去骨瓣减压术。

7.血管内介入性治疗

包括颅内、外血管经皮腔内血管成形术及血管内支架置入等，其与溶栓治疗的结合已经越来越受到重视。颈动脉狭窄大于 70%，患者有与狭窄相关的神经系统症状，可考虑行血管内介入性治疗。颈动脉狭窄小于 70%，但有明显与之相关的临床症状者，在有条件的医院可考虑行血管内介入性治疗。建议使用的治疗方法：①对于有或无症状，单侧的重度颈动脉狭窄大于 70%或经药物治疗无效者可考虑行颈动脉内膜切除术（CEA）治疗。术前应评估双侧颈动脉血流状况；②不推荐对急性缺血性卒中患者进行 24h 内的紧急 CEA 治疗；③脑梗死伴有占位效应和进行性神经功能恶化者，为了挽救生命，可考虑行去骨片减压手术。

8.康复治疗

应尽早进行，只要患者意识清楚，生命体征平稳，病情不再进展 48h 后即可进行。康复的目标是减轻脑卒中引起的功能缺损，提高患者的生活质量。除运动康复治疗外，还应注意语言、认知、心理和职业等方面的康复。并且，要进行广泛的宣传教育，强调康复是一个持续的过程，提高社会和家庭对康复重要性的认识。

9.建立脑卒中绿色通道和卒中单元

脑卒中的绿色通道包括医院 24h 内均能进行头颅 CT 及 MRI 检查，与凝血功能有关的检查可在 30min 内完成并回报结果，以及诊疗费用的保证等，尽量为急性期的溶栓及神经保护治疗赢得时间。卒中单元（SU）是指改善住院卒中患者的医疗管理模式，专为卒中患者提供药物治疗、肢体康复、语言训练、心理康复和健康教育、提高疗效的组织系统。卒中单元的核心工作人员包括临床医师、专业护士、物理治疗师、职业治疗师、语言训练师和社会工作者。基于以上概念，可以把卒中单元概括为以下特点：①针对住院的卒中患者，因此它不是急诊的绿色通道,也不是卒中的全程管理,只是患者住院期间的管理;②卒中单元不是一种疗法,而是一种病房管理系统;③这个新的病房管理体系应该是一种多元医疗模式,也就是多学科的密切合作;④患者除了接受药物治疗,还应该接受康复治疗和健康教育。但是卒中单元并不等于药物治疗加康复治疗,它是一种整合医疗或组织化医疗的特殊类型;⑤卒中单元体现对患者的人文关怀,体现了以人为本。它把患者的功能预后以及患者和家属的满意度作为重要的临床目标,而不像传统的理念仅强调神经功能的恢复和影像学的改善。

(1)分类:按照收治的患者对象和工作方式,卒中单元可分为以下四种基本类型:

①急性卒中单元:收治急性期的患者,通常是发病 1 周内的患者。强调监护和急救,患者住院天数一般不超过 1 周。

②康复卒中单元:收治发病 1 周后的患者。由于病情稳定,康复卒中单元更强调康复,患者可在此住院数周,甚至数月。

③联合卒中单元:也称综合卒中单元,联合急性和康复的共同功能。收治急性期患者,但住院数周,如果需要,可延长至数月。

④移动卒中单元:也称移动卒中小组,此种模式没有固定的病房。患者收到不同病房,由一个多学科医疗小组去查房和制订医疗方案,因此没有固定的护理队伍。也有人认为,此种形式不属于卒中单元,只是卒中小组。

(2)建立卒中单元的意义:

①可获得更好的临床效果:到目前为止,卒中单元是治疗卒中的最佳方法。它的效果优于目前所有的治疗方法,包括溶栓、抗凝、抗血小板聚集等。卒中单元可以明显降低病死率和减轻生活依赖程度。亚组分析发现与患者年龄、性别、卒中严重程度等因素无关,且不增加住院天数。

②提高患者及其家属的满意度:卒中单元的最终目标是提高患者的生存质量,同时可提高患者及其家属的满意度。提高患者满意度的原因如下:a.采用了多种治疗手段使得总体疗效提高,这是产生满意度提高的根本原因。b.由于要对患者和家属进行健康教育,使得医务人员与患者及其家属之间的沟通增多。c.在语言治疗和心理治疗中,也增加与患者面对面的交流机会。d.重要的是在卒中单元强调人文关怀,医生、护士、康复师更应注重患者的生存质量。

③有利于继续教育:实行卒中单元管理后,每周有一次卒中小组会议。在卒中小组会议上,除了评价患者的功能恢复情况和制订治疗方案外,一个重要的内容是介绍脑血管病治疗的最新进展,增加医务人员对卒中知识的理解。因此,有利于医务人员的继续教育和知识更新。

七、预后

本病急性期的病死率为 5%~15%。存活的患者中,致残率约为 50%。影响预后的因素较多,最重要的是神经功能缺损的严重程度,其他还包括患者的年龄和脑卒中的病因等。

第三节　脑栓塞

脑栓塞是指血液中的各种栓子(如心脏内的附壁血栓,动脉粥样硬化的斑块,脂肪、肿瘤细胞,纤维软骨和空气等)随血流进入脑动脉而阻塞血管,当侧支循环不能代偿时,引起该动脉供血区脑组织缺血性坏死,出现局灶性神经功能缺损。脑栓塞常发生于颈内动脉系统,椎-基底动脉系统相对少见。脑栓塞占缺血性脑卒中的 15%～20%。

一、病因及发病机制

1.病因

按栓子来源不同可分为:

(1)心源性脑栓塞:是脑栓塞中最常见的,约 75% 的心源性栓子栓塞于脑部,引起脑栓塞的常见的心脏疾病有心房颤动、心脏瓣膜病、感染性心内膜炎、心肌梗死、心肌病、心脏手术、先天性心脏病(来自体循环静脉系统的栓子,经先天性心脏病如房间隔缺损、卵圆孔未闭等的异常通道,直接进入颅内动脉而引起脑栓塞为反常栓塞)、心脏黏液瘤等。

(2)非心源性脑栓塞:动脉来源包括主动脉弓和颅外动脉(颈动脉和椎动脉)的动脉粥样硬化性病变、斑块破裂及粥样物从裂口逸入血流,能形成栓子导致栓塞;同时损伤的动脉壁易形成附壁血栓,当血栓脱落时也可致脑栓塞;其他少见的栓子有脂肪滴、空气、肿瘤细胞、寄生虫卵、羊水和异物等。

(3)来源不明:少数病例利用现在检查手段和方法查不到栓子的来源。

2.发病机制

正常人体血液呈流态,血液中的有形成分能通过变形顺利通过微循环,若血液内成分如红细胞聚集,形成缗线物,也容易阻塞血管。人体血液循环中某些异物随血液流动,如来源于心脏的栓子、上述血凝块、动脉粥样硬化脱落的斑块、脂肪细胞及气泡等称为栓子,栓子进入脑循环,绝大多数(73%～85%)栓子进入颈内动脉系统,因大脑中动脉实际上是颈内动脉的直接延伸,大脑中动脉及其分支容易受累,左侧大脑是优势半球,血液供应更丰富,所以左侧大脑中动脉最易受累。椎-基底动脉的栓塞仅占 10% 左右,大脑前动脉栓塞几乎没有,大脑后动脉也少见。一般栓子脱落容易阻塞脑血管是因为脑部的血液供应非常丰富,脑重占体重的 2%。而在正常氧分压和葡萄糖含量下,有心脏总输出量 20% 的血液进入脑血液循环。脑的血液来自两侧的颈动脉和椎-基底动脉系统。颈动脉系统主要通过颈内动脉、大脑中动脉和大脑前动脉供应大脑半球前 3/5 及部分间脑。椎-基底动脉系统主要通过两侧的椎动脉、基底动脉、小脑上动脉、小脑前下和后下动脉及大脑后动脉供应大脑半球后 2/5、部分间脑、脑干及小脑。当栓子阻塞脑血管后,引起局部脑组织发生缺血、缺氧,脑组织软化、坏死。栓子停留一段时间后可溶解,破碎并向远端移位,原阻塞的血管恢复血流,因受损的血管壁通透性增高,可有大量红细胞渗出血管,使原来缺血区有血液渗出,形成出血性脑梗死。脑组织容易引起缺血后坏死,是因为脑代谢活动特别旺盛,对能量要求最高,而脑组织几乎无氧及葡萄糖储备,能量完全由循环血流连续供应。两大供血系统通过两侧大脑前动脉间的前交通动脉和大脑中动脉与大脑后动脉间的后交通动脉互相沟通,并在脑底形成 Willis 环。此动脉环对颈动脉与椎-基底动脉两大供血系统之间,特别是两侧大脑半球血液供应的调节和平衡及病态时对侧支循环的形成极为重要,如果血栓逐渐形成,侧支循环容易建立。脑栓塞时由于栓子突然阻塞动脉,侧支循环常难迅速建立,引起该动脉供血区产生急性脑缺血,当栓塞脑血管局部受机械刺激时,可引起程度不同的脑血管痉挛,所以起病时脑缺血的范围较广,症状多较严重。因此出现的临床症状不仅与栓塞部位有关,而且与血管痉挛的范围有关。当血管痉挛减轻、栓子碎裂、溶解、移向动脉远端,以及侧支循环建立后,均可导致脑缺血范围缩小,症状减轻。

二、病理变化

脑栓塞可以发生在脑的任何部位,由于左侧颈总动脉直接起源于主动脉弓,故发病部位以左侧大脑中动脉的供血区较多,其主干是最常见的发病部位。由于脑栓塞常突然阻塞动脉,易引起脑血管痉挛,加重脑组织的缺血程度。因起病迅速,无足够的时间建立侧支循环,所以栓塞与发生在同一动脉的血栓形成相比,病变范围大,供血区周边的脑组织常不能免受损害。

脑栓塞引起的脑组织缺血性坏死可以是贫血性、出血性和混合性梗死,出血性更为常见,占 30%～50%。脑栓塞发生后,栓子可以不再移动,牢固地阻塞管腔或栓子分解碎裂,进入更小的血管,最初栓塞动脉的血管壁已受损,血流恢复后易从破损的血管壁流出,形成出血性梗死。

在栓子的来源未消除时,脑栓塞可以反复发作。

三、临床表现

任何年龄均可发病,患者发病前多有风湿性心脏病、心房颤动或大动脉粥样硬化等病史;一般发病无明显诱因,也很少有前驱症状,急性起病,症状常在数秒或数分钟之内达高峰,多为完全性卒中,偶尔病情在数小时内逐渐进展,症状加重,可能是脑栓塞后有逆行性的血栓形成;根据栓塞部位不同,临床表现也不完全相同:

1.大脑中动脉的栓塞

最常见,主干闭塞时引起病灶对侧偏瘫、偏身感觉障碍和偏盲,优势半球主干栓塞可有失语、失写、失读。如梗死面积大时,病情严重者可引起颅内压增高、昏迷、脑疝、甚至死亡;大脑中动脉深穿支或豆纹动脉栓塞可引起病灶对侧偏瘫,一般无感觉障碍或同向偏盲,优势半球受损,可有失语。大脑中动脉各皮质支栓塞可引起病灶对侧偏瘫,以面部和上肢为重,优势半球可引起运动型失语、感觉性失语、失读、失写、失用;非优势半球可引起对侧偏身忽略症等体象障碍。少数半球栓塞可出现局灶性癫痫。

2.大脑前动脉栓塞

可产生病灶对侧下肢的感觉和运动障碍,对侧中枢性面瘫、舌肌瘫及上肢瘫痪,亦可发生情感淡漠、欣快等精神障碍及强握反射,可伴有尿潴留。

3.大脑后动脉栓塞

可引起病灶对侧同向偏盲或上象限盲,病灶对侧半身感觉减退伴丘脑性疼痛,病灶对侧肢体舞蹈样徐动症,各种眼肌麻痹等。

4.基底动脉栓塞

最常见症状为眩晕、眼球震颤、复视、交叉性瘫痪和交叉性感觉障碍,肢体及躯干共济失调。若基底动脉主干栓塞可出现四肢瘫痪、眼肌麻痹、瞳孔缩小,常伴有面神经、展神经、三叉神经、迷走神经及舌下神经的麻痹及小脑症状等,严重者可迅速昏迷、四肢瘫痪、中枢性高热、消化道出血甚至死亡。

5.其他脏器栓塞

由于栓子顺血流流动,根据流动的部位不同,可以引起相应的器官的梗死,所以临床上常有其他部位栓塞的征象,如视网膜、皮肤、黏膜、脾脏、肾脏等栓塞的临床表现。

四、辅助检查

1.针对脑栓塞的辅助检查

(1)脑CT扫描:脑CT扫描表现与脑梗死相似,即发病24h后CT可见栓塞部位有低密度梗死灶,边界欠清,并有一定的占位效应。脑CT对于明确梗死部位、大小及周围脑水肿情况有较大价值。若为出血性梗死,可见在低密度灶内可见高密度出血影。对于患病早期和怀疑病变部位在颅后窝或病变部位较小者应选择脑MRI检查。

(2)脑MRI检查:能较早发现梗死灶及小的栓塞病灶,对脑干及小脑病变脑MRI检查明显优于CT。早期梗死灶在MRI上表现为T_1低信号,T_2高信号,脑MRI弥散成像能较早反映新的梗死病变。

(3)脑脊液检查:一般不作为缺血性脑血管病的常规检查,脑栓塞患者脑脊液检查多数正常,出血性梗死时脑脊液中可有红细胞增多,脑水肿明显者,可有脑脊液压力增高。

(4)DSA、MRA和TCD检查:可提示栓塞血管,如血管腔狭窄、动脉粥样硬化溃疡、血管内膜粗糙等。DSA能够发现较小的血管病变并及时给予介入治疗;脑MRA无创,简单,可以了解大血管的病变,帮助了解血管闭塞的部位及程度;血管超声检查经济、方便,能够及早发现大血管的异常并可探及微栓子的信号。

2.针对栓子来源的辅助检查

(1)心电图或24h动态心电图:能了解有无心律失常如房颤、心肌梗死等。

(2)超声心动图:能了解心脏瓣膜病变、二尖瓣脱垂、心内膜病变、心肌情况等,经食道超声心动图还可了解异常心脏结构判断有无反常栓塞。

(3)颈动脉超声:能显示颈总动脉及颈内外动脉有无管壁粥样硬化斑块及管腔狭窄等。

(4)血常规:对于感染性疾病有指导意义,如果血象增高提示可能有感染性疾病存在。

(5)X线检查:胸片检查可以发现胸部疾病如气胸、肺脓肿及心脏扩大等疾病,必要时做胸部CT扫描。

（6）眼底检查：主要是眼底视网膜动脉粥样硬化的表现，有时可发现眼底动脉血栓改变。

（7）其他检查：可根据栓子来源的不同选择相应的辅助检查，如肾脏、骨骼等检查。

五、诊断及鉴别诊断

1.诊断

本病诊断主要依靠临床特点及相应的辅助检查：本病任何年龄均可诱发，以青壮年较多见，病前多有风湿性心脏病、心房颤动及大动脉粥样硬化等病史。临床上有时不容易区分栓子来源，可参考 STAF 评分。脑栓塞患者多起病急，症状常在数秒或数分钟内达高峰，多数患者有神经系统体征，可表现为偏瘫、失语等局灶性神经功能缺损。头颅 CT 在发病 24h 内可无明显异常，但脑 CT 扫描阴性不能排除脑栓塞，发病 24～48h 后可见栓塞部位有低密度梗死灶，边界欠清晰，并可有一定的占位效应；头 MRI 有助于早期发现小的栓塞病灶，对于脑干和小脑病变的显示 MRI 要明显优于 CT。

2.鉴别诊断

本病需要与动脉粥样硬化性脑梗死、脑出血等急性脑血管病鉴别。脑 CT 扫描有助于出血性与缺血性脑血管病的鉴别，在排除出血性脑血管病后，主要是与动脉粥样硬化性脑梗死鉴别。

（1）动脉粥样硬化脑梗死：多发生在中年以后，是由于脑血管自身粥样硬化导致的狭窄或闭塞引起相应血管供应区脑组织缺血、坏死、软化而产生偏瘫、失语等神经功能缺损症状，多起病缓慢，常在安静或睡眠状态下发病，发病前可有先兆，如短暂性脑缺血发作等，多伴有高血压、糖尿病、冠心病和动脉硬化等，脑 CT 扫描不易与脑栓塞区别，但脑栓塞者在影像上的表现更易伴有出血。

（2）脑出血：脑出血多有高血压、动脉瘤、动静脉畸形的病史，一般在情绪激动或剧烈活动中起病，病情进展快，可出现头痛、呕吐等颅高压的症状及脑膜刺激征等。脑 CT 扫描可见高密度出血灶，据此可与缺血性脑血管病鉴别。

六、治疗

治疗包括针对脑栓塞本身的治疗及针对原发病即栓子来源的治疗。

1.一般治疗

急性期应卧床休息，保持呼吸道的通畅和心脏功能；注意营养状况，保持水和电解质的平衡；加强护理，防止肺炎、泌尿系感染和褥疮等的发生。

2.脑栓塞本身的治疗原则

是要改善脑循环、防止再栓塞、消除脑水肿、保护脑功能。针对栓子来源的不同进行对症治疗：

（1）抗凝及溶栓治疗：对于心源性栓塞者，推荐早期、长期抗凝治疗，房颤患者危险分层可参考 CHADS2 评分，抗凝治疗禁忌及非心源性栓塞者不推荐抗凝治疗，建议抗血小板治疗；溶栓类药物（如尿激酶、链激酶等）亦可能仅在早期发挥作用。

（2）对症治疗：出现颅高压者可给予脱水剂减轻脑水肿，防止脑疝形成，以降低病死率。常用高渗脱水剂有甘露醇、甘油果糖等，也可用利尿剂如呋塞米等；血压明显升高者可适当给予降压治疗；在急性期还可适当应用一些神经保护剂保护脑细胞。

（3）出血性梗死的治疗：当发生出血性脑梗死时，要立即停用溶栓、抗凝和抗血小板聚集的药物，防止出血加重和血肿扩大，适当应用止血药物，治疗脑水肿，调节血压；若血肿量较大，内科保守治疗无效时，考虑手术治疗；对感染性栓塞应使用抗生素，并禁用溶栓和抗凝药物，防止感染扩散；在脂肪栓塞时，可应用肝素、低分子右旋糖酐（不能用于对本药过敏者）、5%的碳酸氢钠及脂溶剂（如酒精溶液等），有助于脂肪颗粒的溶解。

（4）康复治疗：早期进行积极的康复治疗，有助于神经功能缺损症状的早期恢复。

3.外科治疗

颈动脉内膜切除术（CEA）对防治脑栓塞也有一定的疗效。对伴有重度颈动脉狭窄（即狭窄程度大于70%）者可酌情予CEA，不推荐发病24h内紧急CEA治疗；脑水肿明显时，采用颅骨开窗减压或切除部分坏死组织对大面积脑梗死可能挽救生命。

4.介入治疗

包括颅内外血管PTA及血管内支架置入（CAS）或与溶栓结合治疗。对伴有颈动脉狭窄程度大于70%者，可考虑行血管内介入治疗术。

七、预防和护理

预防主要是进行抗凝和抗血小板治疗，能防止被栓塞的血管发生逆行性血栓形成和预防复发，同时要治疗原发病，纠正心律失常，针对心脏瓣膜病和引起心内膜病变的相关疾病，进行有效治疗，根除栓子的来源，防止复发。护理上注意让患者急性期应卧床休息，防止栓子脱落再次栓塞，同时由于长期卧床还要注意吞咽功能及口腔的护理，防止吸入性肺炎，泌尿系感染，压疮，下肢深静脉血栓形成等。

八、预后

脑栓塞的预后取决于栓塞脑血管的大小、部位和栓子的数量，以及原发病的严重程度。急性期病死率为5%～15%，多死于严重脑水肿引起的脑疝、肺炎和心力衰竭等。脑栓塞容易复发，10%～20%在10d内发生第2次栓塞，复发者病死率更高。

第四节　蛛网膜下腔出血

一、蛛网膜下腔出血动物模型的建立

1949年澳大利亚Robertson医师首次提出，蛛网膜下腔出血发生脑迟发性缺血与暴露在血性脑脊液中的该缺血区供血动脉的血管痉挛有关。1951年Backer医师采用动脉造影证实了这一假设。除了动脉瘤性蛛网膜下腔出血，外伤性蛛网膜下腔出血与颅内感染均可诱发脑血管痉挛。通常蛛网膜下腔出血患者的脑血管痉挛呈双相，早期发生在蛛网膜下腔出血初，数小时内消失；而迟发性多出现于病程4～21d，高峰期在7～10d。全脑血管造影诊断的脑血管痉挛发生率可达70%，而合并脑缺血症状者至多仅占37%。

鉴于脑血管痉挛是蛛网膜下腔出血死亡与致残的重要原因，对其进行研究得到广泛关注。然而，患者脑血管痉挛的病理生理学研究受到很大限制，为了实时获得生理或病理状态下脑血管功能的动态变化资料，因此必须创建合适的蛛网膜下腔出血的动物模型，研究蛛网膜下腔出血后的脑血管痉挛的时程表现、机制及药物干预等。

(一)模型动物的选择和制作

模型动物的选择除了要考虑实验动物的年龄、性别及健康状况外，还需注意下列问题：①研究动物的种系发生和基因组成。越是接近于人类者，其实验结果就越有代表性，猴等灵长类动物是最理想的动物模型选择对象。②某些重要生理功能。要选择的动物其重要生理功能应与人相似，如家兔及猪的凝血和纤溶系统活性与人类相似，猴子及猩猩更接近于人，而犬的凝血和纤溶系统活性则较人类活跃，不同种类动物之间实验结果的差异会较大，会影响动物模型实验数据的判读。③实验动物的解剖特征。如大鼠存在先天性动脉壁中层缺损，便于通过大鼠血流动力学变化诱发并建成动脉瘤模型，其破裂可成为蛛网膜下腔出血模型；然而，由于动脉中层发育不良，其蛛网膜下腔出血后发生的脑血管痉挛必然与人类或其他动物模型不一致。再如鼠、兔、猪、猴和猩猩等动物的椎动脉系统较颈动脉系统发达，因此在实验手术中不会因前循环血流暂时中断而发生脑缺血。此外，实验动物的动脉直径亦与动物模型的建立有关，特别是需要应用导管或施行介入手术时。④颅内血流动力学与影像学。这两者与人类近似的动物为首选，如小的脊椎动物脑循环有丰富的侧支供血，因此脑血管痉挛后脑缺血症状很轻，甚至缺乏脑缺血的表现。⑤蛛网膜下腔出血后脑血管痉挛的时程变化。各种蛛网膜下腔出血的动物模型迟发性脑血管痉挛的发生时间不同，以迟发性脑血管痉挛时程与人类接近者为首选。⑥实验动物的制模方法简单，实验结果的重复性与均一性良好，手术死亡率低，实验动物管理的难易和实验成本均应考虑。模型的制作可分为活体实验模型和离体脑血管痉挛模型。

1.活体实验模型

(1)脑池注血法：开颅或钻颅置管手术，将自体血或孵育的含有脑脊液的混合血，或成分血(血小板、氧合血红蛋白)注入脑池，可一次注入或二次注入(间隔48h)。注入血液后动物保持头低尾高位，以保证血液聚集在目标血管周围形成持续存在的血凝块，减少和避免血液向其他部位扩散。具体注血部位有：①枕大池：直接做枕大池穿刺或从寰枢椎入路置管注血。②基底池：张口穿刺，经斜坡进入基底池注血或置管注血。③额颞部蛛网膜下腔：额颞部颅骨切除后置管注血或直接注血入蛛网膜下腔。该手术可以充分暴露位于该处蛛网膜下腔中的颈内动脉远端、大脑中动脉与大脑前动脉，便于对这些血管进行实验观察。④侧裂池：手术打开侧裂将血液注入或经翼点入路置管向视交叉池注血。

在鼠、兔、猫、犬、猪、羊、猴和狒狒等动物中，脑池注血法已成功制成蛛网膜下腔出血后脑血管痉挛模型。此法操作较简单，可随意控制注血速度和注血量，效果确切，重复性好，动物死亡率较低,便于在稳定条件下做单因素分析,适用于对蛛网膜下腔出血后脑血管痉挛的发病和药物治疗的分析。人类脑动脉瘤多数位于大脑动脉环的前半部,视交叉池或侧裂池注血更接近人类脑动脉瘤破裂后引起之蛛网膜下腔出血。枕大池因靠近生命中枢,注血易招致实验动物的死亡。

(2)颅内动脉暴露法:开颅暴露实验动物的目标血管并滴注致血管痉挛物质,如自体血、孵育不同时间的含脑脊液的混合血、氧合血红蛋白、富含血小板的成分血、5-HT 和儿茶酚胺,或将血凝块粉碎后置于动脉周围;通过解剖显微镜、显微镜电视录像系统动态观察血管痉挛的发生与发展,以及药物对血管痉挛的影响。该方法最大的优点是有良好的自身对照,对侧未做干预的血管是最佳对照血管。将自身新鲜血或富含血小板的成分血滴注于实验动脉表面,观察4～6h,可获取蛛网膜下腔出血急性期的血管痉挛信息;将自体脑脊液与自体血在 37℃条件下孵育,将不同孵育时间的混合血滴注于实验动脉表面,观察 4～6h,就能见到与孵育时间相对应的不同时间段的血管痉挛表现;滴注红细胞悬液或氧合血红蛋白可以观察到迟发性血管痉挛。

(3)感染法:根据脑血管痉挛是动脉壁炎性反应的结果,动脉周围凝血块的存在是感染的始动因素,以及脑血管痉挛发生的主要关键因素是实验动脉周围存在持续性凝血块的假设,1990 年 Johr 等结扎犬的一侧椎动脉,再向枕大池注入易导致感染和易聚集的微粒——葡聚糖、乳胶和血浆的混合物,72h 就见到严重的脑血管痉挛,血管平均收缩 35%～40%,这种方法建立的脑血管痉挛效果肯定,但感染程度无法控制。

(4)颅内动脉刺破法:①颅内动脉刺破法的优点是近似人类动脉瘤破裂引起的蛛网膜下腔出血。可经眼眶入路刺破大脑中动脉、颈内动脉和后交通动脉,或经颅底入路刺破基底动脉。缺点是破坏性大,出血量与出血速度难于精确控制,实验动物间症状差异可较大,影响实验结果的一致性。同时,本法操作复杂,动物死亡率高,只能用于急性实验研究。②导管法是利用导管技术,将 3-0 单股丝线送入颅内动脉内,再用其尖端刺破动脉数天后抽出,从而引起蛛网膜下腔出血。此法破坏性小,操作较简单,但仍然难于精确掌握出血速度和出血量,影响实验结果的均一性,也仅适用于急性实验研究。

(5)脑血管痉挛的颅外血管模型:将不含肝素的自体动脉血滴在分离的股动脉周围,持续观察 4～6h,可见到酷似急性期脑血管痉挛的变化。亦可制作橡皮袋或硅弹性鞘囊,内装有凝血块,再将袋或囊包在实验动物的股动脉或颈外动脉周围,以观察迟发性脑血管痉挛。这种血管痉挛模型操作简单,动物存活率高,便于与对侧正常动脉对照。但是,颅内与颅外动脉存在解剖生理学差异,如颅外动脉不存在脑脊液自然清除和颅内压改变的影响等问题,故该模型不能完全代表颅内脑血管痉挛的本来面貌。

2.离体脑血管痉挛的动物模型

将蛛网膜下腔出血实验动物的颅内血管置于生理环境中的张力记录仪上,通过测量血管的等长张力并实时动态观察,判断是否存在血管痉挛;或者取出血管平滑肌内皮细胞做培养研究,离体标本研究能有较好的环境控制。实验组织来源丰富,成本低廉,缺点是缺乏先天性免疫刺激,动脉去神经元支配,与体内实验结果还是会存在差异。

(二)不同动物的蛛网膜下腔出血模型研究

1.猴蛛网膜下腔出血模型

1965年Echlin医师首次报告将猴模型用于蛛网膜下腔出血后脑血管痉挛的研究,他用经口入颅手术暴露基底动脉和椎动脉,用自体血注入诱发血管痉挛,用原位成像分析来测量血管直径。1982年Espinose医师创立了现行的猴蛛网膜下腔出血模型,在术前脑血管造影后做额颞部颅骨切除暴露ICA、ACA和MCA,在该处注入自体动脉血或将粉碎的血凝块置于暴露血管周围,再重复脑血管造影,发现所有动物均有脑血管痉挛,其狭窄程度为31%～100%,25%的实验动物为严重痉挛(狭窄＞50%)。以往模型的病死率为10%,目前无实验动物死亡的报告。该方法优点是可以很好地观察到脑血管痉挛的过程,可以见到末端血管狭窄和血流中断,并可以同时进行暴露血管的组织病理学研究,缺点是实验成本高,有感染猴疱疹病毒的危险。

2.家兔蛛网膜下腔出血模型

1969年Offerhaus等首次建立了家兔蛛网膜下腔出血模型。枕骨穿颅后,在荧光屏下将导管放入蛛网膜下腔内,在靠近眼眶处插入颈动脉注血,用于研究蛛网膜下腔出血后心电图的改变。现在采用的家兔蛛网膜下腔出血模型是通过外科手术暴露寰枕膜后将脑脊液吸出,然而用1.25mL/kg的自体血注入枕大池。该模型制成后72h即可见到脑血管痉挛,基底动脉直径可减少40%～45%。作为上述技术的改进,用1mL/kg自体血经皮注入枕大孔,亦可产生相似的结果,而且其血管造影所见的血管痉挛与形态学测量的结果有很高的相关性。这些模型的优点是能较好对颅内血管做评价,有明显的时程变化,能较好表现组织病理学特征。二次脑池注血与一次注血相比较,脑血管痉挛发生率无明显增加,但痉挛程度加重。

一项家兔脑血管痉挛后脑缺血的研究报道,将双侧颈总动脉结扎后2周开始做二次脑池注血,制模后有脑缺血症状的实验动物仅为15%。此外,尚有经眼眶穿刺注血入视交叉池,经口穿刺沿斜坡注血到基底动脉周围或脚间池,亦有用动脉刺破法制成家兔蛛网膜下腔出血模型。家兔颅外血管模型是将颈总动脉放在聚乙烯的鞘囊内,再注入自体血,24h后出现血管痉挛,可持续达6d之久,这种动物模型曾用于脑血管痉挛的激光治疗和经皮血管成形术的诊疗研究。

3.犬蛛网膜下腔出血模型

最初,犬蛛网膜下腔出血模型的制作采用经口沿斜坡入路,向视交叉池注入5mL动脉血,脑血管痉挛的发生率为42%,但发生了脑室内出血、脑膜炎和硬膜下血肿等并发症。现行的犬蛛网膜下腔出血模型是开颅后,将张力测量仪置于ICA周围,用丝线抽出法刺破ICA以形成蛛网膜下腔出血,该方法可诱导急性或迟发性血管痉挛(管径减少20%以上),其高峰发生在出血后4～6d。还有用丝线抽出法刺破后交通动脉制成蛛网膜下腔出血模型,并采用动脉造影测量动脉直径,这种模型的血管痉挛程度较ICA线抽法严重,范围在25%～40%,其早期血管痉挛发生在出血后20min,迟发性血管痉挛在24h后出现。亦有枕大池一次注入自体血5mL与二次各注入自体血4mL进行比较,前者基底动脉血管痉挛为37%,后者达82%,且后者对血管内给予罂粟碱的治疗反应差。

4.猫蛛网膜下腔出血模型

最初猫蛛网膜下腔出血模型是用电流或机械刺激基底动脉,或用基底动脉刺破法制成蛛网膜下腔出血模型,经斜坡入路用显微镜肉眼观察脑血管痉挛。脑血管痉挛可用溶解的血小板、溶解的红细胞、5-HT、血管紧张素和去甲肾上腺素等诱发。基底动脉刺破法引起的脑血管痉挛,至少可持续 100min,而机械刺激引起脑血管痉挛,15min 即恢复正常。用上述模型进行氯丙嗪和罂粟碱的治疗研究,发现这两个药物均可成功地预防脑血管痉挛。枕大池注血后血管造影见基底动脉痉挛发生在注血后 4h 和 1~7d,但不出现血管平滑肌细胞的组织病理学改变。有用此模型研究重组组织型纤维蛋白溶解酶原激活物治疗蛛网膜下腔出血后血性脑脊液的吸收与颅内压的变化。其他制模技术有注血于大脑皮质上,MCA 刺破或切开,腹主动脉和交叉池短路法。由于猫蛛网膜下腔出血模型不适于作为生物学工具进行蛋白分析和基因信息研究,血管痉挛的发生和进展特征不明显,因此现已很少使用。

5.大鼠蛛网膜下腔出血模型

大鼠是最常用的动物模型,但它的颅内血管缺乏肌内膜细胞,而肌内膜细胞在血管损伤时起到内膜增生作用,此外其血管痉挛缓解较早,因此鼠蛛网膜下腔出血模型与人类还是有差异。

(1)颅内蛛网膜下腔出血模型:最初的颅内模型采用经斜坡暴露基底动脉,用微电极穿刺或放置血凝块。血管痉挛高峰在穿刺后 1h,48h 时,15%有迟发性血管痉挛,然而动物病死率高达 26%。基底动脉穿刺引起的蛛网膜下腔出血量以及血管痉挛的测量结果在实验个体间有很大差异。目前采用经眼眶穿刺将血液注入视交叉池,或额骨穿孔将导管放置到脑池后注入肝素化血流,制作大鼠蛛网膜下腔出血模型。这些技术早期是用于观察急性期心电图改变,以后逐渐用于脑血管痉挛的研究,注入肝素化血可以防止血凝块形成,而导管放置可使蛛网膜下腔出血局限于一侧,而另一侧可作为对照。

枕大池注血亦适用于大鼠,最初是顶部钻孔,将导管插入后往枕大池注入 0.3mL 新鲜自体动脉血,但这种模型血管痉挛的变异性很大。亦有手术暴露后部寰枕膜,吸出 0.1mL 脑脊液与 o.4mL 静脉血混合后,再将 0.1mL 混合血注入枕大池,它引起的血管痉挛没有因尼莫地平治疗而改变。

现流行的鼠血管内刺破模型称为 Sheffield 模型,采用 Wistar 大鼠或 Sprague-Dawley 大鼠,将 3-0 尼龙线由 ICA 插入并推进达到 ACA 刺破该动脉,引起蛛网膜下腔出血者达 89%,11%出现颅内出血,实验动物病死率达 50%,血管痉挛的严重程度差异显著,对迟发性痉挛的药理学反应和动脉壁的病理学改变均未见到。最近有研究用 3-0 尼龙线通过 ICA 做血管内刺破,1 次注血 0.3mL 到枕大池和 2 次注血各 0.3mL(间隔48h)到枕大池,对基底动脉和后交通动脉做病理学和形态学分析,发现 2 次注血引起的血管痉挛最严重,然而动物病死率高达 57%,单次注血或血管内刺破血管痉挛多见于后交通动脉;而二次注血血管痉挛多见于基底动脉。二次注血模型最适用于脑血管痉挛的机制和治疗的研究。

(2)颅外蛛网膜下腔出血模型:现流行的模型是将暴露的大鼠股动脉隔离在充满血液或含血液的硅鞘囊中,血管痉挛的高峰在第 7d 出现,还可见到动脉壁的病理学改变。这种模型的血管痉挛过程与人类相似,可以与对侧血管作对照,可控制注血量和注血部位,其缺点是颅外血管缺乏脑脊液清除率及颅内压的改变和中枢神经系统特异性炎性反应。

6.小鼠蛛网膜下腔出血模型

小鼠蛛网膜下腔出血模型与大鼠相似,近来还有用转基因小鼠做实验动物。最早的小鼠蛛网膜下腔出血模型是用血管内刺破法制模,将5-0单丝线从ICA推进入ACA,感到阻力时再向前推进5mm以刺破ACA,随后退出,这种动物模型病死率为28%。检查痉挛血管的方法是将实验动物灌注10%甲醛等固定后在显微镜下测定其MCA直径,这种模型血管痉挛的高峰在制模后第3d出现。用转基因小鼠制作的这种模型,曾用于研究超氧化歧化酶的过度表达对脑血管的保护。缺点是实验动物病死率高、血管痉挛程度轻、出血量不能控制、显微镜观察MCA的结果差异等。

21世纪应用的改良脑池内注血,在股动脉插管抽出血液再注入枕大池,动物病死率仅为3%;经胸灌注10%明胶和10%印度墨水后,用数码成像或立体显微镜观察BA、ACA和MCA,早期(6~12h)和迟发性(1~3d)血管痉挛均可见到,血管横切面组织病理学研究显示动脉壁的改变与其他实验动物相同,缺点是血管痉挛程度轻,持续时间短。

7.其他蛛网膜下腔出血动物模型

(1)猪蛛网膜下腔出血模型:类似人类,猪随年龄增长有发生动脉粥样硬化的倾向。介入手术放置导管到脑桥前池,随后二次注血,二次间隔48h,每次12mL;首次注血48h时血管造影评价血管痉挛,在7~14d之间收集标本观察动脉损伤。另外,额、颞开颅放置血凝块,可以探查特异性血液成分在脑血管痉挛形成中的作用,出血后10d血红蛋白引起的血管痉挛可经形态学测量和组织学超微结构证实。

(2)山羊蛛网膜下腔出血模型:有从山羊颞、顶区置入导管将血液注入基底池来研究ET-1在蛛网膜下腔出血后血管痉挛形成中的作用,以及使用尼卡地平预防蛛网膜下腔出血和ET-1诱发血管痉挛的效能。该实验显示山羊脑室注血后第3d脑血流减少28%,第7d恢复正常。

(三)对蛛网膜下腔出血动物模型的总体评估

蛛网膜下腔出血后血管痉挛模型,应该首选活体内模型,而活体外模型则限于特殊目的的应用,如对其离子通道的生理研究以及一些药物的治疗研究。小型动物如大鼠、小鼠和兔,由于其可利用性和价格低廉,对于新治疗方法的筛选和病理生理学研究仍然是较为理想的动物;猴种系发生与人类接近是药物治疗最理想的动物,然而成本昂贵。

研究血管痉挛的动物模型用血液注射、血凝块放置或血管刺破技术去诱导蛛网膜下腔出血和血管痉挛,其中前二者为首选,可用于各种动物,并可产生显著的和持续的血管狭窄,动物致残率和病死率低;血管刺破较少应用,因为动物病死率高。当然制模技术的选择必须根据实验的目的而定。颅外动脉用于脑血管痉挛的研究仍然持有不同看法,鉴于生理状态下颅内血管与脑脊液相接触,而颅外血管在软组织中,对实验性血性脑脊液颅内外血管动脉张力的调节肯定不同,通过中枢神经系统特异性通路中介的免疫反应亦存在差异。大多数实验动物的研究终点是血管狭窄,通过形态测量或血管造影证实,对于蛛网膜下腔出血后脑血管痉挛的实验研究最好采用家兔或猴制模。

二、蛛网膜下腔出血的病因和发病机制

引起自发性蛛网膜下腔出血的病因很多,在比较明确的病因中,各种动脉瘤破裂出血者占50%～75%,脑动静脉畸形出血占5%～6%。

(一)蛛网膜下腔出血的病因

1.脑动脉瘤破裂出血

颅内脑动脉瘤破裂是引起自发性蛛网膜下腔出血最常见的病因。各种颅内动脉瘤中,以先天性动脉瘤(囊状或浆果状动脉瘤)为最多,占90%以上,动脉粥样硬化(梭形)动脉瘤占7%,感染性动脉瘤占0.5%,其他为动脉夹层、颈内动脉和海绵窦之间的自发性和外伤后动脉瘤。

(1)脑血管和脑动脉瘤的组织病理特征:脑动脉由内膜、中膜和外膜组成,内膜为内皮细胞和内弹力层,内皮细胞覆盖一层胶质内膜。中层亦称肌层,含弹力纤维和平滑肌细胞,后者分泌多种生长因子和细胞因子,与血管重构有关;弹力纤维纵行排列成弹力层,亦称弹力轴,是由弹力蛋白分子和蛋白质-赖氨酸-6-氧化酶交叉连接而成。外膜由纤维和胶原组成。脑动脉的细胞外间质,有埋藏在糖蛋白和蛋白多糖中的弹性硬蛋白和胶原成分,在低的收缩压时,对动脉管壁产生的压力由弹性硬蛋白承受,而在高的收缩压时,管壁的张力负荷就转移到胶原纤维上。胶原纤维所以能承受高的腔内压力,是因为胶原α链组成1个3条索状的结构,成为应付高的腔内压力的张力骨架。

脑动脉管壁较身体其他部位同口径动脉要薄,尸检证明,脑动脉分叉处中层缺损可发生在80%的人群中,包括无脑动脉瘤的个体。它通常发生在动脉分叉处的顶端或分叉处的侧角,称之为"Forbus中层缺损"。然而亦有研究认为只要内弹力层完整,即使有中层缺损,脑血管仍能承受600mmHg(80kPa)的压力;当年龄增加,内弹力层破损会加重,再加上动脉粥样硬化对管壁完整性破坏等因素,才能形成动脉瘤。

动脉瘤的瘤壁主要由胶原组成,伴部分平滑肌细胞和孤立的内弹力层断片。在动脉瘤颈部,内弹力层完全消失。动脉瘤底部即颈部相对应的区域,亦称顶部,动脉瘤的壁最薄,是动脉瘤破裂常发生的地方。在289例脑内动脉瘤破裂出血的尸检标本中,227例破裂发生在底部,发生在颈部仅6例。此外动脉瘤的瘤壁,常伴有程度不等的动脉粥样硬化改变,大的动脉瘤内可发现血栓层,偶有部分血栓形成,或动脉瘤完全被血栓充填而自愈。动脉瘤可表现为多腔,尸检发现,57%破裂的脑动脉瘤和26%未破裂的动脉瘤,发现有>4mm的多腔瘤。

(2)脑动脉瘤形成机制:有先天性脑动脉瘤与后天获得性脑动脉瘤。在原始胚胎脑血管发育过程中,部分血管发育生成而另一些血管逐渐失去作用而闭塞消失,如果这些血管未完全消失,其残留部分就会成为脑动脉瘤。在胚胎期的三叉动脉、舌下动脉以及椎动脉的异常侧支,发生脑动脉瘤的概率要增高120倍。另外,原始毛细血管丛的衰退和萎缩,可使该薄弱处的血管扩大,逐渐成为脑动脉瘤。

脑动脉瘤形成的先天性因素还可从家族性脑动脉瘤患者中求证,在一级家族中发生2例及2例以上的脑动脉瘤患者占6%～10%,个别报道达20%,这些患者遗传形式多样,包括常染色体显性遗传、不完全外显的常染色体显性遗传、常染色体隐性遗传等,家族性脑动脉瘤发生蛛网膜下腔出血的年龄较轻,且有下一代发病提前的规律。遗传性结缔组织病常伴发脑动脉瘤:①Marfan 综合征,是染色体 15q21 上的纤维蛋白基因突变而导致的结缔组织疾病,常累及心血管、骨骼、眼、肺和中枢神经系统,是发生脑动脉瘤的危险因素。纤维蛋白是细胞外基质的重要结构成分,2 项尸检研究报告 Marfan 综合征分别有 2/7 例或 1/25 例有动脉瘤。②Ehler-Danlas 综合征(EDS)是一种异质性疾病,主要表现为关节松弛、脆性皮肤容易挫伤、皮肤弹性过高伤口愈合不良、关节过伸与多发性内脏异常。其中,致死性Ⅳ型 EDS 称为血管性 EDS,是 COL3A1 基因突变的常染色体显性结构疾病,其编码Ⅲ型胶原。Ⅲ型胶原是动脉和静脉中主要的可膨胀遗传性。致死原因多为中等口径血管病变导致的脑血管意外。虽然 EDS 发生脑动脉瘤的流行病学尚不清楚,但Ⅳ型 EDS 有很高的颈内动脉-海绵窦瘘和脑动脉瘤的发生风险。③常染色体显性遗传性多囊肾病(APKD)是一种在肾、肝等管状器官发生囊肿的系统性疾病,患者发生率为 1/(400~1000)人,85% 的 APKD 患者在染色体 16p13.3 上可找到致病基因 PKD1,编码多囊蛋白 1,参与细胞-细胞或细胞-细胞间质的相互作用;10% 的 APKD 患者在染色体 4q13.3 找到 PKD_2 致病基因,编码多囊蛋白 2。多囊蛋白 2 可以与多囊蛋白 1 相互作用,虽然其精确功能并不完全清楚,但肯定与血管完整性有关。3 项 MRI 前瞻性研究证实,与正常人相比,成人多囊肾发生脑动脉瘤者显著增多。④1 型神经纤维瘤病导致脑动脉瘤风险。是 NF1 基因突变的遗传性神经皮肤疾病,编码神经纤维蛋白肿瘤抑制物,可通过影响血管结缔组织,然而,近有报道 NF1 基因突变并未使发生动脉瘤的概率增加。

脑占体重的 2%~2.5%,而脑血流量占全身血流量的 15%,脑动脉要比躯体其他动脉承受更多的血流动力学负荷;血液是黏性流体,在血管中流动时呈层流状态,即中央部分流速最快,血细胞最多,而越接近管壁,流速越慢,血细胞越少。因此在动脉分叉处所受到的血流冲击力最大,此部位正是动脉中层缺损处,在长期血流(包括湍流)冲击下管壁逐渐向外突出形成脑动脉瘤。主动脉狭窄患者亦伴有脑动脉瘤的风险。单侧颈内动脉缺如患者发生颈内动脉瘤概率明显增多,有报道 35 例单侧颈内动脉缺如者对侧颈内动脉发生动脉瘤者达 8 例,占 23%;亦有一侧颈内动脉结扎后数年对侧发生动脉瘤的报道,佐证了血流量的增加与脑动脉瘤发生相关。高血压亦是脑动脉瘤的危险因素。在 16 项临床研究和 8 项尸检研究共 26125 例颅内动脉瘤患者中,病史中有高血压者占 43.5%。动脉粥样硬化、血管壁透明变性以及脑动脉炎细胞浸润,均与脑动脉瘤发生有关。

动脉壁细胞内环境稳定与否亦影响着动脉瘤形成。动脉壁细胞的内环境稳定可保证对血管壁张力的调节和脉管系统微损害的及时修复,当其破坏可促进动脉瘤形成,如Ⅳ型胶原酶(即基质金属蛋白酶 9,MMP-9)活性过高,可损害Ⅳ型胶原的调节导致动脉瘤的发生。脑动脉血流量的改变(如高血压,动静脉畸形的高排出)均可启动血管壁分子病理学连锁反应,引起血管壁无力和动脉瘤形成。电镜研究显示动脉瘤的胶原纤维结构正常而排列紊乱,或者胶原退化加重而非胶原合成障碍。已发现有 6 个基因的 mRNA 表达及其编码蛋白与动脉瘤形成有关。

颅内动脉完整性还取决于血管壁破坏与重建的动态平衡,弹力酶在其中起着重要作用。弹力酶可降解许多蛋白酶,包括Ⅰ~Ⅴ胶原、层素、蛋白多糖和纤维连接素,有 2 个抑制物即

α_1-抗胰蛋白和 α_2 巨球蛋白与之相互调节。破裂或未破裂的动脉瘤患者均有血浆弹力酶水平增高,而和 α_1-抗胰蛋白酶无关。亦有观点认为,血浆弹力酶升高仅见于蛛网膜下腔出血后白细胞增多的动脉瘤破裂患者。

(3)脑动脉瘤的形态分类:①囊状动脉瘤:为颈部宽大的动脉瘤,常为先天性动脉瘤。②浆果状动脉瘤:为颈部狭小的动脉瘤,常为先天性动脉瘤。③梭形动脉瘤:呈梭形或 S 型的动脉瘤,常与动脉粥样硬化和高血压有关。④分叶状动脉瘤:为动脉瘤瘤壁上有 1 个或数个子囊突出。⑤粟粒样动脉瘤:直径小于0.5～1cm,常与感染或高血压有关。⑥夹层动脉瘤:是由于动脉内膜受损,在血流作用下其与肌层分离形成假通道,假通道可与管腔相通,亦可自成盲端。外伤性动脉瘤亦称假性动脉瘤,因为它没有血管壁成分。此外,直径 2～2.5cm 的动脉瘤称为大型动脉瘤,大于 2.5cm 称为巨型动脉瘤。

(4)脑动脉瘤的发病率与分布:脑动脉瘤发病率无精确统计,由于研究对象与方法不同,结果差异甚大,有报道脑动脉瘤发病率为 0.9%～1%,而破裂脑动脉瘤年发病率为(5.34～12)/10 万人口,亦有观点认为人群中 3.6%～8% 存在隐匿脑动脉瘤,其中 15%～30% 呈多发性。

先天性脑动脉瘤 80%～90% 发生于脑底动脉环的前半部,即颈内动脉、大脑前动脉、大脑中动脉、前交通动脉与后交通动脉前部。仅 3%～15% 发生在脑底动脉环后半部,即基底动脉及其分叉处、大脑后动脉及后交通动脉的后半部。前、后部之比约为 10:1。几乎所有的先天性脑内动脉瘤发生在动脉分叉处或接近分叉处,外侧裂的大脑中动脉分叉处最为常见,约占 30%;其次是大脑前动脉和前交通动脉交界处,约占 25%;再次为颈内动脉(大脑中动脉、大脑前动脉、后交通动脉)的末端及其分支,约占 12%;基底动脉及其分支占 12%～15%;椎动脉、大脑后动脉及后交通动脉约占 12%。约有 20% 的动脉瘤患者呈多发性,可分布在同一动脉上,也可在相对称的动脉上,但多数是分散在各动脉上,其中一个是主要的,其他伴发的较小。脑动脉瘤形成的直接原因尚不清楚,目前大多认为其发生和发展是先天遗传性因素和后天获得性因素共同作用的结果。

(5)脑动脉瘤形成后的自然转归有 4 种可能:①自发的瘤内血栓形成而闭塞。②在相当长的时间内,动脉瘤大小、形态稳定不变。③逐渐扩大,发展成巨型动脉瘤。④破裂出血。破裂出血和渗漏占脑动脉瘤的 80%～90%。

2.脑血管畸形出血

(1)脑动静脉畸形:是仅次于脑动脉瘤的引起自发性蛛网膜下腔出血的另一常见原因,占其病因的5%～6%。脑动静脉畸形又称脑血管瘤,是一种先天性的局部脑血管发生学变异。在病变部位脑动脉与静脉之间缺乏毛细血管,直接形成了脑动脉和脑静脉之间的短路。脑动脉瘤与动静脉畸形可在同一患者中发生,动静脉畸形的病例有 5%～7% 合并脑动脉瘤。动静脉畸形 90% 以上位于幕上,特别在颞、顶叶外侧面大脑中动脉分布区最多见;位于幕下不到10%,主要在小脑半球、脑干以及部分在脊髓。其大小差别甚大,大者可覆盖整个大脑半球,小者几乎不能察觉。动静脉畸形最常见的症状是出血,多发生在 20～30 岁,血液流入蛛网膜下腔产生相应症状。深部动静脉畸形出血后血液可进入周围的脑组织或脑室内,产生相应的出血症状。

(2)脑底异常血管网病:又称烟雾病(Moyamoya 病),是指脑底部双侧颈内动脉闭塞伴有异常增生的毛细血管扩张而呈网状的血管造影表现,形如吸烟时所喷出的烟雾。由于网状毛细血管的管壁缺乏肌层,当血压突然增高时易破裂出血并发蛛网膜下腔出血。

(3)血管结构发育缺陷:如脑-面血管瘤病、遗传性毛细血管扩张症、脑桥毛细血管扩张症、海绵状血管瘤、脑静脉畸形、Ehler-Danlos综合征、弹性假黄瘤、多囊肾病以及动脉中层发育不良均可引起蛛网膜下腔出血。

3.高血压、动脉硬化促使动脉瘤形成和破裂出血

16项临床资料和8项尸检研究共达20767例的结果发现,破裂与未破裂的动脉瘤患者高血压的患病率均很高,分别达43.2%和34.4%,特别当与吸烟和酗酒相伴时,引起动脉瘤及破裂出血的风险就更大。高血压与动脉硬化常同时存在,引起梭形或S状动脉瘤,并可出现多发性动脉瘤。

4.血液病

白血病,特别是急性白血病常引起颅内出血,出血部位多在大脑白质、蛛网膜下腔和软脑膜,也可见于硬膜外或硬膜下。血友病、血小板减少性紫癜、再生障碍性贫血以及其他如恶性贫血、镰状细胞贫血、溶血性贫血等往往伴有血小板减少或弥散性血管内凝血,而引起蛛网膜下腔出血。红细胞增多症系红细胞和粒细胞系统干细胞增生,可发生脑血循环障碍多为脑血栓形成,少数因高血压可并发蛛网膜下腔出血。肝病及广泛骨转移所致之纤维蛋白原缺乏症等均可合并蛛网膜下腔出血。抗凝剂治疗可引起医源性蛛网膜下腔出血;妊娠、分娩及产后可伴随凝血功能障碍,偶可发生蛛网膜下腔出血。

5.其他

颅内肿瘤、各种感染性疾病、颅内静脉和静脉窦血栓形成亦可并发蛛网膜下腔出血。

三、蛛网膜下腔出血后脑血管痉挛的发病机制

脑血管痉挛是指蛛网膜下腔出血后脑底大动脉出现迟发性狭窄,并伴有受累血管远端供血区的灌注量减少。它首先于1949年由Robertson发现,1951年Backer、Ecker和Riemenschneider分别用血管造影证实了脑血管痉挛现象。50多年来的研究证实,蛛网膜下腔出血后4~12d做脑动脉造影,可发现30%~70%存在脑血管痉挛,始于蛛网膜下腔出血后的3~5d,高峰在蛛网膜下腔出血后的5~14d,2~4周逐渐恢复,但临床上出现有症状脑缺血者仅占20%~37%。

有临床表现的脑血管痉挛与脑血管造影所显示的脑血管痉挛在时程上是平行的,CT所见的脑梗死可见于许多部位,但脑血管造影的血管狭窄程度和脑血管痉挛临床表现之间的关系尚未完全弄清,例如用钙通道阻滞剂治疗临床改善但血管造影无改变,现已知血管内皮细胞等在迟发性脑血管痉挛中起一定作用,它可影响血管的顺应性和自动调节功能。血管壁是具有复杂生化功能并动态变化的活体组织,不仅仅是控制血管壁的张力运动,还有增殖、趋化性、粘连、分泌和代谢等种种功能。通过对平滑肌功能调控机制的了解,有可能对脑血管痉挛进行干预。

（一）蛛网膜下腔内凝血块的代谢产物

虽然脑部感染、非出血性脑动脉损伤和颅高压均可引起脑血管痉挛,但蛛网膜下腔出血后脑血管痉挛主要是由于动脉周围蛛网膜下腔的血凝块以及其逐渐分解释放出的物质所致,其中氧合血红蛋白研究最多并被认定是血管痉挛的主要原因。氧合血红蛋白启动并有其他因子参与的病理学连锁反应最后导致不可逆的血管收缩。关于形成脑血管痉挛的信号通路及致病机制等细节仍有不同看法。

（二）内皮功能失调

自从发现蛛网膜下腔出血死亡患者痉挛血管壁存在内皮细胞凋亡后,血管内皮细胞功能障碍就成为脑血管痉挛机制的研究热点。完整的内皮产生衍化弛缓因子(如 NO、前列环素和内皮衍化超极化因子)及内皮衍化收缩因子(如内皮素、血管紧张素Ⅱ和血栓素)两者呈动态平衡,使正常内皮维持适度的血管扩张、抑制血小板活性、抑制内膜细胞和血管平滑肌细胞的生长。内皮的代谢和调节功能失调是许多血管性疾病的病理表现,内皮功能失常和血管的结构损害更是脑血管痉挛的特征。蛛网膜下腔出血后血管痉挛的扩血管治疗反应不佳与血管壁各层进行性结构改变有关,这和其他疾病或损伤后引起的血管重构非常相似,引起血管重构的机制包括炎症、自由基、氧化应激反应和内皮功能失调,引起细胞内蛋白激酶、NO 和其他通道的信号紊乱。然而,脑血管痉挛不仅仅是动脉平滑肌收缩的结果,还包括动脉管壁的组织学改变和脑微血管的功能紊乱,如平滑肌细胞增殖和胶原沉积,使血管壁增厚。

1. NO

NO 是一种血管扩张剂,在维持血管正常舒张状态方面起重要作用,NO 由内皮细胞释放后,进入到邻近的平滑肌细胞内,激活可溶性鸟苷酸环化酶(cGMP),使环-磷酸鸟嘌呤核苷生成,进而激活了蛋白激酶 G;这些不同的磷酸化激酶的细胞内蛋白,包括肌浆蛋白轻链调节亚单位,可促进细胞内泵活性,阻止游离钙进入细胞内储存。由于游离钙浓度降低,引起了血管扩张,蛛网膜下腔出血后可能由于 NO/cGMP 血管扩张的抑制破坏而引起迟发性血管收缩。

蛛网膜下腔出血后 NO 含量减少的原因有:①内皮细胞缺血缺氧。②蛛网膜下腔凝血块释放的氧合血红蛋白和过氧化物使 NO 失活。③血红蛋白代谢产物胆红素氧化后的片段,增加精氨酸代谢产物偏位二甲精氨酸的代谢水平,后者是内皮型一氧化氮合酶的抑制物,使 NO 合成受阻。NO 除了促进血管扩张外,对血管内环境的稳定亦有重要作用,如通过 cGMP/PKG 依赖机制,抑制血小板聚集,还有与 cGMP 无关的炎症作用。

2. 内皮素

是由内皮细胞合成和释放的一种生物活性多肽,由 21 个氨基酸组成,为已知的最强的缩血管物质,包括 ET-1、ET-2 和 ET-3,其中 ET-1 作用最强,ET 受体至少有三种:ET_a、Et_{b1} 和 Et_{b2},ET-1 与特异性受体结合后,激活鸟苷酸环化酶,开放钙通道,使平滑肌细胞内钙浓度升高及平滑肌收缩,进而导致脑血管痉挛。在正常情况下,ET 与 NO 保持动态平衡,共同维持血管的舒缩功能,蛛网膜下腔出血后,有脑血管痉挛患者脑脊液中 ET 显著增加,而无脑血管痉挛患者则在正常范围,说明 ET 参与了脑血管痉挛的病理过程,但动物实验表明,ET 参与了早期的脑血管痉挛,对迟发性血管痉挛不起作用。

蛛网膜下腔出血后基底动脉和 CSF 中 ET-1 水平增加,已知内皮素基因表达可被 NO、

cGMP 抑制,可被血红蛋白、凝血酶、活性氧、转移生长因子-β 和肿瘤坏死因子-α 所增强。内皮素除缩血管作用外,尚可诱发血管炎性反应,它的有丝分裂功能会使血管平滑肌细胞和成纤维细胞增殖和肥大,调解细胞外间质的合成和血管通透性,因此 ET 亦参与了血管重构。实验性蛛网膜下腔出血用 ETa 受体阻滞剂(如 BQ$_{123}$)或联合 ET$_a$/ET$_b$ 受体阻滞剂可显著减轻血管痉挛。ET-1 是由其前体大 ET-1 经内皮素转移酶(ECE)作用而产生,蛛网膜下腔出血后,基底动脉 ECE 增加 3 倍,显然与血管痉挛有关,用 ECE 抑制剂治疗可以减轻蛛网膜下腔出血的脑血管痉挛。

3.自由基

细胞氧化代谢,可以产生参与细胞信号和脑血管张力的介质,特别在内皮依赖性反应中。在正常情况下,氧化物形成的数量与其清除相平衡,如果氧化物过度生成,超过抗氧化能力,就会引起氧化应激。蛛网膜下腔出血后,氧合血红蛋白自动氧化形成正铁血红蛋白的过程中产生过氧化物($\cdot O_2^-$)和羟($\cdot OH$)自由基,血红蛋白中的铁亦催化动脉壁内氢过氧化物而生成($\cdot OH$)自由基,这些自由基启动膜磷脂中不饱和脂肪酸(花生四烯酸等)的脂质过氧化反应,破坏膜稳定性和增加膜通透性,并在一系列酶的作用下,产生多种血管收缩物质。脑脊液抗氧化能力很弱,因此在蛛网膜下腔中的动脉极易受到自由基的损害。过氧化物和其他自由基可以使 NO 生物有效性丧失,加重内皮功能失调。

氧化反应除了与血管张力调节有关,还对一些生长因子、血管紧张素 II、IL-1 和肿瘤坏死因子信号的生成和增强起重要作用。也有证据认为氧化还原过程可显著影响各种 MAPK 系统对血管张力的调节以及对增殖和血管损伤的适度反应能力。氧化应激亦可使细胞间质 MMP-9 激活,破坏血-脑屏障的完整性,还可损伤 DNA 和线粒体。

4.钾通道

脑血管平滑肌的细胞膜上存在 4 种类型的钾通道:①ATP 敏感性钾通道(K_{ATP})。②钙激活钾通道(K_{Ca})。③电压依赖性钾通道(K_V)。④向内修正钾通道(K_{IR})。它们在血管自动调节上起重要作用,特别是 K_{ATP}。这 4 种类型的钾通道具有各自的功能特征和激活机制,钾通道激活后引起 K^+ 外流和膜超极化,进而使电压门控钙通道关闭,细胞内钙浓度降低致血管舒张。

内皮衍生性超极化因子是由内皮调节的重要的血管松弛因子。而肾上腺素、去甲肾上腺素、血管紧张素 II、内皮素和血栓素 A_2 可以抑制钾通道,使平滑肌细胞去极化而引起血管收缩。ATP 分解、PO$_2$ 或 pH 降低,均可引起钾通道开放使平滑肌膜超极化;血管收缩剂或血管扩张剂的作用是通过 cAMP 蛋白激酶 A(PKA)和蛋白激酶 C(PKC)而实现的。K_{Ca1} 在每个血管平滑肌细胞中高达 10^4,由钙浓度增加激活,使细胞膜去极化,从而在控制脑动脉肌原性张力上起重要作用。正常情况下,钾通道传导向细胞外的过极化电流并维持膜静息电位。蛛网膜下腔出血后,溶血物质使钾通道阻滞,平滑肌细胞膜去极化增强,引起血管痉挛。

5.20-烷类(20-HETE)作用

近代研究关注 20-HETE 在脑血管痉挛上的作用,因为蛛网膜下腔出血后 20-HETE 显著增加。动物实验证实它在急性和迟发性脑血管痉挛上起重要作用。20-HETE 是强血管收缩物质,由脑动脉的花生四烯酸(AA)经 CYP$_{4A}$ 酶代谢产生。20-HETE 激活 PKC、RAS、酪氨酸激酶、MAPK 和 rho/rho 激酶通路，由于脑动脉去极化使钙进入细胞内，阻滞了 K_{Ca} 通道；由于激活了脑血管的 L 型钙通道，钙内流增加。而且，20-HETE 对内皮素、血管紧张素 II、5-HT、血管加压素和去甲肾上腺素的缩血管作用有促进作用。动物实验表明，20-HETE 合成抑制剂或拮抗剂，可以预防蛛网膜下腔出血后急性脑血流减少，并完全逆转迟发性血管痉挛，因此 20-HETE 增高可能是导致脑血管痉挛的最后共同通道。

(三)炎症

蛛网膜下腔出血后立即出现与血液凝固相伴的复杂的生化连锁反应，引起补体激活，炎症、巨噬细胞产生和修复(如合成和释放的生长因子被激活，可有助于血管损伤的治疗)，然而大量血液滞留在蛛网膜下腔，使脑动脉极易受损，与伴随之修复反应相比，炎性反应弊多利少。蛛网膜下腔出血后，基底动脉 Toll-like 受体-4 表达增高与脑血管痉挛的时程相平行；经对基底动脉平滑肌 c-Jun 活性的研究，推测 c-Jun 是血管平滑肌增殖的即早基因。作为先天性免疫因子，IL-8 在蛛网膜下腔出血后迟发性血管痉挛上起着重要作用，其基因表达水平与脑血管痉挛程度相一致。蛛网膜下腔出血后脑脊液中乳酸水平亦可能作为脑血管痉挛程度的标志。神经激肽-1 受体阻滞剂可以预防蛛网膜下腔出血后 ET-B 和 5-HT-1B 受体上调以及继而发生的脑血流减少；TGF(转化生长因子)-β 与蛛网膜下腔出血后诱发的脑积水有关；NMDA 受体拮抗剂-非尔氨酯可减轻蛛网膜下腔出血后行为障碍和脑血管屏障的渗透性改变；蛋白酶活性受体-I 拮抗剂可预防蛛网膜下腔出血后凝血酶引起的血管收缩反应；caspase 抑制剂 Z-VAO-FMK 通过抑制炎性反应和细胞凋亡，可使蛛网膜下腔出血后血管痉挛显著减轻；内皮素转化酶抑制剂 CGS26303 能通过降低蛛网膜下腔出血后细胞间黏附分子-1 水平，从而减轻血管痉挛；腺苷 A_2A 受体激动剂 CGS21680 可减轻蛛网膜下腔出血后血管痉挛，而无并发症；抗 E-选择素单克隆抗体可减少蛛网膜下腔出血后血管痉挛的发生。

(四)蛛网膜下腔出血后血管重构

动脉重构过去的概念包含了血管壁的任何变化，而近代观点专指血管壁横切面的外弹力层改变，这两种描述均适用于蛛网膜下腔出血后的脑血管痉挛。动脉重构是血管疾病的普遍现象，是动脉结构改变的主动过程，是血管对长期血流动力学改变的反应，亦可以是血管损伤的结果。包括了四个主要的细胞程序：细胞生长、细胞死亡、细胞迁移和细胞外基质的形成和退化。内部重构使血管管径变小。

许多研究认为蛛网膜下腔出血后动脉壁发生严重的结构损害，如内膜下水肿、内皮及内板破裂、血管平滑肌细胞向内膜浸润、内皮细胞空泡化和内皮松懈，随着病情进展，内膜纤维变性和增殖，中层亦出现平滑肌细胞增殖、空泡化和普遍性肌丝缺失，细胞外间质出现细胞坏死和胶原增加，这些结构损害呈进行性，与血管造影的血管痉挛相关。这些动脉形态改变对致病原因和临床上的血管痉挛的重要性尚不清楚，有些研究认为这些结构变化，特别是内膜增殖通常与动脉造影的血管痉挛相伴随，但是亦发现有显微镜下动脉损害的表现，却无早期血管痉挛的证据。

血管增厚是由于血管中层平滑肌细胞的坏死与残余平滑肌细胞有丝分裂和肥大的共同作用、导致平滑肌细胞的更新和增殖。这个过程需数天或数周，最后可使血管内膜变厚，血管反应性和血管口径恢复正常，亦可使血管中膜厚度增加，导致血管腔变小及血管反应性失调。在血管重构过程中,外膜细孔可以再开启或再生成,使与脑脊液中物质交换功能恢复。脑血管痉挛的迟发性缺血的时程与血管重构的时程是相一致的,这与蛛网膜下腔出血分解产物缓慢释放有关。在低血流状态下,内皮和外膜损伤后可产生与血管重构相关的有丝分裂原和纤维原生长因子,使血管平滑肌细胞增殖、胶原沉积和交叉连接增加。蛛网膜下腔出血后脑血管平滑肌细胞更新迅速开始,它需要一些强有力的刺激去启动有丝分裂活动,如相关的缺血和血管外壁周围来自血液的各种生长因子。

(五)脑血流

脑血管痉挛时脑血流动力学的改变的研究结果不一致,可能与观察对象、治疗方法和无标准化的测量技术有关。许多正电子发射 CT 研究发现蛛网膜下腔出血后脑氧代谢率和脑血流量减少和脑血容积增加。在脑动脉造影出现血管痉挛时,尽管局部氧摄取分数增加但 CBF 减少,通常伴有代偿性的小动脉末端血管扩张及其供血区的局部 CBV 增加,微血管的损害有待更进一步研究。在早期,除非伴发颅内出血,脑血流对脑灌注压改变时的自动调节功能仍是正常的,但以后则出现广泛的血管自动调节障碍,可持续达 3 周之久。因此低血压是个临床危险信号,处理患者时应避免低血压发生。患者所有血管对低碳酸血症的缩血管反应保留,但受累血管对高碳酸血症不出现扩血管现象。此外蛛网膜下腔出血发生的脑梗死的典型特征是弥散的多血管供应区梗死。

四、自发性蛛网膜下腔出血的诊断

自发性蛛网膜下腔出血多为急性起病,典型的临床表现为突然剧烈的头痛、呕吐、脑膜刺激征及血性脑脊液等。常因病变部位、破裂血管口径的大小、发病年龄、原发病及发病次数等不同,其临床症状轻重程度有很大差异,从轻度头痛、迅速恢复至意识丧失、病情迅速恶化在数小时内死亡。动脉瘤性蛛网膜下腔出血只占脑卒中的 3%～10%,但死亡者占脑卒中死亡人数的 25%。

(一)临床表现

1.先兆和诱发因素

动脉瘤或动静脉畸形导致的出血并非突然破裂出血,而是血管壁不断磨损变薄发生较多的渗血。在发病前 8%～15% 的患者有头痛,尤其是偏头痛。若伴眼肌麻痹更是即将破裂的预兆。Juvela 等通过 312 例蛛网膜下腔出血临床病例分析研究,认为 40%～60% 动脉瘤破裂前 6～21d 有预警症状,其症状分为 2 组。一组由动脉瘤扩张引起的局限性头痛、颅神经麻痹、视力障碍;另一组由少量渗血引起的弥散性头痛、颈痛、恶心、呕吐。因少量渗血引起的种种症状称为蛛网膜下腔出血的预警症状,对其应有足够的认识。枕叶的脑动静脉畸形往往有视觉先兆或持续性视野缺损。由于脑动静脉畸形逐渐扩大所形成的血液分流和对脑组织的机械性压迫所引起的脑组织营养障碍,或由于动静脉畸形本身发生的血栓所引起的脑血液循环障碍,以及畸形血管的反复小量出血等因素常可引起抽搐发作、智力障碍、肢体瘫痪和感觉减退等症状。颈内动脉及大脑中动脉的动脉瘤破裂之前可因血管痉挛、局部梗死、小量出血及刺激压迫而引起对侧轻瘫、感觉异常或失语。大脑前动脉瘤可引起精神障碍,如定向力障碍、欣快、精神错乱、幻觉或妄想。后交通动脉与大脑后动脉交界区的动脉瘤可引起同侧动眼神经麻痹及皮质性一过性黑矇等先兆，除单侧眼眶痛伴动眼神经麻痹，以及视觉先兆或持续性视野缺损外，其他许多症状（如头痛、恶心、呕吐）均为非特异性表现。

近1/3患者发病有诱发因素，如重体力劳动、举重、用力排便排尿、饮酒、剧烈咳嗽、情绪激动及房事等。大多突然起病，据统计90％以上发病急骤，10％左右起病缓慢。

2.症状

(1)头痛：80％～95％患者有剧烈头痛，常诉述其严重程度为一生中从未有过的。半数患者严重头痛突然发生，其余的为经过数分钟后进展为严重头痛，头痛分布于前额、后枕及整个头部，并可延及颈、肩、背、腰及双腿等。初始的局限性头痛是由于病变处血管扭转变形及破裂所致，具有定位意义，出血血管常位于同侧。头痛一般先为劈裂样后演变为钝痛或搏动性，持续1～2周以后逐渐减轻或消失。老年人因对头痛反应迟钝、疼痛阈增高及脑沟增宽，故头痛轻或无头痛；少数患者发病时仅有头昏或眩晕而无头痛。头痛严重者多伴有恶心、呕吐，呕吐发生率10％～83％，多为喷射性、反复性，系颅内压增高表现。少数患者呕吐咖啡液体，提示有应激性溃疡出血，预后差。

(2)意识障碍和精神症状：据统计有33％～81％的患者有不同程度的意识障碍，大多在起病后立即发生，轻者意识模糊，重者昏迷。持续时间为数分钟、数小时至数天。意识障碍的程度和持续时间与出血量和部位、脑损害的程度有关。年龄大者意识障碍多见且较重。有些患者意识清醒数天后再度发生意识障碍，可能系再出血或继发脑血管痉挛所致。部分患者意识始终清醒，但伴有淡漠、嗜睡、畏光、怕惊、拒动、言语减少等，或出现谵妄、定向障碍、近事遗忘、虚构、幻觉、妄想、躁动等精神症状。精神症状系由于大脑前动脉或前交通动脉附近的动脉瘤破裂出血所致，亦可能与这些动脉痉挛有关，持续2～3周后逐渐恢复。

(3)癫痫发作：其发生率为6％～26％。可发生在出血时或出血后，个别以癫痫发作为本病的首发症状。可为全身性或部分性癫痫发作，若并发癫痫持续状态者死亡率甚高，可达61.5％。出血部位多在幕上，系由于皮质神经元急性缺血引起的阵发性异常放电所致。

(4)体温改变：常在出血的第2～3d，有时在第1d即出现发热，一般不超过39℃，多在5～14d内恢复正常。在无感染情况下体温明显升高，常提示脑室内出血造成脑室扩大，引起第三脑室壁的自主神经中枢受压或使丘脑下部受损。出血后2～3d的体温升高多系出血后血液被分解代谢所致的吸收热。

(5)血压升高：常为一过性，一般在数天至3周内恢复正常。可能系出血影响丘脑下部或颅内压增高所致。丘脑下部受累的重症患者，呼吸快而深且不规则，也可因为颅内压增高使呼吸慢而不规则。当丘脑下部视前核受损时可发生神经源性肺水肿，亦可引起各种心律失常。

(6)神经功能障碍：以一侧动眼神经麻痹最常见，占38.6％，常提示该侧颅底动脉环处的大脑后动脉和小脑上动脉的动脉瘤。其次为面神经麻痹占10.2％，视神经与听神经麻痹各占2.5％。由于上述脑神经受累，患者常表现眼睑下垂、眼球活动受限、复视、视物模糊、耳鸣、耳聋、听觉过敏或眩晕等症状。蛛网膜下腔出血时，一部分患者可发生短暂的或持久的肢体偏瘫、单瘫、截瘫、四肢瘫及偏身感觉障碍。这些局限体征发生率为7％～35％，与出血引起脑水肿，或出血进入脑实质形成血肿压迫脑组织，或由于出血后脑血管痉挛导致脑缺血、脑梗死等有关。

3.体征

出血初血压可升高,脉搏可不齐,体温可轻度升高。但特征性体征为脑膜刺激征和眼底改变。

(1)脑膜刺激征:是本病的基本特征,表现为颈项强直,Kerning征和Brudzinski征呈阳性。常在发病后数小时或1~2d内即出现,系由于血液在蛛网膜下腔直接刺激脑膜和脊髓蛛网膜所致。其强度取决于出血量的多少、范围、位置及年龄,有时可无脑膜刺激征,可能是出血直接侵入脑室系统,而蛛网膜下腔无血之故。脑膜刺激征以颈项强直最明显,发生率最高,占66%~100%,Kerning征阳性者占60%~80%,Brudzinski征阳性者占25%~60%。脑膜刺激征多在起病后3~4周内消失。脊髓血管畸形破裂出血者Kerning征阳性比颈项强直出现的早。70岁以上老年患者,脑膜刺激征常不明显,但意识障碍却较重,应引起注意。

(2)眼底改变:出血后由于血液堵塞视神经鞘的蛛网膜下腔使视网膜静脉回流受阻,可引起一侧或双侧视神经盘水肿,又可因毛细血管破裂而引起视网膜下出血与玻璃体下出血。视网膜下出血与玻璃体下出血,这一征象具有特征性意义,是诊断蛛网膜下腔出血的主要依据之一。但其发生率可高达7%~25%,视神经乳头水肿发生率为7%~35%。

4.非典型表现

极易引起误诊:①少数患者起病有时无头痛,而表现为恶心、呕吐、发热和全身不适或头痛,另一些人表现为胸痛、背痛、腿痛,视力和听觉突然丧失等。②老年(60岁以上)蛛网膜下腔出血患者,半数无严重头痛。颈项强直多于Kerning征,意识障碍多达70%,常有以精神症状为首发症状及主要表现者。③儿童蛛网膜下腔出血经常与脑动静脉畸形和脑瘤相关,亦常伴系统性病变,如主动脉弓狭窄或多囊肾等。因此头痛常见,一旦出现头痛应高度重视。④真菌性动脉瘤,常伴有感染性心内膜炎和曲霉病的表现,动脉瘤多位于MCA远端,仅10%在其近端。

5.临床分型与分级

(1)国内常用的临床分型(刘多三):①轻型:突然出现脑膜刺激征,意识清楚或短暂意识障碍,一般无局灶性神经定位症状或体征,偶有一过性轻偏瘫、失语等。②重型:除突然发生的脑膜刺激征外,常出现不同程度的意识障碍和偏瘫、失语或眼肌麻痹等。③极重型:起病猛烈、迅速进入昏迷、四肢肌张力增高(去脑强直)、瞳孔散大、眼底出血及高热等,患者多在24h内因脑疝死亡。

(2)Botterell分级:Ⅰ级:意识清醒,有/无脑膜刺激征。Ⅱ级:除嗜睡外,无其他明显神经功能障碍。Ⅲ级:嗜睡及其他轻度神经功能障碍。Ⅳ级:昏迷,有严重神经功能障碍,老年人常伴严重心血管疾病及肾功能障碍。Ⅴ级:昏迷,去脑强直,濒死状态。

(3)Hunt和Kosnik分级:0级:未破裂动脉瘤。Ⅰ级:动脉瘤破裂后症状轻微(头痛、颈项强直)或无症状(Ⅰa级可有轻微固定的神经功能障碍如轻偏瘫)。Ⅱ级:中到重度头痛,有脑膜征和局灶性神经征。Ⅲ级:嗜睡或错乱,轻度局灶性神经功能障碍。Ⅳ级:昏迷,中一重度偏瘫,去大脑强直。Ⅴ级:深昏迷,去脑强直濒死状态。

(4)世界神经外科联盟分级(WFNS):Ⅰ级:GCS 15分。Ⅱ级:GCS 13~14分,无局灶性神经缺损。Ⅲ级:GCS 13～14 分,有局灶性神经缺损。Ⅳ级:GCS 7～12 分,有或无局灶性神经功能缺损。Ⅴ级:GCS 3～6分,有或无局灶性神经功能缺损。

(5)动脉瘤性蛛网膜下腔出血 GCS 分级(GCS SAH):Ⅰ级:GCS 15 分。Ⅱ级:GCS 14～12 分。Ⅲ级:GCS 11～9 分。Ⅳ级:GCS 8～6 分。Ⅴ级:GCS 5～3 分。

上述 5 个国内外蛛网膜下腔出血的分型,都是根据发病初的意识状态和神经缺损进行划分的。临床长期实践证明,GCS 是动脉瘤性蛛网膜下腔预后评估最重要的因素,1997 年出现的 GCSSAH 分级是参照了 1974 年 Hunt 和 Kosnik 分级以及 1988 年 WFNS 分级后制订的,它具有预告价值高、使用方便、观察者个体差异小等优点,是一个值得推荐的量表。

6.并发症

(1)蛛网膜下腔出血合并脑内血肿:如大脑前动脉及前交通动脉瘤破裂引起的脑内血肿多在透明隔、胼胝体嘴及额叶基底部;大脑中动脉所致的脑内血肿以外侧裂为中心,多在额叶前部;颈内动脉所致的血肿多位于颞叶钩回或额后部。动静脉畸形破裂形成的血肿在病变周围,比动脉瘤所致血肿表浅,常位于颞、顶与枕叶,脑内血肿多在 1～2 个月才能吸收。蛛网膜下腔出血合并脑内血肿常是一种严重的情况,病死率可达 60%～70%,即使存活也由于脑组织的损伤而遗留严重的神经症状。

(2)合并脑室出血:动脉瘤破裂后出血可破入脑室,如大脑前动脉与前交通动脉瘤破裂最易破入侧脑室前角与第三脑室。动静脉畸形深部常嵌入到侧脑室附近,一旦破裂出血,进入侧脑室机会较多。脑室内出血吸收较快,一般在 1 周内吸收;若为蛛网膜下腔出血合并脑室出血,可由于基底池和第四脑室内脑脊液循环通路受阻导致颅内压急骤升高,使神经症状恶化,预后不良,病死率可达 40%～55%。

(3)癫痫发作:继发性癫痫是蛛网膜下腔出血的常见并发症。Lotila 报道蛛网膜下腔出血发生癫痫者高达 35%,而 Hassan 对一组 381 例动脉瘤破裂所致蛛网膜下腔出血患者进行分析,癫痫发生率为 9%,首次发作在出血后 4 周内占者 63%,发生在出血后 50～208d 者占 23%,有 14% 发生在出血后 421～1761d,认为脑池血量积分高和再出血者易发生癫痫。

(4)脑血管痉挛:临床上蛛网膜下腔出血引起的脑血管痉挛可分为 2 个阶段。急性痉挛,在蛛网膜出血后立即出现,持续时间短,多在 24h 内缓解;迟发性痉挛,发生在蛛网膜下腔出血后 4～14d,是临床上常见的脑血管痉挛。根据发生的部位分为脑血管局限性痉挛和广泛性脑血管痉挛,发生率在 16%～66%,以前者多见。首次蛛网膜下腔出血者占 29%,复发者可达 80%。蛛网膜下腔出血后迟发性脑血管痉挛表现为病情稳定后又出现神经系统定位体征和意识障碍,或在原有基础上加重,当其进展到脑缺血、脑梗死时,主要临床表现有:①蛛网膜下腔出血症状经治疗或休息好转后又出现恶化或进行性加重。②意识由清醒至嗜睡或昏迷,或由昏迷转清醒再昏迷。③出现偏瘫、偏身感觉障碍、失语等神经系统定位体征。④出现头痛、呕吐等颅内压升高症状。⑤腰穿脑脊液无再出血改变。多数患者病情发展缓慢,经数小时或数天逐渐出现较重的神经系统障碍,伴或不伴意识变化,一般持续 1～2 周,然后逐渐缓解。少数患者表现病情急起,迅速发展,则预后差。

(5)再出血:再出血发生率 18.6%～38.6%,可发生在第 1 次出血后的任何时间,动脉瘤所致蛛网膜下腔再出血以前次出血后 5～11d 为高峰,2 周内的再出血占 45.5%～75%,1 个月内的再出血占 81%,1 个月之后则大大减少。再出血的原因系由于首次出血后 7～10d 为纤维蛋白溶酶活性的最高峰期,且此时破裂处动脉壁的修复尚未完成,易使首次出血部位封闭破裂处的血块溶解,加之患者焦虑不安、血压波动明显、过早下床活动、咳嗽、打喷嚏、用力排便、情绪激动、血压骤增等因素,均可导致再出血。

在经治疗病情比较稳定好转的情况下,突然发生剧烈头痛、恶心呕吐、烦躁不安或意识障碍加重,原有神经体征如动眼神经麻痹、视觉障碍、肢体抽动等症状加重或再出现,或出现新的症状和体征,应考虑再出血的可能。再出血次数越多,预后越严重,死亡率极高。

(6)急性脑积水:蛛网膜下腔出血后急性脑积水是指蛛网膜下腔出血发病后数小时至 1 周内发生的急性或亚急性脑室扩大所致的脑积水,发生率 9%～27%,多数在 20%左右,是蛛网膜下腔出血后近期并发症之一。蛛网膜下腔出血后急性脑积水的发病机制主要是脑室内积血,特别是脑室铸型血肿引起的交通性脑积水。血凝块阻塞第四脑室正中孔和外侧孔可引起非交通性脑积水,所有 4 个脑室均扩大。Hasan 研究了 246 例蛛网膜下腔出血,证明脑室内积血是脑积水发生的决定因素,脑室内积血量与急性脑积水有显著相关性。

(7)正常颅压脑积水:蛛网膜下腔出血远期并发症为正常颅压脑积水,又称隐匿性脑积水、低压力性脑积水、交通性脑积水或脑积水性痴呆,其发生率为 10%～30%。蛛网膜下腔出血后正常颅压脑积水分为两个时期,急性期(早期)是指出血后 2 周内发生的脑室扩张,伴有病情的迅速恶化,但通常缺乏正常颅压脑积水的临床表现;慢性期(晚期)是指发生在蛛网膜下腔出血后 4～6 周的任何时期,伴有病情的逐渐恶化及正常颅压脑积水的临床表现。

蛛网膜下腔出血后正常颅压脑积水发生的可能原因:①与动脉瘤的部位有关,前交通动脉瘤破裂后发生早期脑室扩张的比例很高;②与脑室积血有关,脑室积血与脑室早期扩张相关;③与抗纤溶剂的应用有关,应用抗纤溶剂治疗后再出血率下降,但缺血及脑积水的发生率增高;④与脑梗死有关,由于缺血(特别是脑室周围结构)所致的细胞变性和弥漫性白质疏松可能引起脑室扩张;⑤与蛛网膜下腔出血的复发次数有关,越多则正常颅压脑积水发生率越高,2 次出血的发生率为 29.1%,3 次出血的发生率为 38.1%;⑥与出血的程度有关,出血量越大、病情越重则正常颅压脑积水发生率越高。蛛网膜下腔出血后正常颅压脑积水发生机制系由于蛛网膜下腔出血后在脑基底池、大脑凸面、小脑天幕切迹等处形成粘连及蛛网膜颗粒闭塞,从而使脑脊液回吸收障碍所致。

正常颅压脑积水临床表现为三主征,即精神障碍、步态异常和尿失禁。①精神障碍:最初为逐渐加重的健忘、迟钝及言语障碍,渐至计算力、观察力及理解力减退及情绪淡漠,终至严重的精神障碍和痴呆。②步态异常:双腿无力、步态拖拉、频繁跌倒,并逐渐出现宽基步态、肢体僵硬、动作缓慢,最终出现典型的痉挛步态。当病情发展达高峰时,步态失调和运动功能障碍十分严重,以致生活不能自理。③尿失禁:通常发生在精神障碍和步态异常之后,随着病情恶化,症状持久。大便失禁少见,仅发生在病情最严重的病例中。④其他症状:可出现性格改变、水平眼震、锥体外系症状、强握反射、吸吮反射、噘嘴反射等原始反射,以及丘脑下部垂体功能低下等,晚期可出现双下肢中枢性瘫痪。⑤实验室检查:脑脊液压力正常或稍低,很少超过 180mmH_2O(1.76kPa),细胞数、蛋白和糖含量正常,大多数病例腰穿后症状有改善。CT 扫描显示脑室扩大,其特点是侧脑室额角呈圆球形,伴侧脑室周围(特别是额角)低密度区,提示脑脊液经脑室壁的室管膜代偿性吸收致脑室周围水肿而脑沟不受影响,以此可与脑皮质萎缩区别。

(二)诊断技术

1.脑脊液检查

发病后腰椎穿刺脑脊液压力绝大多数升高,多在 $200\sim300mmH_2O(2\sim2.9kPa)$,亦有高达 $300mmH_2O(2.9kPa)$ 以上;也有个别患者脑脊液压力降低,系由于血块阻塞了蛛网膜下腔之故。血性脑脊液为蛛网膜下腔出血的特点,血色深浅因出血多少而不同,小量出血可使脑脊液微混,出血较多则呈粉红色或鲜红色,腰穿最初流出的液体和最后流出的液体颜色一致,可与穿刺误伤椎管内静脉丛相区别。

腰椎穿刺是蛛网膜下腔出血诊断的重要依据,但对意识障碍逐渐加重、存在显著颅内压增高和脑干功能障碍者腰穿应小心慎重,否则有加重病情甚至导致脑疝的危险,有条件的医院先行头颅 CT 扫描,或给予降颅压后再小心进行腰穿。腰穿脑脊液镜下可见完整的红细胞,出血后 2h 红细胞破坏伴氧合血红蛋白释出,对联苯胺起反应。起病 24h 后氧合血红蛋白降解为胆红素,脑脊液呈黄红色或黄色,在出血后 $36\sim48h$ 最为显著。因此,蛛网膜下腔出血后 $4\sim8h$,脑脊液离心后上清液即可呈现黄变,$24\sim72h$ 最深,3 周消失。有条件者可用分光光度计检测脑脊液上清液黄变情况,其敏感性比肉眼观察高 1 倍,并可根据光谱特征性吸收带之波长对黄变成分进行定性(氧合血红蛋白、正铁血红蛋白或胆红素)。在发病后 12h 至 2 周间进行光谱分析,阳性率为 100% ,3 周后为 70% ,4 周后为 40% ,在出血 17 周末消失。

既往认为皱缩红细胞是陈旧性出血的特点,但近年来的观察并非如此,因为脑脊液所含盐基浓度为 $163mmol/L$,略高于血浆浓度 $155mmol/L$,故当血液与脑脊液混合后,红细胞立即出现皱缩现象,若即刻镜检也至少有 50% 的红细胞呈皱缩。连续观察脑脊液,可发现红细胞数量逐渐减少,$6\sim20d$ 后消失。凡病情重、年龄大、有心血管疾病、高血压及持久性神经体征者,红细胞消除慢。

在出血后不久脑脊液中白细胞计数与红细胞计数相匹配,即每 700 个红细胞有 1 个白细胞,由于脑膜对血液刺激的炎症反应,出血后数小时非炎症性白细胞即出现,$2\sim3d$ 达高峰,可高达 $0.5\times10^9/L$,在炎症反应的早期多为中性粒细胞及淋巴细胞,1 周左右中性粒细胞消失,后期则多为淋巴细胞。发病 $3\sim6d$ 出现含红细胞的吞噬细胞,1 周后红细胞破坏消失,可见含铁血黄素吞噬细胞。由于红细胞溶解释放出血红蛋白与出血后渗出反应,脑脊液中蛋白含量增高,可达 $1.0g/L$ 。按比例,每立方毫米红细胞 700 个可增加蛋白量 $10mg/L$,出血后 $8\sim10d$ 蛋白量增高最多,以后逐渐下降。脑脊液中糖及氯化物含量大都在正常范围内。蛛网膜下腔出血后脑脊液中乳酸增加,导致 pH 降低$(7.21\sim7.41)$,有学者认为 pH 低于 7.3 以下者预后较差。

腰穿的血性脑脊液应与穿刺损害引起之出血相鉴别,后者有迅速凝固的特征,如依次用三个试管收集脑脊液,就会发现首管血色最深,而第三管最淡。

以前脑脊液检查是本病首选的确诊手段,然而 CT 出现以后,本检查只是用于疑有本病但CT 为阴性的患者。

2.头颅 CT

头颅 CT 是确诊蛛网膜下腔出血的首选检查,发病 1h 就有 90% 以上患者从 CT 确诊,首日阳性率可达 95%,2d 后 90%,5d 后 80%,1 周后 50%,2 周后 30%。Fisher 量表等级越高,预后越差。

蛛网膜下腔出血的 CT 表现主要显示脑沟与脑池密度增高,出血量大者则形成高密度的脑池铸型。大脑前动脉瘤破裂后血液积聚于视交叉、胼周池及侧裂池,而以前纵裂内最多,也可流到环池与脚间池。前交通动脉瘤破裂后血液积聚于前纵裂附近。大脑中动脉瘤破裂后血液积聚于一侧外侧裂附近,亦可流向纵裂池、视交叉池、脚间池与环池。颈内动脉瘤破裂后出血也以大脑外侧裂最多。椎-基底动脉瘤破裂后血液主要积于脚间池与环池附近。上述征象在第 1 周内清晰,1~2 周后则吸收。继发性脑内血肿的位置,大脑前动脉及前交通动脉瘤破裂,脑内血肿多在透明隔、胼胝体嘴及额叶基底部。大脑中动脉瘤所致的脑内血肿以外侧裂为中心,多在额叶前部。颈内动脉瘤所致的血肿多位于颞叶钩回或额后部。动静脉畸形破裂形成的血肿在病变周围,常位于额、顶与枕叶,其形状不规则。脑内血肿多在 1~2 个月内才能吸收。继发性脑室出血,大脑前动脉与前交通动脉瘤破裂最易破入侧脑室前角与第三脑室。急性脑积水 50% 发生在出血后 48h,以后可形成正常压力性脑积水,或交通性脑积水。CT 显示双侧侧脑室对称性扩大,第三脑室圆形扩张,侧脑室颞角在蝶鞍层面上亦扩张而可辨,严重者双前角周围髓质呈扁形低密度区。蛛网膜下腔出血后由于颅内压增高及脑血管痉挛可引起脑水肿,弥漫性低密度区以髓质为中心,边界不太清楚。局部脑血管痉挛或动脉瘤内血栓脱落,均可因脑缺血引起脑梗死,出现形状不大规则低密度灶。广泛脑内出血可致脑疝,CT 仅能显示大脑镰下疝的 Moller 征,即病侧侧脑室前角向后内移位,脉络膜球钙化向前内移位,下角及后角受压,对侧侧脑室扩大,整个中线结构向对侧移位。头颅 CT 偶有假阳性,见于蛛网膜下腔静脉充血所致的脑水肿患者以及肥厚性硬脑膜炎患者中。

3.头颅 MRI

对颅后窝、脑室系统少量出血以及动脉瘤内血栓形成、判断多性发动脉瘤中破裂瘤体等,MRI 优于 CT。急性期蛛网膜下腔出血,如果大量出血在蛛网膜下腔或脑室内形成较大的血凝块,在高场强 MR 的 T_1 加权相上呈短 T_1(高信号),在 T_2 加权相呈明显的短 T_2(低信号)。亚急性期蛛网膜下腔出血(发病 1 周后),由于出血后的红细胞溶解,所有加权相上均呈高信号,在 T_1 加权相上比较明显,这种 MR 影像可持续至慢性期(发病后 1~2 个月)。在证实发病超过 1 周的蛛网膜下腔出血方面,MRI 有重要价值,对显示脑血管痉挛引起的局限性脑梗死(在 MR 上呈长 T_1 与长 T_2 信号)较 CT 优越。慢性反复性蛛网膜下腔出血可在大脑组织表面、软脑膜、硬膜下组织、脑神经及脊髓表面形成含铁血黄素沉积,在高场强 MR 的 T_2 加权相上呈边缘清晰的低信号镶边。

4.MRA、CTA 与 DSA

这些检查主要查明蛛网膜下腔出血的病因。MRA 对脑内动脉瘤的检出率可达 81%,但其分辨率和清晰度有待提高,目前只作为脑血管造影前一种无创伤性筛选方法。CTA 应用于 CT 检查蛛网膜下腔出血疑为动脉瘤、未手术的脑动脉瘤随访以及蛛网膜下腔出血后其他血管造影阴性者或急诊患者病情不允许做血管造影和有动脉瘤家族史或既往有动脉瘤病史的患者。CTA 的灵敏度为 95％,特异性 72％,可发现直径≤3mm 的动脉瘤,但是有假阳性和假阴性,因此 CTA 技术还有待进一步改善。DSA 被认作为诊断金标准,可检出动脉瘤、动静脉畸形及脑血管痉挛和提供脑内血肿、血管移位、侧支供应等信息,诊断动脉瘤的阳性率为 86％。动脉瘤破裂出血的特征是动脉瘤边缘毛糙、有小尖样突起,轮廓不规则,周围的其他血管可有变形、移位或狭窄,表明有局部血肿形成。如果在颈内动脉系统未发现动脉瘤,就应再检查椎-基底动脉系统。

对动静脉畸形的诊断,因大量血流通过畸形区可产生特征性图像,即早期动脉充盈后通过畸形吻合短路,迅速地排泄到静脉系统及静脉窦,因此在动脉期片上,动静脉畸形呈一堆不规则的血管影,其近端静脉异常粗大,远端静脉极度弯曲扩张,动脉、静脉与静脉窦可同时显影。

由于血管造影能加重神经功能损害,如诱发脑缺血或动脉瘤再次破裂出血,故目前多主张脑血管造影宜早或宜迟,避开脑血管痉挛及再出血高峰期,即在出血 3d 内或 3 周后进行。

5.心电图

脑卒中急性期心电图异常者可达 50％～90％,其中以蛛网膜下腔出血患者心电图异常率最高。心电图异常可能与同时存在的缺血性心脏病有关,亦可能与卒中后交感神经和迷走神经的张力改变其相应介质的释放,导致心肌细胞异常去极化或复极化而引起心电图异常。因此必须结合其他临床资料和对心电图的动态观察来区别心电图异常是心源性的还是神经源性的,抑或两者共存,这对临床处理很重要。

脑卒中引起的神经源性心电图改变,在发病后 12～48h 出现,波形异常仅持续 1～2 周,少数可达 4 周,而节律异常多在 1 周后消失。持续存在心电图异常多为心源性损害或继发于神经体液机制的心源性异常。神经源性心电图波形异常包括 P 波高尖、异常 Q 波(不伴心肌梗死相应的心电图动态变化,无心肌酶异常)、ST 降低或下凹型 ST 段抬高、T 波低平或倒置或阳性巨大 T 波、心室高电压及 Q-T 间期延长等。神经源性心电图节律异常,必须排除心律失常的过去史和水电解质失衡,其中 40％的节律异常为严重心律失常,包括尖端扭转性室性心动过速。

6.脑电图

可以表现一些非特异性变化,如 α 频率变慢,普遍性和弥漫性慢波,昏迷患者多呈现慢波型昏迷的脑电表现,即背景活动变慢,α 节律解体而演变为 θ 波或 δ 波背景的电活动。意识障碍越重,脑波周期越长,成为大 δ 波;意识障碍好转时,脑波周期逐渐缩短,最终恢复正常的 α 图形。在脑电监护中,当突然出现局灶性或弥漫性脑波变慢,应警惕脑血管痉挛、再出血或急性脑水肿的可能,脑波追踪观察对指导治疗有帮助。

7.经颅多普勒超声(TCD)

TCD 可探测颅内血管血流动力学的变化,动态了解蛛网膜下腔出血后是否发生脑血管痉挛以及其严重程度,还可作为蛛网膜下腔出血的病因指标。记录蛛网膜下腔出血患者入院时做常规 TCD 检查(必须包括眼窗及颈部颈内动脉)参数,第 4～14d 每天复查 TCD(只须查大脑中动脉、大脑后动脉及椎-基底动脉),如发现流速每天递增 15cm/s 以上,MCA＞120cm/s,PCA＞90cm/s,VBA＞60cm/s(均指平均流速)提示脑血管痉挛的发生。MCA 平均流速＞120cm/s 为轻度脑血管痉挛,140～200cm/s 为中度脑血管痉挛,大于 200cm/s 为重度脑血管痉挛,多数将会发生脑梗死。

根据高流速诊断脑血管痉挛,还必须注意排除低阻高排的 TCD 表现,脑血管痉挛的高流速不伴有搏动指数降低,而且血管痉挛指数(亦称 Lindegard 指数,即 MCA 平均流速/颈部颈内动脉流速,正常人为1.6)在 3 以上,提示 MCA 流速增快但无排血增加。诊断脑血管痉挛还需结合临床除外假阴性,如心力衰竭患者,心脏泵血功能严重降低,循环血量严重降低,即使发生脑血管痉挛也不会出现高流速;同样地,颅内压升高患者由于脑血管灌注压降低,即使血管痉挛也不会显示出高流速。此外,诊断脑血管痉挛的假阳性亦需注意,如伴有甲状腺功能亢进或严重贫血所形成的心脏高输出,亦可使多支脑动脉流速增快。

TCD 发现脑血管痉挛,比临床上出现脑血管痉挛症状要早 1d,因此一旦 TCD 提示有脑血管痉挛应立即做相应的治疗,阻止脑血管痉挛症状出现。TCD 的动态追踪,有助于选择动脉瘤外科手术的时机。有少数蛛网膜下腔出血是因脑动静脉畸形引起,它在 TCD 上有特征性很强的表现,即脑动脉畸形的供养血管呈现高流速和低搏动指数,因此 TCD 检查有助于蛛网膜下腔出血的病因诊断。脑血管痉挛与动静脉畸形在 TCD 虽然多表现为高流速,但在 TCD 的其他参数上是有区别的。

(三)鉴别诊断

自发性蛛网膜下腔出血,根据其典型的临床表现、CT 和脑脊液检查,本病不难诊断,MRA 和 CTA 以及 DSA 是明确病因的关键技术。有条件应首选 DSA。由血液病引起者,可通过相关的实验检查加以澄清。鉴别诊断:

1.脑膜炎

各种脑膜炎均有头痛、呕吐、脑膜刺激征,但起病不如蛛网膜下腔出血急骤,且开始即有发热,腰穿脑脊液可资鉴别。蛛网膜下腔出血发病 1~2d 后,脑脊液黄变,白细胞增加,应与结核性脑膜炎鉴别,但后者发病较缓慢,中毒症状重,脑脊液蛋白增高明显。糖、氯化物降低。单纯疱疹病毒性脑炎的脑脊液也可呈血性,但临床表现为额颞广泛性脑实质损害,故易鉴别。

2.偏头痛

有偏头痛过去史。表现为突然剧烈头痛、伴恶心、呕吐,但无脑膜刺激征,脑脊液正常,可以鉴别。

3.高血压脑病

急性剧烈头痛、呕吐及意识障碍,但无脑膜刺激征,无血性脑脊液,但血压极高,眼底呈现视神经乳头水肿、渗血及瘀斑,可以鉴别。

4.脑内出血

蛛网膜下腔出血是由基底动脉环上的动脉瘤破裂引起,出血可破入脑实质内,因而脑内出血破入侧脑室与蛛网膜下腔应做区别,脑内出血多有高血压病史,发病不如蛛网膜下腔出血急骤,意识障碍较重,偏瘫明显,CT 扫描可显示脑内出血灶。

5.脑室出血

虽亦为血性脑脊液,但意识障碍重、体温升高。血压及心率波动及屈肌和伸肌的严重痉挛等可以鉴别,CT 扫描可明确诊断。

6.脑肿瘤

脑肿瘤出血也可导致血性脑脊液,特别是癌性或肉瘤性软脑膜转移可为血性脑脊液,但脑膜刺激征常不明显,脑脊液中常可找到瘤细胞,另外从病史和详细检查可明确诊断。

7.颅内静脉及静脉窦血栓形成

表现为急性起病,有发热、头痛及脑膜刺激征;上矢状窦血栓形成常有肢体瘫痪,及感染后出现严重脑症状。行脑血管造影检查,静脉期可见受累静脉堵塞,毛细血管期及静脉期能看到血管的异常扭曲,或有不同范围的静脉充盈相延迟。本病做 CT 检查时,可因蛛网膜下腔的静脉充血所致的密度增多误诊为蛛网膜下腔出血,应予注意。

8.急性昏迷

应与糖尿病昏迷、尿毒症昏迷、感染中毒性昏迷、安眠药、农药中毒、一氧化碳中毒等鉴别。若昏迷原因不清,应进行腰穿脑脊液检查,脑脊液清亮,则基本可除外蛛网膜下腔出血,此时应进行其他昏迷原因的检查。

五、蛛网膜下腔出血的治疗

治疗目的是消除最初出血的影响和防止再出血。由于非外伤性蛛网膜下腔出血是一组病因各异的综合征,其主要病因是颅内动脉瘤或动静脉畸形出血。在治疗上有共同的措施,亦有不同的方法。当蛛网膜下腔出血的 CT 分型 Fisher 分级达Ⅲ级时,除一般治疗外,要着重对脑血管痉挛的防治,Ⅳ级以上要采取防治脑积水的处理,有脑实质出血者,应实施脑出血的治疗方案。

蛛网膜下腔出血病因治疗最重要,根据 Hunt-Hess 或 WFNS 临床分级在Ⅲ级以下时,应早期做 DSA 等检查后行手术治疗,或血管内治疗;如临床分级在Ⅳ或Ⅴ级时则先行保守治疗,待发病 10～14d 后,当血管痉挛的威胁减少后在按血管造影的结果做手术或血管内治疗。15%～20%非外伤性蛛网膜下腔出血首次血管造影可以没有发现,其原因可能是载瘤血管的血管痉挛或观察位置不佳,亦可能因动脉瘤内血栓形成或动脉瘤太小,这些患者应在数天至 2 周后做血管造影复查。

如果蛛网膜下腔出血是由于非动脉瘤性中脑周围出血(PNSH)引起,这种出血局限于中脑周围脑池内,病理学证实为中脑前的小静脉出血(少数在脑桥前),DSA 检查无异常发现,一般不会引起再出血,脑血管痉挛和脑积水等并发症亦很少出现,所以 PNSH 行内科治疗即可。

(一)蛛网膜下腔的内科管理

1.急性期

绝对卧床休息不少于 4～6 周,避免用力,减少刺激,头抬高 30°;保持大小便通畅。

2.床边监护

保持气道通畅,监护并维持生命体征的平稳。

3.止痛、镇静

但对影响凝血功能的阿司匹林和影响呼吸功能的吗啡和哌替啶等止痛药物应慎用。

4.降低颅内压

可用甘露醇、甘油果糖和呋塞米、必要时用白蛋白。甘露醇使用不要超过 5～7d,应警惕甘露醇有可能通过受损血-脑屏障进入脑组织间隙使渗透压梯度发生逆转而加重脑水肿,另外用脱水药物应注意防止电解质紊乱发生,特别是低钠血症。

5.血压管理

既往血压正常者,若蛛网膜下腔出血后血压升高可能是颅高压后为维持正常脑灌流的代偿反应,将血压控制在接近正常水平即可,避免诱发脑缺血。既往有长期高血压的患者,因为由于脑血管的自动调节功能范围会缩小并上调,因此对这些患者仅需把最高血压降低 20% 即可。如果患者颅高压已被控制,疼痛亦解除,其 MBP 仍 $>$125mmHg 或 SBP$>$180mmHg,可以在严密监护下使用短效缓和的降压药物来控制血压,如钙通道阻滞剂、β 受体阻滞剂或血管紧张素转换酶抑制剂类药物。

6.抗癫痫治疗

有癫痫发作者,可选用卡马西平或丙戊酸钠,后者对细胞凋亡有抑制作用,有利于脑保护。至于对无癫痫发作的蛛网膜下腔出血及其围手术治疗患者是否需做预防性抗癫痫治疗,各种研究结论不一。

7.脑保护药物

可使用纳洛酮 2～4mg/d 静脉滴注,疗程 10d,以对抗急性颅脑病变时体内骤然增高的内源性阿片肽所介导的中枢神经损伤。亦可使用依达拉奉 30mg 静脉滴注,2 次/d,10～14d 为 1 疗程,以清除羟自由基·OH,抑制脂质自由基的生成及细胞膜脂质过氧化连锁反应,避免蛋白质及核酸的不可逆的破坏。

(二)并发症的防治

1.再出血

蛛网膜下腔出血的再出血发生率可达 40%,由于 1 次蛛网膜下腔出血者病死率为19.4%,而再次出血病死率陡增到50%～68%,3 次出血者几无存活,因此防止再出血最好的办法仍然是病因处理,而内科防止再出血的药物治疗是使用抗纤溶药物,可选用:①6-氨基己酸(EACA)24(16～36)g/d 静脉滴注,3d 后减量为 8g/d,再用 18d 或用到手术前。②氨甲环酸(止血环酸,凝血酸)止血作用较 6-氨基己酸强 8～10 倍,采用 2～12g/d,静脉滴注连用 2～3周,若与抑肽酶(30 万～40 万 U/d)合用则效果更好。抗纤溶药物使用虽可减少再出血,但可加重脑血管痉挛,促使脑积水发生。前者可用钙拮抗剂来防治,后者则需视患者具体情况,抗纤溶药物酌量减用。

2.脑血管痉挛

早期手术、除去血凝块是最好的治疗选择。但是,蛛网膜下腔出血后特定时期内发生脑缺血事件的风险甚高,早期有颅高压和低氧血症所致的全脑缺血缺氧,手术期存在着手术夹闭或血管内弹簧栓塞相关的卒中风险以及脑血管痉挛引起的迟发性缺血性神经损害(DIND)。因此神经保护治疗成为蛛网膜下腔出血治疗研究的热点之一。

(1)脑脊液置换:脑脊液置换使血性脑脊液减少,可有效地防止和减轻脑血管痉挛的发生,降低颅内压,减轻头痛,一般可做脑室引流,方法如下:从前额发际上 2.5cm 旁开 2.5cm 处,用

4mm 有槽手(电)钻,进针取与二耳连线相垂直的方向,进入 5～6cm 到达侧脑室,拔出针芯即流出血性脑脊液,以每分钟 0.5～1mL 速度缓慢放出脑脊液 5～10mL,再注入等量含地塞米松(0.25mg/10mL)之生理盐水,间隔 10min 后再重复上述操作,连续 10 次最后注入含尿激酶 1 万～2 万 U 的生理盐水,引流管置于高出脑室水平 15cm 处。每天 1～2 次(最好左右交替),治疗疗程不超过 7d。出血量不多者亦可在腰椎穿刺后缓慢放液 10～20mL,每天 1 次,或腰穿置管做持续引流,直到脑脊液清亮时结束。

(2)经皮腔内血管成形术:用不可脱球囊导管插入动脉狭窄处,将球囊逐渐膨胀,血管狭窄处渐渐扩张,扩张后的血管平滑肌对蛛网膜下腔出血后释放的各种缩血管因子的反应明显减弱,扩血管作用较药物治疗确实和持久,但已发生脑梗死的脑组织再灌注易引起脑水肿和出血性梗死。这种疗法的危险性是血管或动脉瘤破裂,但发生率不高,与脑血管痉挛的危险性相比,其风险疗效比还是可以接受的,这种治疗越早越好。

(3)3H 治疗:指用扩容、升压和血液稀释来防止和逆转脑血管痉挛所引起的缺血性神经功能障碍,因为它能增加脑灌注压、降低血黏度、减少红细胞和血小板的凝集以及改善红细胞的变形能力,适用于已做过手术或血管内治疗的患者,否则会诱发再出血。

扩容可用血浆或 706 代血浆,亦可用白蛋白,以 100～150mL/h 的速度静脉滴入,每天静脉滴入加上口服补液总量为 3000～6000mL,使中心静脉压维持在 7～10mmH$_2$O(0.07kPa),或肺毛细血管楔压达 15～18mmHg,扩容后血细胞比容降到 33%～38%,血压升高。3H 疗法有加重脑水肿、增加颅内压和发生出血性脑梗死的危险性,还有 17% 会出现肺水肿,亦可引起低血钾,因此做 3H 治疗时应严密监测各项指标,以便及时发现和处理可能出现的并发症。3H 疗法在脑缺血症状缓解后应立即停止应用。

(4)钙通道阻滞剂:尼莫地平口服 60mg1/4h 治疗蛛网膜下腔出血的效果已取得共识,但静脉给药却评价不一。持反对者认为患者接受了静脉补液,无形中使其暴露在更为强烈的 3H 疗法下,使其结果变得模糊不清。

尼莫地平 10～20mg 静脉滴注,开始时 0.5mg/h,2h 后逐步增到 1～2mg/h,5～10d 后改为口服 40mg 1/4h。亦有单用口服尼莫地平 60mg 1/4h 取得良好疗效者。尼莫地平治疗中要防止低血压的发生,因此必须严格掌握用量和滴速。

(5)脂质过氧化抑制剂:替拉扎特是一种能够抑制脂质过氧化酶非甾体 21-氨基类固醇,20 世纪末期曾有 4 项随机对照试验,结果不一致,欧洲与大洋洲的治疗组与安慰组相比,治疗 3 个月时的病死率和 Glasgow 转归量表评分均有显著改善,而北美研究组则认为无效,推测该组患者广泛使用抗惊厥药可以降低替拉扎特的生物利用度,从而引起无效的结果。此外替拉扎特的试验发现有疗效者仅限于男性,Hunt-Hess Ⅳ 与 Ⅴ 级患者用此药治疗的病死率显著降低。

(6)镁制剂:镁的神经保护机制主要是抑制兴奋性氨基酸释放,阻滞 NMDA 受体,也是一种有效的钙通道阻滞剂。2005 年的一项 283 例随机分组研究,治疗组在发病 4d 内开始输注硫酸镁,直到完成动脉瘤闭塞后 14d,结果表明治疗组迟发性脑缺血风险降低了 30%,转归不良的风险降低了 23%。然而持反对意见者认为其研究设计不缜密,急性脑损伤后脑脊液中镁浓度大多维持在正常水平,这无疑丧失了使用该药的理论基础,另外低镁血症还见于其他疾病,甚至正常人群中亦有出现血清镁降低者。

(7)他汀类药物:他汀类药物可通过减轻血管炎症,抑制血管平滑肌的细胞增生、降低血小板聚集和调整血管内皮功能来增强 NO 介导的血管扩张,2005 年 Parra 等的研究认为蛛网膜下腔出血后使用他汀类药物,迟发性缺血性神经功能损伤或脑梗死的发生率显著降低,但病死率和总体转归无差异,而 Singhal 等却认为他汀类药物有可能加重脑血管痉挛的风险。

(8)亚低温(28～35℃):亚低温可减少兴奋性氨基酸释放和自由基的产生,减少细胞内 Ca^{2+} 蓄积,稳定血-脑屏障和减轻脑水肿。有报道采用亚低温使术后 24～72h 神经功能恶化率降低,远期转归较好。亦有报道指出亚低温没有减少 ICU 住院天数、总住院天数和随访期病死率,相反可能出现严重并发症包括心血管抑制、免疫抑制、凝血机制改变及电解质异常。

(9)抗栓治疗:溶栓药物有助于蛛网膜下腔内血凝块的清除,脑池内使用 tPA 是安全的,鞘内注射尿激酶改善脑血管痉挛及持久性神经功能缺损。有 9 项(其中 1 项为随机研究)研究结果证明迟发性缺血性神经功能损害的风险降低 14.4%,Glasgow 转归量表评分不良降低 9.5%,死亡风险降低 4.5%。结论尚待更多的研究来确定。

3.脑积水

防治脑积水的最好方法是早期手术清除蛛网膜下腔的积血,亦可早期反复进行脑脊液置换和引流以减少蛛网膜下腔粘连和脑室梗阻。轻的慢性脑积水可先行药物治疗,可予乙酰唑胺以减少脑脊液分泌,酌情使用脱水药物,如经上述治疗后症状继续加重,则需做脑室-腹腔分流手术(或其他脑室分流手术)。

(三)动脉瘤性蛛网膜下腔出血时动脉瘤的手术治疗

动脉瘤手术治疗始于 1937 年,1960 年后开始使用手术显微镜进行动脉瘤夹闭术。由于动脉瘤及时夹闭减少了再出血的危险性,因此夹闭手术成为手术治疗破裂或未破裂动脉瘤的主要方法。在一项有 60 个研究中心参与的历时 2 年的前瞻性研究中共纳入 3521 例脑动脉瘤患者,在破裂 3d 内,3～6d,11～14d 和 15～32d 接受动脉瘤夹闭手术,发现有良好转归者,分别为 63%、60%、62% 与 63%,显著优于 7～10d 接受手术组,究其原因可能是颅内动脉瘤破裂后 7～10d 正值蛛网膜下腔出血后发生脑血管痉挛的高峰期。

难治性动脉瘤是指:①巨大脑动脉瘤(>2.5cm),伴有邻近血管神经压迫者;②岩段、海绵窦段的颈内动脉瘤;③棱形或 S 形动脉瘤,瘤颈宽大或无法确定者;④脑动脉瘤伴有粥样硬化斑块或钙化者;⑤动脉瘤累及重要穿支血管。对于这些不适合做动脉瘤夹闭手术的患者,可选择其他手术方法,如动脉瘤切除术、动脉瘤排空及血管重建术,亦可行间接手术如载瘤动脉近端结扎或动脉瘤孤立手术。对于上述可能影响到载瘤动脉血液供应的手术,手术中可用球囊做载瘤动脉暂时性阻塞,以观察其侧支代偿功能状况;如代偿不足,应加做颅内、颅外血管吻合等血管重建手术。血管重建可采用原位血管移植、自身血管移植或人工血管,适用于难治性动脉瘤的治疗。

(四)动脉瘤性蛛网膜下腔出血时动脉瘤的血管内治疗

动脉瘤的血管内治疗,在 20 世纪 70 年代采用的是可脱性球囊栓塞颅内动脉瘤,20 世纪 90 年代初推出由铂或钛金属丝制成的可脱性微弹簧圈,特别是电介可脱性微弹簧圈(GDC),已于 1993 年被美国 FDA 批准用于临床。以后又在微弹簧圈外层涂生物活性物质聚乙二醇-

多乳酸聚合体,称之为Metrix-GDC,它可促进内皮生长和加快瘤腔纤维化而形成致密栓塞,另外还有用球囊辅助GDC处理宽颈颅内动脉瘤,血管内支架治疗动脉夹层,支架辅助GDC对宽颈颅内动脉瘤亦有良好疗效。20世纪末液体栓塞材料onyx胶及醋酸纤维素聚合体问世,这是一种生化相容的非粘连性聚合液,注入瘤腔后渐渐形成软的海绵状栓子,最终形成固体栓子,使动脉瘤的完全闭塞率可达79%,次全闭合率达13%。另有报告用液体栓塞材料治疗脑动静脉畸形23例,亦取得良好效果。由于在操作中很难完全防止液体栓塞剂向载瘤血管迁移,会引起一过性或持久性神经功能缺损,但总的来说,它可实现较高程度的栓塞,减少复发率,可治疗宽颈或巨大动脉瘤。

1.血管内治疗方法

最初使用可脱性球囊栓塞动脉瘤,由于水锤效应,有可能导致动脉瘤增大,现在已不再使用。可脱性球囊现只用于对载瘤动脉闭塞或暂时阻断载瘤动脉血流时使用。现使用最多的还是GDC或Metrix-DC,液体栓塞使用亦在不断增多。

(1)动脉瘤腔内微弹簧圈栓塞:适用于窄颈动脉瘤,瘤颈与瘤体比(N/A)<1/3者适合做此治疗;N/A>1/3但<1者,栓塞后可能遗有残余;N/A>1时不宜做血管内栓塞。随着再塑形技术的发展,宽颈动脉瘤做了瘤颈塑形后可以在稳定微导管的同时注入GDC,使其能在瘤腔内形成致密的立体结构,而不会影响到载瘤动脉的管腔。因此,现在的再塑形技术结合GDC还可用于形状不规则而手术有困难的动脉瘤、首次颅内动脉瘤栓塞不完全或手术夹闭不全有瘤颈残余以及动脉瘤与载瘤动脉界限无法区分等患者。

单纯应用可脱弹簧圈栓塞很难完全填塞宽颈动脉瘤或难以避免出现弹簧脱出,使载瘤动脉狭窄或闭塞等严重并发症,为此,最近有使用自膨式支架结合可脱弹簧圈治疗颅内宽颈动脉瘤,载瘤动脉均无狭窄。

(2)载瘤动脉栓塞:载瘤动脉栓塞作为治疗动脉瘤的一种方法,使用于手术进路困难、宽颈动脉瘤、巨大动脉瘤或浆果样动脉瘤患者,亦是假性动脉瘤、动脉夹层及较大的海绵状动脉瘤患者的首选治疗。但治疗前应注意采用球囊暂时闭塞载瘤血管以了解动脉闭塞后侧支代偿是否充沛,如闭塞后出现缺血症状,则应进行血管重建手术,待旁路建立后再向载瘤血管放置GDC闭塞。

2.动脉瘤栓塞治疗的并发症和处理

动脉瘤血管内治疗成功率可达95%以上,病死率为1%~2%,其并发症有:①脑血管痉挛:栓塞治疗的脑血管痉挛发生率为2%~4%,可在术中用球囊成术或动脉内罂粟碱持续滴注来预防或避免其发生。②脑血栓形成:发生率为4.6%~10.1%,亦有报告高达18%。预防策略是操作的规范化,术中充分肝素化,术中手法要轻巧以免动脉斑块脱落,必要时动脉内使用尿激酶。③动脉瘤破裂:发生率为1%~3%,是最危险的并发症。处理要点是继续快速栓塞,静脉注射鱼精蛋白以中和肝素,对已穿破动脉瘤的弹簧不要拉回,尽量减少造影剂用量,降血压、术后做CT复查。GDC栓塞动脉瘤的病死率为2.4%,主要原因是病情危重、动脉瘤再破裂、严重脑血管痉挛和脑血栓形成。

3.栓塞程度的评估和治疗后随访

术后造影在2个投影角度观察,如瘤颈瘤腔无造影剂充盈,为完全闭塞(100%);瘤颈有部分造影剂充盈为次全栓塞(95%～99%)；瘤腔内充盈疏松、瘤颈及瘤腔内均有造影剂充盈为不完全栓塞(95%以下)。

即使动脉瘤栓塞成功,但术后仍有少数发生动脉瘤再通、复发和再出血的危险,因此术后常规随访非常重要。动脉瘤 GDC 栓塞治疗后再通者约占 20.7%(7%～40%),动脉瘤再通与栓塞致密程度、动脉瘤大小、瘤颈宽度和动脉瘤部位有关;复发可能与栓塞不完全或瘤内血栓被血流冲击有关,致密填塞是减少复发的最重要措施,然而致密填塞在急性期很难做到,因此患者治疗后 6 个月、12 个月和 24 个月做 DSA 检查,以决定是否做补充填塞。栓塞后未再通的动脉瘤再出血风险很小,术后 8 年的发生率仅为 3.7%,平均发生在栓塞治疗后 31 个月,瘤颈残留是再出血的主要原因。栓塞后也可以出现新发的动脉瘤,发生在初次治疗后 17 年,新的动脉瘤可出现在不同的部位,女性、高血压、吸烟及吸食可卡因是新发动脉瘤的危险因子。

(五)动脉瘤手术或血管内治疗的治疗选择

1.手术治疗和血管内栓塞治疗的利弊

应根据患者全身情况和动脉瘤的不同、患者及家属的意愿、医院设备条件和技术水平来决定。2002 年 Lancet 发表了国际蛛网膜下腔出血动脉瘤试验的研究结果,对 2143 例同时适合做血管内栓塞或手术治疗的破裂动脉瘤患者随机分为外科夹闭和血管内微弹簧圈栓塞两组,临床评估与比较治疗后 2 个月与 1 年时的状况。与外科夹闭手术相比,血管内治疗后 1 年时患者生活依赖和死亡的相对危险性降低 22.6%,绝对风险降低 6.9%,明显优于手术夹闭组。因此,对破裂动脉瘤患者应首选血管内栓塞,对于临床或解剖原因不适合做血管内治疗患者则进行手术治疗。

另外,后循环动脉瘤的手术难度较大,而血管内治疗的难度较小,因此更适于做血管内栓塞治疗。在前循环的动脉瘤中,血管内治疗的优先次序为前交通动脉瘤→后交通动脉瘤→大脑中动脉瘤。但是大脑中动脉瘤做栓塞治疗时,要防止大脑中动脉的分支栓塞而引起大面积脑梗死;相对而言,大脑中动脉瘤手术难度不大;对于多发性动脉瘤,应优先治疗出血的动脉瘤或较大的动脉瘤;对于大型巨大动脉瘤,亦可在双腔球囊管辅助下做动脉瘤夹闭。方法是将双腔球囊管置于动脉瘤近端,术中显露部分瘤体后即充盈球囊,阻断血供,并经内导管抽吸导管远端血后,使动脉瘤内压力下降,此时再夹闭瘤颈,用这种方法夹闭瘤颈安全可靠,有利于防止瘤体破裂。

2.血管内栓塞或外科手术治疗的争论

Sakoroitz 等对德国 130 家神经外科中心的动脉瘤性蛛网膜下腔出血病例的调查显示,63%选择外科手术,37%选择血管内治疗;前循环动脉瘤手术治疗达 93%,而后循环动脉瘤 94%为血管内治疗。针对治疗方法的选择有如下观点:

(1)血管内治疗优于手术治疗:国际蛛网膜下腔出血动脉瘤试验(ISAT)协作组 2005 年报告,血管内治疗 1063 例与手术夹闭术 1055 例治疗 1 年时,前者死亡或生活依赖者显著低于手术夹闭组,分别为 23.5%与 30.9%(P=0.0001),推算每做 1000 例血管内治疗使死亡或生活依赖者减少 74 例。次年协作组在积累了更多病例后再分析认为,手术夹闭组癫痫和严重认知障碍的风险更高,并推测血管内治疗组存活率较高的优势可持续 7 年,虽然血管内治疗晚期出血风险稍高于外科手术,但并不能抵消血管内治疗的早期效益。

（2）不支持血管内治疗优于外科手术：持这种观点者首先认为 ISAT 协作组研究设计存在选择偏倚，即 88％的患者接受治疗前临床等级不高，为 Hunt-Hess Ⅰ-Ⅱ级，而且在 9559 例中只选择 2143 例（22.4％）进行分析，而且未说明神经外科医师与介入治疗医师之技术水平与专业知识，未采用手术显微镜，也缺乏首次治疗后的血管造影资料和明确的转归评估标准。另外，血管内栓塞（弹簧圈和液体，主要为前者）技术自身存在的缺点不容忽视，栓塞技术能够对动脉瘤囊做适度填充，并最终使动脉瘤囊以充满血凝块的形式存在，但同时增加了血栓栓塞事件的风险。随着动脉瘤体积的增大，这种风险亦随之增加。弹簧圈移位不但使血流再次进入动脉瘤囊，引起动脉瘤再次扩大，而且可使弹簧圈脱出进入载瘤动脉造成血管闭塞，弹簧圈通常难以完成致密填塞而存在瘤颈残留、动脉瘤复发和再次出血风险，后者之病死率可达 50％。

Friedman 等报道了动脉瘤性蛛网膜下腔出血弹簧圈治疗的临床随访（平均 19.1 个月）和血管造影复查情况（平均 11.6 个月），虽然神经转归良好达 77％，但 26％遗有"犬耳样"残留，35％有瘤颈残余，3％始终有动脉瘤充盈，34％患者需再次或多次弹簧圈栓塞。Fiorella 等对 82 例动脉瘤患者采用 Metrix-GDC 栓塞后平均随访 6.9 个月（1.5～22 个月），结果表明，有 30 例（36.6％）动脉瘤再通，19 例（23.1％）需再次治疗。窄颈小动脉瘤栓塞后再通率为 17/65 例（26.1％），再次治疗率为 9/65（13.8％）；大动脉瘤栓塞后再通率为 9/12 例（75％），其中 7 例需要再次治疗。

总之在现有的报道中，弹簧圈栓塞后动脉瘤复发或再通率为 15％～30％，致使在栓塞后必须进行血管造影进行随访，又间接增加了治疗风险，而动脉瘤的任何残余都提示动脉瘤有蛛网膜下腔出血的风险。

（六）未破裂动脉瘤和未破裂动静脉畸形的处理

随着影像技术进步和广泛使用，未破裂脑动脉瘤和未破裂脑动静脉畸形常常被发现，对其进行保守治疗还是手术或血管内栓塞等干预治疗，至今未达成共识。因为动脉瘤的干预治疗有可能诱发缺血性脑损害或动脉瘤破裂，而脑动静脉畸形干预治疗中的过灌流损害会诱发脑出血。由于未破裂的脑动脉瘤和未破裂的脑动静脉畸形的自然史、干预风险和干预益处的不确定性，对其处理有着不同意见。

1.关于未破裂脑动脉瘤的处理

1989 年 Atkinson 研究 9295 例脑血管造影后，估计人群中未破裂动脉瘤为 1％，其他研究报告则在 0.5％～11％；未破裂脑动脉瘤每年有 1％破裂，但＜10mm 的脑动脉瘤患者在内科治疗下的年破裂率小于 0.05％，为蛛网膜下腔出血的低危人群，而大于 10mm 的脑动脉瘤患者年破裂率为 0.5％～2.6％，为蛛网膜下腔出血的高危人群。2002 年 Juvela 对未破裂脑动脉瘤随访 40 年后认为，动脉瘤的年破裂率是恒定的。然而，2003 年国际未破裂颅内动脉瘤研究报告则认为，颅内动脉瘤最初 5 年的破裂风险明显大于 5 年以后的破裂风险，＜7mm 的前循环动脉瘤出血风险甚低，而＞7mm 的动脉瘤其出血风险随瘤直径增大而增高。由于未破裂脑动脉瘤每年仅有 1％发生破裂出血，而干预治疗均属侵袭性手术，有严重并发症风险，因此从权衡治疗益处和并发症风险的角度，认为应首选保守治疗，特别是前循环小的动脉瘤。主张积极干预治疗者认为，虽然破裂出血率每年只有 1％，但如考虑到患者的预期寿命，他们一生中破裂率还是很高的，因此，除了动脉瘤小于 7mm、预期寿命不足 20 年（即发病年龄在 60 岁以上）的患者，都应给予积极的干预治疗。

2.未破裂的脑动静脉畸形

2005 年 Lawton 等报道了未破裂的脑动静脉畸形患者因手术治疗而发生神经系统缺损的风险较出血后接受手术切除的患者高 2 倍。在另一项研究中发现，接受放疗的 1255 例动静脉畸形患者中有 102 例（8%）发生放疗后神经功能缺损。这些资料表明对未破裂的脑动静脉畸形进行侵袭性治疗有可能带来重要的神经病学不良事件。而主张积极治疗者认为未破裂脑动静脉畸形的自然出血风险并不如想象中的那么低，如果按照以往研究中所阐述的患者平均年龄为 34 岁，再加上阶段性寿命表计算得出的预期寿命有 44 年，那么无症状脑动静脉畸形终生累计出血风险可高达 44%，发生重大神经系统缺损事件风险为 14%，而治疗后发生重大神经系统缺损事件的风险仅 6%，显然积极治疗后总体风险可降低一半以上。

（七）基因治疗

有一些颅内动脉瘤与遗传性疾病有关，因此基因治疗可使用于这些患者。基因治疗是对这些患者的缺陷基因实施治疗，包括重组 DNA 等技术。方法：①转基因治疗：将正常基因导入有缺陷基因的细胞内并整合到核 DNA 分子中，使相应的遗传信息得到表达，纠正原有的缺陷。②基因修复：对发生缺陷的基因在细胞内进行人工修复，使其恢复正常功能。③基因手术：敲除缺陷基因，根据需要在原位用相应的正常基因替换。对颅内动脉瘤来讲，其基因治疗目的是稳定动脉壁以预防其破裂，然而由于涉及动脉瘤形成、生长和破裂的分子机制仍然不太清楚，而来源于人的动脉瘤的组织标本都是处于疾病的晚期，包括基因敲除研究在内的许多动物模型的研究结果尚待阐明。

从动脉瘤发生到破裂的病理生理学研究中，最常涉及的有胶原、弹性蛋白、基质蛋白酶、纤维蛋白溶酶以及相应的抑制物，如果研究中能发现与动脉瘤相关的一种常见的特异性缺陷基因，那么基因治疗就可实施。此外动脉瘤的原位基因治疗中候选基因的选择、靶细胞的鉴定以及设计出一种将目的基因有效转移到细胞内的方法（包括载体的选择），根据治疗目的还需要启动子系统来调节基因表达。基因插入体细胞技术已经历了十余年的广泛研究，最近干细胞和祖细胞正成为表达治疗基因的主要载体，然而在人类基因治疗成为一种常见方法之前，还有许多技术和概念问题需要解决。

第三章 中枢神经系统感染性疾病

第一节 急性细菌性脑膜炎

一、定义

细菌性脑膜炎是蛛网膜下隙内的急性化脓性感染。与中枢神经系统的炎症反应有关,会导致意识降低、癫痫、颅内压升高及卒中。炎症反应经常累及脑膜、蛛网膜下隙及脑实质(脑膜脑炎)。

二、流行病学

细菌性脑膜炎是化脓性中枢神经系统感染最常见的疾病,在美国每年的发病率超过2.5例/100000人。社区获得性细菌性脑膜炎最常见的主要致病菌为肺炎双球菌(约50%)、脑膜炎奈瑟菌(约25%)、B族链球菌(约15%)及李斯特菌(约10%)。流感嗜血杆菌b型在细菌性脑膜炎病例的占比小于10%。脑膜炎奈瑟菌是导致每8~12年脑膜炎的复发流行的致病菌。

三、病原学

肺炎双球菌是导致大于20岁的成人发生脑膜炎最常见的原因,几乎占已报道病例的一半(1.1例/100000人)。有很多可以提高肺炎球菌脑膜炎风险的诱因,其中最重要的就是大叶性肺炎。其他危险因素包括合并急性或慢性肺炎球菌鼻窦炎或中耳炎、酗酒、糖尿病、脾切除、低丙种球蛋白血症、补体缺乏症及头部外伤伴随颅底骨折和脑脊液鼻溢。尽管有抗菌治疗,死亡率仍维持在20%。

脑膜炎的发生是因为脑膜炎奈瑟菌降低了11~18岁人群的免疫力,这些人注射过四价(血清型A、C、W-135和Y)脑膜炎球菌糖复合物疫苗。这个疫苗不包括血清组B,为1/3脑膜炎球菌病例出现的病因。皮肤瘀点、紫癜的出现是脑膜炎双球菌感染的重要依据。对于部分患者来说这个病是暴发性的,症状起病数小时之内就会进展死亡。感染可从鼻咽部定植开始,产生无症状的携带者状态或是侵袭性脑膜炎球菌病。鼻咽部定植之后发生侵袭性疾病的风险取决于细菌毒力及宿主免疫防卫机制，包括宿主产生抗脑膜炎双球菌抗体的能力和通过补体经典和旁路途径溶解脑膜炎球菌的能力。缺失补体的任何成分包括裂解素的个体，均对脑膜炎球菌感染高度易感。肠道革兰阴性杆菌可使慢性消耗性疾病的患者感染脑膜炎，如糖尿病、肝硬化或酗酒及慢性泌尿道感染的患者。革兰阴性脑膜炎也可由神经外科手术引起，尤其是开颅手术。

耳炎、乳突炎和鼻窦炎是脑膜炎的诱因及并发症，由链球菌属、革兰阴性厌氧菌、金黄色葡萄球菌、嗜血杆菌属和肠杆菌科引起。脑膜炎可能由心内膜炎引起，可能是因为草绿色链球菌、金黄色葡萄球菌、牛链球菌、HACEK 组（嗜血杆菌属、放线杆菌、伴放线杆菌、心杆菌属、噬蚀艾肯菌和金杆菌）或是肠球菌的感染。

B 群链球菌或无乳链球菌是新生儿脑膜炎的主要致病菌，但在 50 岁以上的人群尤其是有潜在疾病的患者中也越来越频繁发生。

产单核细胞李斯特菌也是脑膜炎发生的愈加重要的因素，发生在新生儿（＜1 个月）、孕妇、＞60 岁的人群、免疫功能低下的所有年龄段。感染通过摄入被李斯特菌污染的食物而发生。食源性李斯特菌感染来源于受污染的凉拌卷心菜、牛奶、软奶酪及一些速成食品包括熟食和未烹饪过的热狗。

因为流感嗜血杆菌联合疫苗的产生，儿童 B 型流感嗜血杆菌脑膜炎的发生率已经明显降低，尽管还有少数接种过疫苗的儿童仍有报道发生脑膜炎。其更多发生在未接种过疫苗的儿童或是高龄人群，非 B 型流感嗜血杆菌也是个新出现的病原体。

金黄色葡萄球菌和凝固酶阴性的葡萄球菌是脑膜炎的重要致病菌，通常在开放的神经外科手术之后发生，尤其是脑积水的引流术，或是用于鞘内注射治疗使用皮下放置 Ommaya 储液器的并发症。

四、病理生理学

引起脑膜炎最常见的细菌是肺炎链球菌和脑炎奈瑟菌，起初它们通过黏附于鼻咽上皮细胞定植于鼻咽部。细菌可以穿越上皮细胞的膜连接的空泡而到达血管腔，或者通过柱状细胞紧密连接处分泌分离物侵犯血管腔。一旦细菌进入血流，它通过.产生多糖荚膜能够避免中性粒细胞的吞噬作用及经典的补体介导的细菌性活化。血液中的细菌可以到达脑室内的脉络丛，直接感染脉络丛上皮细胞，接近脑脊液。一些细菌，如肺炎链球菌，可以黏附至脑毛细血管上皮细胞并且在细胞间频繁地迁移从而到达脑脊液。因为缺少有效宿主免疫防御，脑脊液的中的细菌会不断繁殖。正常的脑脊液包括少量的白细胞及相对数量少的补体蛋白和免疫球蛋白。少数的补体蛋白和免疫球蛋白可防止细菌有效调理素作用，是中性粒细胞细菌性吞噬作用的基本先决条件。细菌的吞噬被脑脊液的流动特性破坏，这相比固体组织基质来说是更加不利于吞噬的。

在细菌性脑膜炎发病机制中起决定性作用的环节是侵袭性细菌所致的炎症反应。许多细菌性脑膜炎的神经系统表现及并发症都是由于对侵袭性病原体的炎症反应而不是细菌直接导致组织损伤。因此,即使脑脊液经过抗菌治疗已呈无菌状态,神经系统损伤仍可继续进展。

细菌的溶解伴随细胞壁成分的不断释放至蛛网膜下隙是引起炎症反应及蛛网膜下隙化脓性物质形成的第一步。细菌的细胞壁成分,如革兰阴性细菌的脂多糖、肺炎链球菌的磷壁酸和肽聚糖,通过刺激小神经胶质细胞、星形胶质细胞、单核细胞、微血管上皮细胞及脑脊液白细胞分泌细胞因子类和趋化因子产生脑膜的炎症反应。在脑膜炎的实验模型中,在 LPS 接种至脑脊液的 $1\sim2$ 小时,脑脊液中出现细胞因子包括肿瘤坏死因子 α(TNF-α)、白介素 1β(IL-β)。细胞因子反应后紧接着脑脊液蛋白聚集和白细胞增多。1L-1β 和 TNF-α 刺激白细胞和组织细胞产生和分泌趋化因子(促使白细胞趋化迁移的细胞因子)及一些其他的促炎症反应因子。另外,菌血症和炎症因子产生兴奋性氨基酸类、活性氧和氮质(氧自由基、氮氧化物、过氧亚硝酸盐)及其他可引起脑细胞尤其是海马齿状回的细胞死亡的介质。

大多数细菌性脑膜炎的病理生理是由脑脊液的细胞因子和趋化因子的升高直接导致的。IL-1β 和 TNF-α 能明显提高血-脑屏障的渗透性,导致血管炎性水肿的发生及血浆蛋白漏出至蛛网膜下隙。蛛网膜渗出液的蛋白质物质和白细胞堵塞脑室系统脑脊液的流动及导致硬脑膜窦蛛网膜颗粒的再吸收能力的下降,引起阻塞性和交通性脑积水伴随间质水肿。

炎症因子上调脑毛细血管上皮细胞和白细胞的选择素的表达,促进白细胞黏附至毛细血管内皮细胞及后继的迁移至脑脊液。白细胞黏附至毛细血管内皮细胞提高了血管的渗透性,使得血浆蛋白渗透至脑脊液,增加了炎性渗出。中性粒细胞脱颗粒导致毒性代谢物的释放,产生细胞毒素水肿、细胞损伤及死亡。相比之前的观点,脑脊液白细胞对细菌感染的清除作用很小。

在脑膜炎的超早期阶段会有大脑血流的增加,紧接着出现大脑血流速减少和大脑血管自我调节机制的缺失。蛛网膜下隙的炎性渗出物的侵袭及炎症细胞所致血管壁的渗透导致大血管的狭窄伴随内膜增厚,这可导致缺血、梗死形成,栓塞引起的大脑中动脉分支重建,大脑静脉窦的栓塞及大脑皮质血管的血栓静脉炎。间质性、血管源性、细胞毒性的水肿导致颅内压升高及昏迷。脑疝常源于局灶性或弥散性脑水肿。脑积水、硬脑膜窦或皮质血管的栓塞可能也起作用。

五、临床表现

脑膜炎可以表现为在数小时内进展的急性暴发性疾病,也可表现为在数天之内持续恶化的亚急性感染。脑膜炎经典的 3 个体征是发热、头痛及颈强直,但这三联症不一定都会出现。75% 的患者可出现意识障碍,表现为昏睡至昏迷不等。几乎每一位细菌性脑膜炎患者都会有发热及头痛或颈强直或意识的改变。恶心、呕吐、畏光也是常见的主诉。

20%~40% 的细菌性脑膜炎患者以癫痫发作为首发症状,也可在病程中发生。局灶性发作常是因为局部血管缺血或是梗死,皮质静脉栓塞伴随出血,或是局部水肿。全面性发作及癫痫持续状态可能是由于低钠血症、大脑缺氧,或者更少见的是抗菌药物的毒性反应,例如大剂量的青霉素。

颅内压升高是细菌性脑膜炎的常见并发症及疾病中昏迷的主要原因。超过 90% 的患者脑脊液压力＞180mmHg,20％的患者＞400mmHg。颅内压升高的体征包括意识的恶化或降低、视盘水肿、瞳孔散大且光反应迟钝、脑神经麻痹、去大脑强直及库欣反射(心动过缓、高血压及不规律呼吸)。颅内压升高最严重的并发症是脑疝。细菌性脑膜炎患者发生脑疝的概率在1％～8％。

一些特异性的临床表现可以提供相关的病原学线索,在相关章节中将介绍相关知识。其中重要的是注意脑膜炎球菌血症的皮疹,首先表现为弥散性红色斑丘疹,类似于病毒性皮疹,但是,脑膜炎球菌血症的皮损迅速进展为瘀斑。瘀斑可在躯干、下肢、黏膜、结膜发现,偶尔也可见于手掌和足底。

六、诊断

当怀疑是细菌性脑膜炎时,应立即进行血培养,并且立即给予经验性抗菌治疗及辅助用地塞米松。刺前应先进行神经影像学检查(CT 或 MRI)。只有免疫功能正常且近期无脑外伤史、意识清楚、无视神经盘水肿和局灶的神经系统症状的患者,在神经影像学检查之前行腰椎穿刺检查才安全。如果要延迟做腰椎穿刺,那么血培养之后应立即进行经验性抗菌治疗。在腰椎穿刺几个小时之前给予经验性抗菌治疗不会影响脑脊液白细胞比例和葡萄糖浓度;也不会影响革兰染色查细菌涂片或者聚合酶链反应(PCR)含量测定中的细菌核酸的检测。

细菌性脑膜炎的典型的脑脊液异常包括:①多形核白细胞增多(90％＞100 个细胞/μl);②葡萄糖浓度下降[＜2.2mmol/L 和(或)约 60％脑脊液与血清葡萄糖之比＜0.4];③蛋白质浓度升高(90％＞0.45g/L);④压力升高(90％＞180mmHg)。超过 80％的患者的脑脊液细菌培养是阳性的,超过 60％的脑脊液的革兰染色检查可显示病原菌。

脑脊液葡萄糖浓度＜2.2mmol/L 是异常的,在细菌性脑膜炎也可为 0。血糖升高可掩饰脑脊液葡萄糖水平的相对降低,此时应用脑脊液/血浆比使之校正。当脑脊液与血浆葡萄糖之比＜0.6 时,则可认为脑脊液葡萄糖水平降低。脑脊液与血浆葡萄糖之比＜0.4 时,强烈提示是细菌性脑膜炎,但是也可见于其他疾病,包括真菌性、结核性和癌性脑膜炎。脑脊液葡萄糖浓度要达到与血浆葡萄糖平衡的状态需要 30 分钟至数小时。因此,虽然急诊需在腰椎穿刺前给予 50mL 的 50％的葡萄糖,但不会使脑脊液葡萄糖水平明显改变,除非间隔时间过长。

16S rRNA 保守序列为基础的细菌 PCR,可以侦测到脑脊液中小数量的有活性的或是无活性的有机体,并期望用于细菌性脑膜炎患者的诊断,这些患者预先接受过口服或非口服抗菌药治疗或是脑脊液革兰染色及脑脊液培养阴性。当广谱 PCR 是阳性的,可以根据疑似脑膜炎病原体获得用特异性细菌序列的 PCR 检测到的肺炎链球菌、脑膜炎奈瑟菌、埃希菌属、产单核细胞菌、流行性嗜血杆菌及无乳链球菌的核酸。乳胶凝集反应(LA)试验可以检测脑脊液中的肺炎链球菌、脑膜炎双球菌、流行性嗜血杆菌 b 型、B组链球菌及大肠埃希菌 K1 菌株,可有助于细菌性脑膜炎的诊断,但已被脑脊液细菌性 PCR 替代。脑脊液 LA 试验对于肺炎链球菌及脑膜炎双球菌有 95％～100％的特异性,故该试验阳性可以认定为上述细菌所致的脑膜炎。但是,其对脑膜炎双球菌的敏感性只有 33％～70％,故阴性的结果不能排除诊断。鲎试验是一个快速诊断试验,可检测到脑脊液中的革兰阴性内毒素,然后做出诊断。这个试验有 85％～

100％的特异性和达到100％的敏感性。但是,鲎阿米巴样细胞溶解物测定可出现在所有革兰阴性菌性脑膜炎患者身上,但可以出现假阳性。

几乎所有细菌性脑膜炎的患者在病程中应该做神经影像学检查。MRI优先于CT,因为MRI在显示大脑水肿区和缺血区有优越性。细菌性脑膜炎的患者在注射钆之后可见弥漫性脑膜增强。脑膜增强可出现在血-脑屏障通透性增加的所有中枢神经系统疾病中,故不是诊断性检查。

若出现皮肤瘀点性损伤应该做活组织检查。脑膜炎球菌血症的皮疹产生于病原体的皮肤接种及血管内皮的损伤,活组织检查的革兰染色可揭示病原体。

七、鉴别诊断

病毒性脑膜脑炎,以及尤其是单纯疱疹病毒(HSV)感染的脑炎,可产生类似细菌性脑膜炎的临床表现。HSV脑炎的典型表现为头痛、发热、意识状态改变、局灶神经系统缺损(如失语、轻偏瘫)及局灶性或全面性癫痫。脑脊液检查、神经影像及脑电图(EEG)可以鉴别HSV脑炎及细菌性脑炎。病毒性中枢神经系统的典型脑脊液表现为淋巴细胞增多及葡萄糖浓度正常,而细菌性脑膜炎表现为脑脊液多形核白细胞增多及脑脊液糖分过少。MRI的异常(除了脑膜增强)在单纯的细菌性脑膜炎中少见。相反,HSV脑炎,大多数患者在症状起病48小时内,T_2增强像和FLAIR像上可发现眶额的、颞叶前部和中部的高信号病损灶。一些HSV脑炎的患者在脑电图上有典型的周期性变化。

立克次体疾病可与细菌性脑膜炎相似。落基山斑疹热(RMSF)由蜱叮咬传播立克次体引起。该疾病表现为急性的高热、衰竭、肌痛、头痛、恶心及呕吐。大多数患者会在起病96小时内产生典型的皮疹。皮疹起初表现为弥漫性红色斑丘疹,脑膜炎球菌血症很难鉴别。皮疹会进展为淤血样皮疹,继而为紫癜,如果未得到治疗可进展为皮肤坏死或坏疽。皮损的颜色可以从亮红发展成为暗红色、黄绿色直至黑色。典型的皮疹首先出现于踝关节与腕关节,然后在约几个小时的时间内向远侧和近侧扩展,累及手掌及足底。诊断由皮肤活检标本的免疫荧光染色得出。埃里希体病也是由蜱叮咬传播。这些是小的革兰阴性球杆菌,两个物种都可引起人类疾病。嗜吞噬细胞无形体产生人类粒细胞埃里希体病(微粒孢子虫病),查非埃里克体导致人类单核细胞埃里希体病。感染的临床和实验室表现相似。患者表现为发热、头痛、恶心及呕吐。20％的患者有斑丘疹或是瘀点性皮损。实验室检查表现为白细胞减少、血小板减少及贫血丙氨酸氨基转移酶、碱性磷酸酶及乳酸盐脱氢酶轻中度升高。RMSF及埃里克体感染的患者常有意识状态的改变,从轻度昏睡至昏迷不等,意识模糊,脑神经麻痹,反射亢进及癫痫。

局限性化脓性神经系统感染疾病可类似于细菌性脑膜炎。蛛网膜下腔出血(SAH)通常是最主要的考虑。其他可能性包括化学性脑膜炎,由肿瘤破裂内容物进入脑脊液引起(如神经胶质瘤包囊或是颅咽管表皮样瘤或是皮样囊肿);药物引起的过敏性脑膜炎;癌性或是淋巴瘤性脑膜炎;与炎症疾病相关的脑膜炎,如肉样瘤、系统性红斑狼疮(SLE)及贝切特综合征;脑垂体性卒中及葡萄糖脑膜综合征。

有时,亚急性进展的脑膜炎也应考虑是鉴别诊断疾病。主要的致病因素包括结核分枝杆菌、新型隐球菌、荚膜组织胞浆菌、球孢子菌及梅毒螺旋体。

八、治疗

(一)经验性抗菌药物治疗

细菌性脑膜炎是一个医学急症,治疗的目标是在患者送到急诊室的 60 分钟内开始抗生素治疗。在脑脊液革兰染色和培养结果出来之前怀疑细菌性脑膜炎的患者就应开始给予经验性的抗菌药物治疗。肺炎链球菌和脑膜炎双球菌是社区获得性细菌性脑膜炎最常见的致病菌。因为肺炎链球菌对青霉素和头孢菌素耐药,疑是社区获得性细菌性脑膜炎的儿童与成人的经验性治疗应该包括地塞米松、第 3 代或第 4 代头孢菌素(如头孢曲松钠、头孢噻肟、头孢吡肟)、万古霉素,加上阿昔洛韦,因为单纯疱疹病毒性脑炎是主要需要鉴别的,还有多西环素可在蜱流行季节治疗蜱导致的细菌性感染。头孢曲松钠和头孢噻肟可以很好地覆盖 B 型肺炎链球菌和流感嗜血杆菌感染,并且完全覆盖脑膜炎双球菌。头孢吡肟是广谱的第 4 代头孢菌素,在体外实验中起类似于头孢曲松钠和头孢噻肟,有抵抗肺炎链球菌和脑膜炎双球菌的作用,对肠杆菌和铜绿假单胞菌也有更强的作用。在临床实验中,头孢吡肟在治疗青霉素过敏的肺炎球菌和流行性脑脊髓膜炎方面被证实与头孢噻肟类有相同的作用,并且在肠杆菌和铜绿假单胞菌引起的脑膜炎患者身上成功运用。对于年龄<3 个月、>55 岁或者那些由于慢性疾病、器官移植、妊娠、恶性肿瘤、免疫抑制治疗怀疑有细胞免疫调节受损的患者,为了覆盖产单核细胞菌的感染,氨苄西林应该被加入经验性治疗中。对于有耳炎、鼻窦炎、乳突炎症的患者,为了覆盖革兰阴性厌氧芽胞杆菌的感染,甲硝唑应该加入经验性治疗中。对于医院获得性脑膜炎,尤其神经外科手术之后的脑膜炎,葡萄球菌和革兰阴性菌包括铜绿假单胞菌,是最常见的致病菌。在这些患者,经验性治疗方案应该包括万古霉素、头孢他啶、头孢吡肟或美罗培南联合用药。头孢他啶、头孢吡肟或美罗培南应该替代头孢曲松钠和头孢噻肟治疗神经外科的患者和中性粒细胞减少的患者,因为头孢曲松钠和头孢噻肟不能起足够的抵抗铜绿假单胞菌引起的中枢神经系统感染作用。美罗培南是一种碳青霉烯类抗生素,在体外有很强的抗的产单核细胞菌活性,已经被证实对铜绿假单胞菌引起的脑膜炎有效,并且对抗青霉素耐药的肺炎双球菌感染有很好的活性。在肺炎球菌性脑膜炎实验中,美罗培南在灭菌脑脊液培养中的作用与头孢曲松钠相似,但次于万古霉素。登记参与美罗培南临床试验的细菌性脑膜炎患者的数量不足以用于评定这个抗生素的疗效。

(二)特异性抗菌药物治疗

1.流行性脑脊髓膜炎

虽然头孢曲松钠和头孢噻肟对于脑膜炎奈瑟菌感染有足够的经验性覆盖面,但是青霉素 G 仍然是敏感菌株引起的流行性脑脊髓膜炎的选择。中等程度青霉素耐药的脑膜炎奈瑟菌已经得到确认,但是青霉素仍可成功治疗这些菌株感染的患者。脑脊液脑膜炎奈瑟菌应该要测试它对青霉素和氨苄西林的敏感性,而且如果发现耐药,头孢噻肟和头孢曲松钠应该替代青霉素治疗。7 天疗程静脉应用抗生素可充分治疗一般的流行性脑脊髓膜炎。先证者和所有密切接触的人都应该接受 2 天的利福平化学预防治疗(成人每 12 小时 600mg,用 2 天;>1 岁的儿童每 12 小时 10mg/kg,用 2 天)。利福平不推荐用于妊娠的妇女。成人可以选择性地使用一次剂量的阿奇霉素(500mg),或者一次肌内注射剂量的头孢曲松钠(250mg)治疗。密切接触被定义为是指那些与口咽部分泌物有接触或通过接吻、分享玩具、饮料、香烟的个体。

2.肺炎球菌性脑膜炎

肺炎球菌性脑膜炎的抗菌药物治疗以头孢菌素(头孢曲松钠、头孢噻肟、头孢吡肟)和万古霉素开始。所有脑脊液肺炎链球菌都应该测试对青霉素和头孢菌素类的敏感性。一旦抗菌药敏感性的结果出来,治疗可以根据这个进行调整。对于肺炎链球菌性脑膜炎,肺炎链球菌最小抑制浓度小于 $0.06\mu g/mL$ 被认为是敏感的,最小抑制浓度在 $0.1\sim1.0\mu g/mL$ 是中等耐药,最小抑制浓度 $>1.0\mu g/mL$ 则是高度耐药。肺炎链球菌头孢菌素类最小抑制浓度 $\leqslant0.5\mu g/mL$ 被认为是对头孢菌素类(头孢曲松钠、头孢噻肟、头孢吡肟)敏感的。最小抑制浓度在 $1.0\mu g/mL$ 被认为是中等耐药,最小抑制浓度 $\geqslant2.0\mu g/mL$ 则是耐药。对于肺炎双球菌性脑膜炎,头孢曲松钠或头孢噻肟最小抑制浓度 $\leqslant0.5\mu g/mL$,那么用头孢曲松钠或头孢噻肟治疗是合适的。对于最小抑制浓度 $>1\mu g/mL$,万古霉素是首选的抗生素。利福平由于其协同作用可以加入到万古霉素治疗中,但是由于容易很快产生耐药菌,故不能单独应用利福平。

为期 2 周的静脉抗菌药物治疗被推荐用于肺炎球菌性脑膜炎。

肺炎链球菌性脑膜炎患者在开始抗菌药物治疗 24~36 小时后应该复查腰椎穿刺,以确定脑脊液是否达到无菌。抗菌药物治疗 24~36 小时后脑脊液仍不能达到无菌,则可认为是抗生素耐药。青霉素和头孢菌素类耐药的肺炎链球菌感染的患者,若单独经静脉用万古霉素无效,可加用脑室内万古霉素。脑室途径的疗效优于鞘内途径,因为通过鞘内途径时,脑室内的万古霉素药物浓度很难达到有效浓度。

3.单核细胞增多性李斯特菌脑膜炎

产单核细胞菌引起的脑膜炎用氨苄西林治疗至少 3 周。对于危急患者要加用庆大霉素(2mg/kg 负荷剂量,然后 7.5mg/kg 每天每 8 小时 1 次,根据血清浓度和肾功能调节)。青霉素过敏患者也可以联合应用甲氧苄啶(每天 10~20mg/kg)和黄胺甲唑(每天 50~100mg/kg),每 6 小时 1 次。

4.葡萄球菌性脑膜炎

由敏感菌群金黄色葡萄球菌或凝固酶阴性的葡萄球菌引起的脑膜炎用萘夫西林治疗。万古霉素是甲氧苯青霉素耐药的葡萄球菌和青霉素过敏的患者的首选药物。对这些患者,治疗过程中要监测 CSF。如果万古霉素静脉治疗 48 小时后 CSF 仍然未达到无菌状态,那么应该增加脑室或鞘内给予万古霉素 20mg,每天 1 次。

5.革兰阴性杆菌引起的脑膜炎

第 3 代先锋霉素——头孢噻肟、头孢曲松钠和头孢他啶对于革兰阴性杆菌引起的脑膜炎的治疗疗效相当,除了铜绿假单胞菌引起的脑膜炎例外。铜绿假单胞菌引起的脑膜炎应该用头孢他啶、头孢吡肟和美罗培南治疗。革兰阴性杆菌引起的脑膜炎推荐静脉应用抗生素的疗程为 3 周。

(三)辅助治疗

应用抗生素治疗可以导致细菌细胞壁成分的释放,可以导致蛛网膜下隙内产生炎症因子

IL-1β 和 TNF-α。地塞米松可以在 mRNA 水平抑制 IL-1β 和 TNF-α 的合成、降低脑脊液流出阻力和稳定血-脑屏障以发挥治疗作用。在抗生素治疗 20 分钟前使用地塞米松的机制是：地塞米松可以抑制巨噬细胞和神经胶质细胞产生 TNF-α，但是只有这两种细胞被内毒素激活前给予地塞米松才有效。一旦 TNF-α 诱导产生后，地塞米松对其无效。在以流感嗜血杆菌和肺炎链球菌为主的儿童脑膜炎的地塞米松治疗的临床试验中，证实了其疗效在于减少脑膜炎症反应、神经性后遗症，如感觉神经性耳聋。

欧洲的一项前瞻性临床研究观察 301 例成年急性细菌性脑膜炎的辅助治疗，发现：地塞米松可以降低不良反应的产生（15％比 25％，P＝0.03）包括死亡（7％比 15％，P＝0.04），疗效在由肺炎链球菌引起的脑膜炎患者中最显著。在首剂抗生素前 15～20 分钟静脉注射 10mg 地塞米松，之后每 6 小时 1 次，共 4 天。在一个成年肺炎链球菌性脑膜炎中使用地塞米松的二期临床试验中得到了证实。地塞米松的使用时间应该在使用首剂抗生素 20 分钟前，或者不能晚于同时使用。在使用抗生素 6 小时后，再给予地塞米松没有特别明显的效果。在肺炎链球菌性脑膜炎实验模型中，地塞米松也许可以减少万古霉素渗透到脑脊液，延缓在脑脊液中的杀菌作用。因此，在使用万古霉素时是否使用地塞米松，应权衡利弊。或者可以通过脑室内途径给予万古霉素。

有一种观点：在使用地塞米松治疗成人细菌性脑膜炎的脑膜炎模型中，地塞米松可以增加海马细胞损伤，降低学习能力。然而在临床案例中并未发现。地塞米松预防神经性后遗症的功效在低收入和高收入国家是不同的。在低收入国家（撒哈拉沙漠以南非洲，东南亚）的三个大型随机试验中，亚型患者中并不能显示出其疗效。这些临床试验中地基米松疗效的缺乏归因于：因为更多先前疾病使表现滞后，预先用了抗生素，营养失调，HIV 的感染，治疗的患者可能是细菌性脑膜炎，但并无微生物学证据。这些临床试验告诉我们在撒哈拉沙漠以南的非洲及低收入国家，脑脊液革兰染色、培养阴性的患者不应该使用地塞米松。

（四）颅内压增高

颅内高压的紧急治疗包括抬高头位至 30°～45°，插管和过度换气（二氧化碳分压 25～30mmHg）及使用甘露醇。对于颅内压持续升高的患者因收治在重症监护病房，精确的颅内压测定最好是使用 ICU 的监护仪器。

（五）预后

流血嗜血杆菌、脑膜炎双球菌及 B 族链球菌性脑膜炎的死亡率为 3％～7％，李斯特菌性脑膜炎为 15％，肺炎链球菌性脑膜炎为 20％。总体上，细菌性脑膜炎患者的死亡风险若合并以下情况会增加：①就诊时已有意识水平的下降；②就诊 24 小时内有癫痫发作；③颅内压升高；④年幼（婴儿）或年龄＞50 岁；⑤合并有危重情况，如休克和（或）需要机械通气；⑥治疗不及时。脑脊液葡萄糖浓度低（＜2.2mmol/L）及脑脊液蛋白浓度过度升高（＞3g/L）提示预后不佳，死亡率增高。幸存者中约 25％会有中度或重度后遗症，各种不同病原体间不尽相同。常见的后遗症包括智能减退、记忆受损、癫痫发作、听力下降及眩晕和步态异常。

第二节 急性病毒性脑膜炎

一、临床表现

免疫力功能正常的病毒性脑膜炎患者通常表现为头痛、发热、脑膜刺激征及脑脊液炎性改变(稍后讨论)等。头痛几乎都是有的,经常描述为前额或眶后痛,伴随畏光及转动眼睛时疼痛。大多数患者都会出现僵硬颈,但是较轻微,可能只在颈前屈至极限时才会出现。症状包括心神不安、肌痛、神经性厌食症、恶心、呕吐、腹痛和腹泻。患者经常有轻微的嗜睡或昏睡;但是更深的意识障碍如昏睡、昏迷及意识模糊不会出现在病毒性脑膜炎,提示脑炎或是其他诊断。类似的是,病毒性脑膜炎也不会出现癫痫或局灶神经体征或症状或是神经影像学提示累及脑实质,若是出现则提示脑炎或是其他中枢神经系统感染或是炎症过程。

二、病原学

经过一些诊断性技术,包括脑脊液 PCR、培养及血清学检查,75%～90%的病毒性脑膜炎的患者可发现致病病毒等。其中最重要的是肠道病毒(包括艾柯病毒、柯萨奇病毒、肠道病毒群)、HSV-2、HIV 及虫媒病毒。30%～70%的患者脑脊液培养是阳性的,分离的成功概率则依赖于病原的种类。大约 2/3 培养阴性的无菌性脑膜炎患者通过脑脊液 PCR 可检测病原。

三、流行病学

病毒性脑膜炎虽然不是一个值得全国通报的疾病。但是,据估计其发病率为每年 75000例。在温和的天气如夏季和早秋,发病率大大提高,这反映了肠道病毒及节肢动物传播病毒(虫媒病毒)的季节主导性,在月发病高峰的时候大概 100000 人中就有 1 例报道。

四、实验室诊断

1.脑脊液检测

病毒性脑膜炎中最重要的实验室诊断就是脑脊液检测。最典型的结果是脑脊液淋巴细胞异常增加(25～500 个细胞/μl),正常或是稍高的蛋白质浓度(0.2～0.8g/L),葡萄糖浓度正常,正常或是稍高的压力(100～350mmH$_2$O)。脑脊液革兰染色见不到病原体。起病 48 小时内以多形核白细胞(PMN)为主,但很少见,尤其是艾柯病毒 9、西尼罗病毒(WNV)、东方马脑炎病毒或是流行性腮腺炎病毒感染的患者。45%的西尼罗病毒性脑膜炎的患者在脑脊液淋巴细胞增多之前会出现多形核中性粒细胞的脑脊液增多并持续 1 周或是更长时间。除此之外,怀疑是病毒性脑膜炎的患者出现脑脊液多形核白细胞增多但临床诊断尚未确立应该立即考虑其他疾病,包括细菌性脑膜炎或是脑膜外相关感染。病毒性脑膜炎的脑脊液的细胞计数通常在 $25\sim500/\mu l$,有时可以达到几千$/\mu l$,尤其是淋巴细胞脉络丛脑膜炎的感染(LCMV)及流行性腮腺炎病毒的感染。病毒感染中的脑脊液葡萄糖浓度通常是正常的,$10\%\sim30\%$的病例可能会减少,见于 LCMV 及流行性腮腺炎。脑脊液葡萄糖浓度降低很少由艾柯病毒、其他肠道病毒、HSV-2 及水痘-带状疱疹病毒(VZV)引起。因此,脑脊液淋巴细胞增多伴葡萄糖浓度降低可能提示真菌性或结核性脑膜炎、李斯特菌脑膜脑炎或是非感染性疾病(如肉芽肿脑膜炎或是赘生物脑膜炎)。

一些试验衡量不同的脑脊液蛋白、酶类及递质的水平,包括 C 反应蛋白、乳酸、乳酸脱氢酶、新蝶呤、喹啉酸盐、IL-1β、IL-6、可溶 IL-2 受体、β_2 微球蛋白及 TNF,可以用于病毒性脑膜炎和细菌性脑膜炎的鉴别或可以是病毒性感染特殊类型的标记物(例如 HIV 感染),但是,它们仍缺乏敏感性及特异性,对于诊断目的来说应用不是很广泛。

2.病毒核酸的聚合酶链式反应扩增

脑脊液病毒的特异性 DNA 或 RNA 的 PCR 扩增其已经是诊断中枢神经系统病毒感染的最重要的诊断手段。在中枢神经系统的肠道病毒及 HIV 感染中,PCR 已经成为诊断首选,其敏感性大大超过病毒培养。HSV PCR 对于反复发作的无菌性脑膜炎患者来说也是重要的诊断试验,尽管病毒培养阴性,很多患者脑脊液中有扩增的 HSV DNA。脑脊液 PCR 也常规应用于巨细胞病毒(CMV)、EB 病毒、VZV、人疱疹病毒-6(HHV-6)引起的中枢神经系统病毒感染。脑脊液 PCR 也适用于 WNV,但其敏感性不如 WNV 特异性 IgM 的检测。PCR 也可用于肺炎支原体引起的中枢神经系统感染的诊断,其感染类似于病毒性脑膜炎及脑炎。

3.病毒培养

用于诊断病毒性脑炎或脑膜炎的脑脊液培养的敏感性,相比细菌感染培养来说是比较低的。除了脑脊液,特定的病毒还可以从咽拭子、粪便、血和尿中分离出来。肠道病毒及腺病毒可在排泄物中发现;一些肠道病毒、虫媒病毒及 LCMV 可在血液中发现;流行性腮腺炎和CMV 可在尿液中发现;肠道病毒、流行性腮腺炎病毒及腺病毒可在咽拭子中发现。在肠道病毒感染中,病毒脱落至粪便可持续数周。粪便中出现肠道病毒并不是诊断标准,可能是因为先前肠道病毒感染,也可发生在肠道病毒流行时期一些无症状的人群中。

4.血清学检查

对一些病毒来讲,包括许多虫媒病毒如 WNV,血清学研究仍是决定性的诊断依据。但对于 HSV、VZV、CMV 和 EBV 等病毒来说,血清学检查并不十分重要。对于血清阳性率低的人群,通过急性期和恢复期血清(通常在 $2\sim4$ 周后获得)间的血清转化现象或是证实病毒特异性 IgM 抗体的出现才能得出急性病毒感染的诊断。如果能够证实存在鞘内病毒特异性抗体的合成,如脑脊液 IgG 指标升高或脑脊液 IgM 抗体的出现,即能支持中枢神经系统存在感染,比血清学证据更有用。尽管血清及脑脊液 IgM 抗体在急性感染后只存在几个月,但也有例外。如 WVNIgM 可在一些患者急性感染后持续存在 1 年。并且,在病毒感染到宿主产生一代病毒特异性抗体反应之间的延迟常意味着血清学检查的回顾性诊断意义更大,比在即刻诊断和处理中更能发挥作用。

脑脊液的寡克隆 γ-球蛋白带与一些病毒感染有关。相关抗体常直接攻击病毒蛋白。寡克隆带也常发生在特定的非感染性神经系统疾病中(如多发性硬化)及非病毒感染中(如神经梅毒、神经莱姆病)。

5.其他实验室检查

所有怀疑是病毒性脑膜炎的患者应该完善血常规、肝肾功能检查、红细胞沉降率(ESR)、C反应蛋白、电解质、葡萄糖、肌酸酶、醛缩酶、淀粉酶及脂肪酶。较轻的病毒性脑膜炎无须做神经影像学检查(如 CT 或 MRI),但有意识状态改变的、癫痫、有局灶神经系统体征或症状的或是脑脊液结果不典型时需要做。

五、鉴别诊断

与病毒性脑膜炎鉴别诊断最重要就是要排除病毒性脑膜炎相似的疾病,包括:①未经治疗或部分治疗的细菌性脑膜炎;②由真菌、分枝杆菌属或是梅毒密螺旋体(神经梅毒)引起的脑膜炎早期阶段,这些疾病的脑脊液淋巴细胞增多时很常见的,培养可能是慢生长或是阴性的,早起可能不出现脑脊液葡萄糖过少;③由支原体、李斯特菌、布鲁菌、柯克斯体属、钩端螺旋体属及立克次体属引起的脑膜炎;④脑膜外感染;⑤赘生物脑膜炎;⑥继发于非感染性炎症疾病的脑膜炎,包括超敏反应脑膜炎、SLE 和其他风湿性疾病、肉状瘤病、贝切特综合征、葡萄膜脑膜综合征。在对>28 天的儿童的研究发现脑脊液蛋白>0.5g/L(敏感性 89%、特异性 78%)及血清降钙素水平>0.5ng/mL(敏感性 89%、特异性 89%)的出现提示是细菌性而不是无菌性脑膜炎。很多鉴别细菌性和无菌性脑膜炎的临床方法已经发表,但并没有得到广泛地验证。其中一个经过试验相对可靠的细菌性脑膜炎评分表明,脑脊液细胞增多的儿童得细菌性脑膜炎的可能性为 0.1% 甚至更少,而这些儿童有:①脑脊液革兰染色阴性;②脑脊液中性粒细胞计数<1000 个细胞/μl;③脑脊液蛋白<80mg/dL;④外周单独中性粒细胞计数<1000 个细胞/μl;⑤无癫痫既往史或者现病史。

六、详细的病毒病因学

肠道病毒(EV)群是病毒性脑膜炎常见病因,在可明确病因的患者中超过 85%。病例可散发也可以群发。最近 EV 脑膜炎在美国的暴发流行与柯萨奇病毒 B5 和艾柯病毒株 6、9 及30 有关。艾柯病毒 A9、B3 及 B4 常与散发病例有关。EV71 导致神经系统疾病在美国之外的地区大规模流行,如东南亚,不过美国最近也报道有散在病例的发生。尽管每年发病频率减少,肠道病毒群导致的病毒性脑膜炎最可能在夏季和秋季的月份发生,尤其是<15 岁的儿童。尽管随着年龄的增长,肠病毒脑膜炎的发病率减少,但在该病暴发流行的时候,最先累及的还是年龄较大的儿童及成人。患者起病急,表现为发热、头痛、颈强直,常伴随体征,包括呕吐、食欲缺乏、腹泻、咳嗽、咽炎及肌痛。体格检查应该包括仔细寻找肠道病毒感染的红斑,包括皮疹、手足口病、疱疹性咽峡炎、胸膜痛、出血性结膜炎及心肌心包炎。脑脊液结果通常为淋巴细胞增多(100~1000 个细胞/μl),葡萄糖浓度正常,蛋白质浓度正常或轻度升高。但是,多达

15％的患者，多见于婴幼儿而不是年龄更大的儿童或是成人，他们的脑脊液淋巴细胞计数是正常的。在发病 48 小时以多形核白细胞为主的病例是很少见的。脑脊液反转录 PCR 是诊断性选择，敏感性（＞95％）及特异性（＞100％）兼备。脑脊液 PCR 在症状出现 48 小时内进行其敏感性是最高的，症状出现 5 天后其敏感性大大下降。治疗有效，患者治愈后无后遗症。新生儿和丙种球蛋白缺乏或低丙种球蛋白的患者常会发生慢性且严重的感染。

虫媒病毒感染主要发生在夏季或早秋。当脑炎和脑膜炎的病例在夏天或是早秋集中在一个有限的地理区域发生就要考虑虫媒病毒性脑膜炎。在美国虫媒病毒性脑炎和脑膜炎最重要的病因就是西尼罗病毒、圣路易脑炎病毒和加利福尼亚脑炎病毒组。在 WNV 的时候，鸟类的死亡可能是后继人类感染该病钟。蜱接触史或旅行、居住在一定的地理区域提示科罗拉多蜱传热病毒或是波沃森病毒感染的可能性，尽管 RMSF 和神经莱姆病不是病毒性蜱传播疾病也可有相似的表现。虫媒病毒性脑膜脑炎的脑脊液常表现为单核细胞增多，葡萄糖浓度正常，蛋白质浓度正常或是轻度增高。但是 40％～45％的 WNV 脑炎患者表现为持续 1 周或是更长时间的脑脊液白细胞增多。WNV 很少出现脑脊液葡萄糖浓度降低，革兰染色阴性及细菌培养阴性可与细菌性脑膜炎鉴别。脑脊液中出现类浆细胞的增多或出现莫拉雷样大单核可能是 WNV 感染的诊断依据。虫媒病毒性脑膜炎的决定性诊断依据是脑脊液及血清转换中的病毒特异性 IgM 抗体的出现。脑脊液 PCR 试验可在选择性诊断实验室和疾病控制与预防中心用于一些病毒，但在 WNV 的病例中，脑脊液 PCR 的敏感性比血清学差。

HSV-2 脑膜炎更多被认为是成人病毒性脑膜炎发病的主要因素，总体来说它的重要性仅次于肠道病毒，占全部病例的 5％，毫无疑问，当肠道病毒感染日益常见的时候，成年人或是夏秋季过后 HSV-2 感染的病例也增加。25％～35％的女性及 10％～15％的男性在 HSV 脑膜炎首次发作的时候表现为生殖器疱疹。在这些患者有 20％会有脑膜炎的反复发作。HSV 脑膜炎的诊断通常需要脑脊液 PCR，因其培养可能是阴性的，尤其是反复发作的脑膜炎患者。硬膜内 HSV 特异性抗体的出现也对诊断有所帮助，尽管其敏感性和特异性比 PCR 低，且直到感染 1 周后才会出现变成阳性。超过 90％的 HSV 脑炎患者的致病因素是 HSV-1，相比来说，绝大多数的 IISV 脑膜炎患者的致病因素是 HSV-2。尽管既往有过或者目前存在 HSV 生殖器病损是个重要的诊断依据，也有许多 HSV 脑膜炎患者在发病的时候没有明显的生殖器疱疹。大多数经常发生的病毒性或无菌性脑膜炎，包括原先诊断为莫拉雷脑膜炎的病例，很有可能是 HSV 感染所致。

当同时出现水痘或带状疱疹是应该怀疑是 VZV 脑膜炎。但是，有报道说达到 40％的 VZV 脑膜炎病例不伴有发疹，认识到这点是很重要的。VZV 作为脑膜炎的病因，其感染频率变化很大，在最低 3％至最高 20％之间变化。诊断常基于脑脊液 PCR，尽管其实验的敏感性不如其他疱疹病毒。脑脊液 PCR 结果阴性的患者，VZV 中枢神经系统感染的诊断可以依据硬膜内 VZV 特异性抗体的出现和（或）脑脊液 VZVIgM 抗体的出现或是脑脊液阳性培养。

EBV 感染也可产生无菌性脑膜炎，伴或不伴有相关的传染性单核细胞增多症。脑脊液或外周血中非典型淋巴细胞的出现提示 EBV 感染，但偶尔也可以出现在其他病毒感染中。EBV 几乎不能从脑脊液培养中得到。血清与脑脊液血清学可通过具有特征的 IgM 病毒衣壳（VCAs）抗体、早期抗原（EAs）抗体及 EBV-相关核抗原（EBNA）抗体的缺失帮助证实急性感染的出现。脑脊液 PCR 也是一项重要的诊断性实验,尽管其结果可能反映的是病毒的再激活,与其他的感染性或炎症性过程有关。

任何表现为病毒性脑膜炎的患者,已知或是怀疑有 HIV 感染危险因素,都应该怀疑 HIV 性脑膜炎。在 5%～10% 的病例中,脑膜炎可以发生在 HIV 初次感染之后,但很少见于疾病后期阶段。比起其他病毒感染,HIV 脑膜炎脑神经麻痹更常见,最常受累的是第 Ⅴ、Ⅶ、Ⅷ 对脑神经。诊断可依据血液或是脑脊液的 HIV 基因组的检测。血清转化可能会延迟,HIV 血清学阴性的患者怀疑是 HIV 脑膜炎的应需观察至血清转换发生。

腮腺炎病毒:晚冬或早春季节发生的脑膜炎应考虑为流行性腮腺炎病毒,尤其是男性(男女之比为 3：1)。在美国,自从 1967 年以来广泛应用减毒的流行性腮腺炎疫苗之后,其发病率下降了超过 95%。但是,对非免疫的个体和人群来讲,流行性腮腺炎仍是感染的潜在来源。很少有(10～100/100000 接种过疫苗的个体)疫苗相关的流行性腮腺炎脑膜炎被描述,表现为接种疫苗后 2～4 周起病。腮腺炎、睾丸炎、卵巢炎、胰腺炎的出现或是血清脂肪酶、淀粉酶的升高可能提示流行性腮腺炎性脑膜炎。但是,无这些表现不能排除诊断。10%～30% 流行性腮腺炎的患者应提前评估临床脑膜炎的发生。但是,美国最近一起 2600 例流行性腮腺炎暴发流行的时候,仅有 11 例诊断为脑膜炎,提示其发病率比原先猜测的低。流行性腮腺炎感染后终身免疫,故记录有原先感染病史的可排除这一诊断。25% 的脑膜炎患者脑脊液细胞增多,75% 的患者以 >1000 个细胞/μl 为主,还有 25% 的患者脑脊液中性粒细胞增多。10%～30% 的患者脑脊液糖分减少,一旦出现可为诊断依据。诊断主要依靠脑脊液病毒培养或是检测到 IgM 抗体或是有血清转换。一些诊断性或调查实验室可以用脑脊液 PCR。

LCMV 感染:当无菌性脑膜炎发生在深秋或冬天,患者有家鼠(小家鼠)、宠物或实验室啮齿类动物(如仓鼠、小鼠)或是它们的排泄物接触史时,应该怀疑有 LCMV 感染。一些患者表现为相关的皮疹、肺浸润、脱发、腮腺炎、睾丸炎或是心肌心包炎。实验室检查加上早期的临床发现是 LCMV 的诊断线索,可能包括白细胞减少症,血小板减少症及异常的肝功能。一些病例呈现出显著的脑脊液细胞异常增多(>1000 个细胞/μl)及糖分过少(<30%)。诊断应依据脑脊液病毒的血清学或是培养。

七、治疗

几乎所有的病毒性脑膜炎的治疗主要都是对症治疗,包括使用镇痛药、解热药及镇吐药。应该监测体液和电解质状态。怀疑是细菌性脑膜炎的患者在培养结果出来之前应给予合适的经验性治疗(前有叙述)。考虑是病毒性脑膜炎的免疫功能正常的患者,不伴有局部体征或症状,意识状态无明显改变,以及脑脊液检查符合病毒性脑膜炎表现的(脑脊液淋巴细胞增多、葡萄糖正常、革兰染色阴性)的,能够确保在家监测和继续治疗的前提下,无须住院治疗。免疫功能受损的患者,有意识状态明显改变的、癫痫或是局部症状或体征的出现提示脑炎或脑实质受损的可能性;那些有非典型脑脊液表现的患者应该入院治疗。HSV-1 或 HSV-2 及严重的 EBV 或 VZV 感染引起的脑膜炎应口服或静脉注射阿昔洛韦。HSV、EBV 和 VZV 脑膜炎相关治疗的数据有限。病情危重的患者应该先静脉注射阿昔洛韦(每天15～30mg/kg,分 3 次剂量),后用口服药物如阿昔洛韦(800mg,每日 5 次)或泛昔洛韦(500mg,每日 3 次)或伐昔洛韦(1000mg,每日 3 次),服用一个疗程 7～14 天。病情不是很严重的可单独应用口服药。HIV 脑膜炎患者应接受积极的抗反转录病毒治疗。

已知有体液免疫缺陷的(如 X 染色体连锁性无 γ-球蛋白血症)和未曾接受过 γ-球蛋白肌内注射或静脉注射免疫球蛋白(IVIg)的病毒性脑膜炎患者应该用上述药剂治疗。在有些经肌内注射或静脉注射给予免疫球蛋白无效的慢性肠道病毒性脑膜炎患者,曾尝试经 Ommaya 囊鞘内给予免疫球蛋白治疗。

一些慢性肠病毒脑膜炎的患者尝试了通过 Ommaya 囊鞘将免疫球蛋白置于心室内的治疗,试验药物 plecconaril,对多种肠病毒感染有效,并且有很高的口服生物利用度和脑脊液渗透性。肠病毒脑膜炎患者的临床试验提示 plecconaril 相比安慰剂组缩短了症状的持续时间;但是,因其在非中枢神经系统 EV 感染的试验中有自限性,这个药物可能不会推向市场及广泛应用。

脊髓灰质炎病毒、流行性腮腺炎病毒和麻疹病毒感染时,接种疫苗对于防止脑膜炎进展、防止其他神经系统合并症有效。美国已经使用了 VZV 减毒活疫苗(水痘病毒疫苗)。临床已经证实了其有效率达 70%～90%,但维持免疫力则需加强免疫力。灭活的水痘疫苗可用于移植受体患者。

八、预后

病毒性脑膜炎的成年患者痊愈率很高。很少数患者主诉有持续头痛、轻度精神障碍、共济失调或者全身无力可持续数周或数月。婴儿及新生儿(小于 1 岁)的预后尚不确定。一些研究中报道有智能减退、学习能力下降、听力丧失及其他持久的后遗症。

第三节　慢性脑炎

一、进行性多灶性白质脑病

(一)临床特征和病理

进行性多灶性白质脑病(PML)是一种进展性疾病,以病理学上多发性脱髓鞘病灶为特征,病灶大小不同,遍布整个中枢神经系统。除了脱髓鞘之外,还有星状细胞和少突胶质细胞的特征性改变。星状细胞异常增大,包含深染、畸形、奇异的细胞核及时常出现有丝分裂象。少突胶质细胞增大,深染的核包括病毒包涵体,由 JC 病毒(ICV)微量晶状排列形成。患者通常表现为视野缺损(45%),典型的同向偏盲;精神损伤(38%)(痴呆、意识障碍、人格改变);肢体无力,包括偏瘫或单瘫;以及共济失调。癫痫发生在约 20% 的患者,主要是那些损伤邻近皮质的患者。

几乎所有患者有潜在性免疫功能低下。在最近一段时间,最常见的相关疾病是 AIDS(80%)、血液恶性肿瘤(13%)、移植受体(5%)及慢性炎症疾病(2%)等。据估计达到 5%的 AIDS 患者或发展为 PML。超过 30 例的 PML 病例发生在正在接受多发性硬化及炎症性肠疾病治疗的患者身上,他们使用那他珠单抗,一个可以通过黏附至 α4 结合素抑制淋巴细胞运输至中枢神经系统和肠黏膜的人类单克隆抗体。估计在这些患者患 PML 的风险率估计是每 1000 个平均治疗了 18 个月的患者有 1 例。使用其他人类单克隆抗体的患者也有患病,这些抗体有着免疫调节作用,包括依法珠单抗和利妥昔单抗。基本的临床和诊断特征与 PML 合并 HIV 及其他免疫抑制病的表现相似。

(二)诊断性研究

PML 的诊断常由 MRI 提示。MRI 揭示了多灶性、不对称的融合的白质病变,存在于室周、半卵圆中心、顶枕区及小脑。这些病灶在 T_2 和 FLAIR 像上呈现高信号,在 T_1 增强像上是低信号。PML 病灶典型的是非增强(90%),但少数可显示线性增强,尤其是在免疫力更好的患者身上。没有水肿及占位效应。CT 扫描比 MRI 敏感性低,常显示低密度非增强白质病灶。

典型的脑脊液是正常的,可能会表现为轻度增加的蛋白质浓度或 IgG 浓度。少于 25%的病例出现脑脊液细胞增多,主要是单核细胞,很少增加至 25 个细胞/μl。脑脊液 JCV、DNA 的 PCR 扩增成为了重要的诊断工具。有相应的临床表现、脑脊液标本 JC 病毒 DNA 的 PCR 扩增阳性,且 MRI 提示典型的病变,即可诊断 PML,反映了脑脊液分析的相对高特异性(92%~100%);但是,其敏感性是易变的,阴性结果不能排除诊断。在没有接受高效抗病毒治疗(HAART)的 HIV 阴性和阳性的患者,敏感性是 70%~90%。接受了 HARRT 治疗的患者,其敏感性接近 60%,反映了免疫力相对强患者脑脊液病毒水平更低。定量的 JCV 脑脊液 PCR 的研究提示低水平的(<100 个副品/μl)JCV 相比于高水平有更好的预后。脑脊液 PCR 阴性的患者为了确诊需要做脑组织活检。在脑组织的活检或尸检样本,JCV 抗原和核酸可通过免疫细胞化学检测,用原位杂交或是免疫扩增。JCV 抗原或染色体组的检测应该只是伴随了特征性病理改变的 PML 的选择性诊断,因为正常患者的脑组织也可以发现其抗原和染色体组。

血清学研究在诊断上不实用,因其基础血清阳性率高(>80%)。

(三)治疗

没有针对 PML 的有效性治疗。有病例报道 5HT2a 受体抑制药米氮平有效,可以抑制 JcV 黏附至其在少突胶质细胞上的受体。回顾性无对照试验提示 α-干扰素可能是个有效的治疗方式。但这两者都没有在随机对照临床试验中测试过。有一个评估抗疟疾药甲氟喹的疗效的临床试验正在进行中,它能抑制细胞培养中 JCV 的复制。静脉或硬膜内注射阿糖胞苷在 HIV 相关的 PML 随机控制试验中没有显示出疗效,尽管一些专家认为阿糖胞苷在血-脑屏障破坏使得脑脊液大量渗出的情况下是有治疗效果的。在 HIV 相关 PML 随机对照试验中西多福韦也没有明显的疗效。因为 PML 多发生在免疫缺陷的患者,故提高或恢复机体免疫功能的治疗性干预都应该考虑。也许干预措施最重要就是稳定疾病,而且在一些病例中,改善 HARRT 治疗之后的 HIV 阳性的艾滋病患者的免疫状态。用 HAART 治疗的 HIV 阳性的

PML 患者,1 年生存率达到 50%,尽管其中有 80% 的患者可能有明显的神经系统后遗症。HIV 阳性的 PML 患者有更高的 CD4 计数($>300/\mu l$)及低的或不能探测到的 HIV 病毒水平的有更好的预后。尽管 HAART 的应用可以提高生存率,但患者相关的免疫重建伴随潜在的机会性感染如 PML 会产生严重的中枢神经系统炎症综合征[免疫重建炎症综合征(IRIS)],使得临床症状恶化、脑脊液白细胞增多及新的 MRI 增强病灶的出现。接受那他珠单抗或其他免疫调节抗体治疗的患者,怀疑有 PML 的,应该停止治疗,并且进行血浆置换清除循环抗体。

二、亚急性硬化性全脑炎(SSPE)

SSPE 是一个中枢神经系统的慢性、进展性脱髓鞘疾病,伴随由麻疹病毒引起的脑组织的慢性非机会性感染。估测 100000～500000 麻疹病例中发生 1 例。在美国每年都有平均 5 例报道。在麻疹疫苗出现后发病率大大减少。但多数患者会在小的时候(2 岁)有初次麻疹感染的病史,在 6～8 年的潜伏期会有进展性神经系统疾病发生。85% 的患者在 5～15 岁的时候诊断出来。开始的表现为上学时表现差及情绪和性格改变。中枢神经系统感染的典型体征,包括高热和头痛不会发生。当疾病进展时,患者发生进展性智能减退,局部或全面性癫痫发作、肌阵挛、共济失调及视觉障碍。在疾病的后期,患者反应迟钝、四肢轻瘫及痉挛,伴随亢进的腱反射和伸肌跖反应。

(一)诊断性研究

MRI 早期是正常的,随着疾病的进展,脑白质和脑干会有增强的 T2 信号出现。EEG 开始显示非特异性减慢,但随着疾病进展,患者出现特征性的周期波,表现为高电压的发放,每 3～8 秒一次尖慢波,继以周期性衰弱平坦的背景。脑脊液表现为无细胞、正常或轻度升高的蛋白质浓度及显著升高的 γ 球蛋白水平(超过脑脊液总蛋白的 20%)。脑脊液抗麻疹抗体水平是必然升高的,寡克隆抗麻疹抗体通常出现。麻疹病毒可通过特殊的协同培养技术从脑组织培养出来。病毒抗原可用免疫细胞化学确认,通过原位杂交或是 PCR 扩增可以检测病毒基因组。

(二)治疗

SSPE 无明确的治疗可以得到。有报道异丙肌酐(异丙肌苷醇,每天 100mg/kg)单独或联合使用硬膜内或脑室内注射 α-干扰素治疗可以在一些患者中延长存活期及改善临床症状,但还未投入到临床试验中。

三、进行性风疹全脑炎

这是一个非常罕见的疾病,主要影响患有先天性风疹综合征的男性,偶有继发于儿童期风疹感染的散发病例。在 8～19 年的潜伏期之后,患者产生进行性神经系统退化。其机制类似于 SSPE。脑脊液显示轻度的淋巴细胞增多,轻度蛋白质浓度升高,显著的 γ-球蛋白升高及风疹病毒特异性寡克隆带。无特异性治疗。先天性和儿童期风疹预防借助于应用减毒的风疹疫苗有望消灭这个疾病。

第四节　脑脓肿

脑脓肿主要指各种化脓性细菌,通过身体其他部位的感染灶转移或侵入脑内形成的脓肿,破坏脑组织和产生占位效应。近年来,由于神经影像技术如 CT 和 MRI 的应用,有效抗生素的使用,脑脓肿的诊断和治疗水平显著提高。脑脓肿可发生于任何年龄,男性多于女性。

一、根据细菌感染的来源分类

1.邻近感染病灶扩散所致的脑脓肿

根据原发化脓性病灶可分为耳源性脑脓肿和鼻源性脑脓肿。其中以慢性化脓性中耳炎或乳突炎导致的耳源性脑脓肿为最多,约占全部脑脓肿的一半以上。这种脑脓肿多发生于同侧颞叶或小脑半球,多为单发脓肿,以链球菌或变形杆菌为主的混合感染多见。鼻源性脑脓肿为继发于鼻旁窦炎的化脓性感染,较少见。脓肿多位于同侧额叶前部或额极。蝶窦炎可引起垂体脓肿、脑干脓肿和颞叶脓肿。鼻源性脑脓肿以链球菌和肺炎球菌感染为主。其他如头皮痈疖、颅内静脉窦炎及颅骨骨髓炎等直接蔓延所形成的脑脓肿多发生于原发感染病灶周围,多为混合性感染。

2.血源性脑脓肿

约占脑脓肿的 25％。血源性脑脓肿由身体远隔部位化脓性感染造成的菌血症或脓毒血症经血行播散到脑内而形成。根据原发感染部位的不同分为胸源性脑脓肿(即继发于脓胸、肺脓肿、慢性支气管炎伴支气管扩张等)和心源性脑脓肿(即继发于细菌性心内膜炎、先天性心脏病等)。此外,面部三角区的感染、牙周脓肿、化脓性扁桃体炎、化脓性骨髓炎、腹腔盆腔感染都可以导致血源性脑脓肿。血源性脑脓肿通常多发,常位于大脑中动脉供血的脑白质或白质与皮质交界处,故好发于额叶、颞叶、顶叶。致病菌以溶血性金黄色葡萄球菌多见。

3.创伤性脑脓肿

开放性颅脑损伤时,化脓性细菌直接由外界侵入脑内所致。清创不彻底、不及时,异物或骨折片进入脑组织是创伤性脑脓肿产生的主要原因。此外,颅脑外伤后颅内积气、脑脊液漏、颅骨骨髓炎也可能引起脑脓肿。此类脓肿多位于外伤部位或异物所在处。病原菌多为金黄色葡萄球菌或混合菌。

4.医源性脑脓肿

由颅脑手术后感染所引起的脑脓肿。多与无菌操作不严格、经气窦的手术、术后发生脑脊液漏而没有及时处理、患者抵抗力低下、并发糖尿病或使用免疫抑制剂有关。致病菌多为金黄色葡萄球菌。

5.隐源性脑脓肿

占脑脓肿的 10％～15％。指病因不明,无法确定其感染源的脓肿。可能因原发感染病灶轻微,已于短期内自愈或经抗生素药物治愈,但细菌已经血行潜伏于脑内,在机体抵抗力下降时形成脑脓肿。此外,慢性咽部感染、压疮等常不引起人们注意的感染也可能致病。

二、病理

细菌进入脑实质后,其病理变化是一个连续的过程,大致可分为 3 个阶段。

1.急性脑炎期

病灶中心有坏死,局部出现炎性细胞浸润伴病灶周围血管外膜四周炎症反应。病灶周围脑水肿明显。临床上有全身感染症状(如发热、寒战、头痛等),也可有脑膜刺激症状,并可出现脑脊液的炎性改变等。

2.化脓期

脑实质内化脓性炎症病灶进一步坏死、液化、融合,同时与脑软化、坏死区汇合逐渐扩大形成脓腔,周围炎症反应带有炎症细胞和吞噬细胞。此期脓肿壁尚未完全形成。因为炎症开始局限,所以全身感染症状趋于好转。

3.包膜形成期

脓肿周边逐渐形成包膜,炎症进一步局限。显微镜下见包膜内层主要为脓细胞或变性的白细胞,中层为大量纤维结缔组织,外层为增生的神经胶质、水肿的脑组织和浸润的白细胞。脓肿包膜的形成决定于病原菌、感染途径及机体抵抗力的强弱。需氧菌如金黄色葡萄球菌和链球菌性脑脓肿易形成包膜而且包膜较厚,厌氧菌如肠道杆菌引起的脑脓肿包膜形成缓慢,而且常不完善。直接蔓延所致的脑脓肿包膜较血源性者完善。

三、诊断

通常脑脓肿的诊断依据有:①患者有原发化脓性感染病灶,如慢性胆脂瘤性中耳炎、鼻窦炎等,并有近期的急性或亚急性发作的病史。②颅内占位性病变表现,患者有高颅压症状或局灶症状和体征。③病程中曾有全身感染症状。

具有以上 3 项者须首先考虑脑脓肿的诊断,如再结合 CT 或 MRI 扫描可对典型病例作出诊断。

1.临床表现

脑脓肿的临床表现轻重不一,取决于机体对炎症的防御能力以及病原菌的毒力、脓肿形成的快慢、大小、部位、数量等因素。通常有以下 3 方面症状。

(1)全身中毒症状:患者多有近期原发病灶感染史,随后出现脑部症状及全身表现。有发热、畏寒、头痛、全身乏力、肌肉酸痛、精神不振、嗜睡等表现。体检有颈阻阳性,克氏征、布氏征阳性。外周血白细胞增多,中性粒细胞比例升高,血沉加快等。隐源性脑脓肿的中毒症状不明显或缺如。中毒症状可持续 1～2 周,经抗生素治疗,症状可很快消失。部分患者可痊愈,部分脓肿趋于局限化,即进入潜伏期,时间长短不一,持续时间可从数天到数年。

(2)颅内压增高症状:颅内压增高症状在脑脓肿急性脑炎期即可出现,随着脓肿的形成和逐渐增大,症状更加明显。头痛多为持续性,并有阵发性加重。头痛部位与脓肿位置有关,一般患侧较明显。头痛剧烈时常伴喷射性呕吐。半数有视神经乳头水肿,严重时可有视网膜出血及渗出。患者常常伴有脉搏缓慢、血压升高、呼吸缓慢等表现,严重者甚至出现表情淡漠、反应迟钝、嗜睡、烦躁不安等表现。

(3)局灶性症状:脑脓肿局灶性症状与脑脓肿所在的部位有关。额叶脓肿常有表情淡漠、记忆力减退、个性改变等精神症状,可伴有对侧肢体局灶性癫痫或全身大发作、偏瘫或运动性失语(优势半球)等。颞叶脓肿可出现欣快、感觉性或命名性失语(优势半球)等。顶叶脓肿可出现感觉障碍,优势半球受损还可出现失写、失读等。小脑脓肿可出现水平粗大的眼震、一侧肢体共济失调、强迫性头位和脑膜刺激征等。脑干脓肿可出现各种脑神经损伤和长束征的脑干损害特有的征象。非优势半球的额叶、颞叶脓肿定位体征不明显。

应警惕颞叶或小脑脓肿随着脓肿的不断扩大容易发生脑疝。一旦出现,必须紧急处理。此外,脑脓肿溃破引起化脓性脑炎、脑室炎,患者表现为突然高热、寒战、意识障碍、脑膜刺激征、癫痫等。腰穿脑脊液白细胞明显增多,可呈脓性。应迅速救治,多预后不良。

2.临床分型

根据脑脓肿的临床表现,大致可归纳为下列5种类型。

(1)急性暴发型:起病突然,发展迅速。呈急性化脓性脑炎症状。患者头痛剧烈,全身中毒症状明显。早期即出现昏迷,并可迅速导致死亡。

(2)脑膜炎型:以化脓性脑膜炎表现为主。脑膜刺激症状明显,脑脊液中白细胞和蛋白含量显著增高。

(3)隐匿型:无明显的颅内压增高或神经系统体征。仅有轻度头痛、精神和行为改变、记忆力下降、嗜睡等症状。诊断较困难,脑脓肿常被忽略,多数是开颅手术或尸检时才得以证实。

(4)脑瘤型:脓肿包膜完整,周围水肿消退。病情发展缓慢,临床表现与脑瘤相似,手术证实为慢性脑脓肿。

(5)混合型:临床表现多样,不能简单归于以上任何一类。脓肿形成过程中的各种症状均可出现,较为复杂。

3.辅助检查

(1)外周血象:急性期白细胞增高,中性粒细胞显著增高。脓肿形成后,外周血象多正常或轻度增高。大多数脑脓肿患者血沉加快。

(2)脑脊液检查:脑脓肿患者颅内压多增高,因此腰椎穿刺如操作不当可能诱发脑疝。腰穿脑脊液多不能确定病原菌(除非脓肿破入脑室)。脑膜脑炎期脑脊液中白细胞可达数千以上,蛋白含量增高,糖降低。脓肿形成后白细胞可正常或轻度增高,一般在$(50\sim100)\times10^6/L$,蛋白常升高,糖和氯化物变化不大或稍低。

(3)X线平片:可见原发感染部位骨质变化。耳源性及鼻源性脑脓肿可见颞骨岩部、乳突、鼻旁窦骨质有炎性破坏。外伤性脑脓肿可见颅骨骨折碎片、金属异物等。

(4)CT扫描:是目前诊断脑脓肿的首选方法,敏感性为100%。脓肿壁形成前,CT平扫病灶表现为边缘模糊的低密度区,有占位效应。增强扫描低密度区不发生强化。脓肿形成后CT平扫见低密度边缘密度增高,少数可显示脓肿壁,增强扫描可见完整、厚度均一的环状强化,伴周围不规则脑水肿和占位效应。这种"环状强化影"是脑脓肿的典型征象。

(5)MRI:脑脓肿MRI的表现随脓肿形成的时期不同表现也不同。急性脑炎期表现为边

界不清的不规则长 T_1、长 T_2 信号影。包膜形成后病灶中央区在 T_1 加权像表现为明显低信号，周边水肿区为略低信号，两者之间的环状包膜为等或略高信号。T_2 加权像病灶中央脓液为等或略高信号，包膜则为低信号环，周围水肿区信号明显提高。Cd-DTPA 增强后 T_1 加权像包膜信号呈均匀、显著增强。病灶中央脓液及包膜周围水肿区信号不变。

4.鉴别诊断

(1)化脓性脑膜炎：化脓性脑膜炎起病急，脑膜刺激征和中毒症状较明显。神经系统定位体征不明显，CT 或 MRI 扫描无占位性病灶。

(2)硬膜外和硬膜下脓肿：单纯的硬膜外脓肿颅内压增高和神经系统体征少见。硬膜下脓肿脑膜刺激征严重。两者可与脑脓肿合并存在。通过 CT 或 MRI 扫描可明确诊断。

(3)耳源性脑积水：多因慢性中耳炎、乳突炎引起横窦栓塞致脑积水。病程一般较长，患者有头痛、呕吐等高颅压症状，但无全身感染症状，缺少神经系统定位体征。CT、MRI 扫描只显示脑室扩大。

(4)脑肿瘤：某些脑脓肿患者临床上全身感染症状不明显，CT 扫描显示的"环形强化"征象也不典型，故与脑肿瘤(如胶质瘤)、脑转移性肿瘤不易鉴别，有时甚至需通过手术才能确诊。因此，应仔细分析病史，结合各种辅助检查加以鉴别。

(5)化脓性迷路炎：本病可出现眩晕、呕吐、共济失调、眼震和强迫头位。临床症状似小脑脓肿。但本病颅内压增高症状和脑膜刺激征不明显，无神经系统定位体征。CT 或 MRI 扫描无颅内占位性病灶。

(6)血栓性静脉窦炎：患者全身中毒症状较重，出现脓毒血症，表现为寒战、弛张热，但脑膜刺激征及神经系统局灶体征不明显。脑血管造影、CT 或 MRI 扫描可加以鉴别。

四、治疗

脑脓肿的治疗应根据不同病理阶段、脓肿的部位、单发、多发或多房、机体的抵抗力、致病菌的种类及毒力等因素来选用不同的治疗方法。原则上，急性脑炎及化脓阶段以内科治疗为主。一旦脓肿形成，则应以外科手术治疗为主。

1.治疗原发病灶

临床上常常因为脑脓肿病情较为危急，因此应先处理脑脓肿。术后情况许可，再处理原发病灶。如耳源性脑脓肿可先做脑部手术，术后病情许可时再行耳科根治手术。

2.内科治疗

脑脓肿在包膜尚未完全形成前或患者年老体弱不能耐受手术时，可在密切观察和随访下进行内科综合治疗。主要是抗感染、降颅内压和对症治疗。少数患者经内科治疗可以治愈，多数患者病情可迅速缓解，病灶迅速局限，为进一步手术治疗创造好条件。

内科治疗时抗生素应用原则：①及时、足量使用抗生素。一般静脉给药，必要时可鞘内或脑室内给药。②选用对细菌敏感和容易通过血脑屏障的抗生素。细菌培养和药敏试验结果出来前，可按病情选用易于通过血脑屏障的广谱抗生素，待结果出来之后，及时调整。③用药时间要长。必须在体温正常，脑脊液及血常规检查正常后方可停药。脑脓肿静脉使用抗生素的时间为 6～8 周。

3.外科治疗

脑脓肿包膜形成后,应在抗感染、脱水、支持治疗的同时,尽早采用外科治疗。手术方法有:

(1)穿刺抽脓或引流术:适应证包括各部位单发脓肿;重要功能区或深部脓肿;年老体弱、婴儿、先天性心脏病及一般情况较差不能耐受开颅术者。根据脓肿位置,立体定向下穿刺入脓腔,将脓液尽量抽吸出来。穿刺及抽脓时注意用棉片保护好,以防脓液污染手术野。并反复以抗生素盐水冲洗脓腔。可于脓腔内置入硅胶管引流。术后每日冲洗脓腔后注入抗生素。术后定期随访 CT 或 MRI。如冲洗液清亮,CT 或 MRI 复查显示脓腔已闭合,即可拔管。如经 2～3 次穿刺脓肿未见缩小,甚至增大者,应改用脓肿切除术。脓肿穿刺、引流术简单、安全、对脑组织损伤小,缺点在于常需反复多次穿刺,不适用于多发性、多房性脓肿或脓腔内有异物者。

(2)脓肿切除术:适应证包括多房脓肿和小脓肿;包膜完整、位于非功能区的浅表脓肿;经穿刺抽脓手术治疗失败者;脓肿腔有异物或碎骨片者;急性脑炎期或化脓期,因高颅压引起脑疝者,须紧急开颅、清除炎性病灶及坏死脑组织,并放置引流。手术中须严格防止脓液外漏污染术野,以致感染扩散。本方法治疗彻底,术后使用抗生素的时间明显缩短。

五、复发及预后

1.术后复发

造成脑脓肿复发的因素有很多,如原发病灶未根除、抗生素治疗时间不够、手术治疗时脓腔残留、脓液外漏污染创面、未发现的小脓肿逐渐扩大、患者的抵抗力低下等。

2.预后

脑脓肿的预后取决于患者的年龄、免疫力以及脓肿的性质、部位、来源等。年老体弱者和婴幼儿、机体免疫力低下者预后差;多发、多房、深部脓肿较单发、表浅脓肿预后差;血源性脑脓肿较其他类型预后差;抗药菌株引起的脑脓肿较其他细菌引起者差;原发病灶是否根除也是影响预后的一个重要因素。

第四章　神经系统脱髓鞘疾病

第一节　多发性硬化

多发性硬化(MS)是一种中枢神经系统的自身免疫性、炎性脱髓鞘疾病,常累及20～40岁的青壮年人群,具有很高的致残率。过去的十多年,多发性硬化作为一个可治性疾病,在其发病机制、诊断、病程演变及治疗方面取得了巨大的进展,一些新的治疗方法及新药的上市给多发性硬化的治疗带来了希望。但遗憾的是,MS有效治疗措施的发展受其病变某些特性的阻碍,迄今为止这些治疗方法只能改善临床症状,尚不能根治该疾病。因此,现阶段多发性硬化的治疗目标,在于最大限度地改善患者的生活质量,包括以改善急性发作期患者的症状为目标的治疗,及以减慢疾病进展、降低致残率为目标的治疗平台的建立和对症治疗。

一、临床特点与分型

MS的临床表现多样,包括各种认知功能障碍、视力的丧失、眼球运动异常、无力、痉挛、小脑功能障碍、感觉缺失或感觉异常、大小便功能障碍、疲乏及发作性症状。MS并非是一个良性病程的疾病,尽管早期急性发作后多有临床缓解。首次发作的中枢神经系统脱髓鞘(CIS),包括视神经炎,小脑、脑干等部位独立受累的患者,在MRI上可能与MS相似,免疫学特点也与MS相似,这些患者有可能发展为临床确诊的MS(CDMS)。CDMS在临床上常分为4种类型:复发-缓解型MS(RRMS)、原发进展型MS(PPMS)、继发进展型MS(SPMS)和进展复发型MS(PRMS)。复发-缓解型MS是指复发与缓解交替,两次复发间为稳定期。约85%的MS患者在病变初期表现为复发-缓解型MS,临床症状的复发表明病变活动,但临床缓解期并不意味着病变静止。MRI研究表明,在临床静止期存在活动性病变。发作间期的长短无规律、不可预测,平均接近1年。继发进展型MS则指初期的复发-缓解型MS,神经症状的渐渐恶化、加重,伴或不伴重叠的急性复发。超过75%的复发,缓解型MS患者将发展为继发进展型MS,复发-缓解型MS患者治疗的主要目标是阻止其发展为继发进展型MS。原发进展型MS,病变初期从症状发作开始即进行性发展,原发进展型MS症状首发多在年龄较大的患者,40～60岁之间,常表现为隐袭进展的痉挛性无力,平衡及括约肌功能障碍,MRI扫描常见小的颅内病变。进展复发型MS是一种少见的临床类型,和继发进展型MS相似,只是没有病变初期的缓解复发,在疾病发生即进行性加重的基础上重叠有复发。

大多数缓解-复发型 MS 在后期将转变成继发进展型 MS,其间隔时间为 $10\sim20$ 年(平均 15 年)。约在病程 15 年时,MS 患者 EDSS 评分为 $4\sim4.5$ 分,20 年后,MS 患者多伴有严重的神经功能缺损。瑞典一项研究显示,MS 患者平均寿命较正常人群减少 15 年。英国和丹麦的研究结果与瑞典的研究结果相似。

二、诊断

(一)MS 的早期诊断

RRMS 在复发阶段对抗炎与免疫调节药物反应较好,继发进展型 MS(SPMS)对抗感染治疗反应较差,目前对进展型 MS 尚缺乏满意的治疗方法,不可逆性轴突损害是导致继发进展型 MS(SPMS)永久性神经功能障碍的原因。因此,早期诊断、早期治疗直接影响到患者的预后,关系到患者的生存质量。由于持续性炎症是轴突损伤的原因之一,即使在 RRMS 的临床无症状阶段,早期积极的抗感染治疗可能有间接的神经保护效果。对 MS 病情的干预应从发病时起就持续不断地进行,以防止和延缓轴突变性及其所致的神经功能损害加剧。

目前将临床上只有一次发作和一个部位受累的脱髓鞘病变称作"临床孤立综合征"(CIS)。近年来研究发现,在第一次脱髓鞘发作时,相当数量的患者已具有 MS 样改变,且随访发现超过半数的患者将在未来 $5\sim10$ 年发展成临床确诊的 MS(CDMS)。当患者已经有两次临床发作符合 MS 诊断标准时,已出现部分不可逆性损害。很多证据表明,早期治疗 CIS 有助于延迟 CDMS 的发生。因此,多发性硬化的早期诊断越来越受到重视。

然而并非所有的 CIS 都发展成为 CDMS,由于目前对临床 CIS 早期治疗的长期预后尚存在争议,因此运用辅助检查手段预测 CIS 发展成为 CDMS 的可能性尤为重要。Morrissey 等对 89 例 CIS 患者随访 5 年,发现在发病时就有脑内 T_1WI 病灶的患者中有 65%(37/57)发展成 CDMS,而无病灶者中仅有 3% 发展成 CDMS(1/32)。发病时病灶数目有助于预测是否会发展成 CDMS。相关研究也发现多个脑内 T_2WI 病灶者,高度提示其 CIS 将发展成 CDMS。此外,MS 患者发病后最初 5 年内病灶总容积(病灶负载)的增加速率也有预测价值。部分发病时无脑内 MRI 病灶的 CIS 患者也发展成 CDMS,提示除发病时应该常规进行 MRI 检查外,多次随访 MRI 动态观察病灶的发展情况也很有必要。另外,脑脊液寡克隆带(OB)和 IgG 鞘内合成率也能较好地预示 CIS 发展成为 CDMS 的可能性,但一般不能作为独立的预测指标,需要结合 MRI 才能做出更好的判断,MRS 和 MRT 能对早期脑萎缩和轴突损害做出更早的判断,发现 MRI 正常的脑白质组织(NAWM)的早期改变,更有利于预测 CIS 发展成为 CDMS 的可能性。

(二)MS 的 MRI 表现

对 MS 早期的诊断和治疗可避免永久性的功能丧失。尽管目前对 MS 的诊断仍需要多项指标的综合分析,但 MRI 已成为检测 MS 病灶最敏感的方法。2000 年 7 月,国际多发性硬化诊断小组对长期以来沿用的 Poser 标准进行了修订,确立了 MRI 在 MS 中的诊断价值。

MS 病灶在 MRI 上的表现:包括以下 4 个方面:

1.T_2WI

临床确诊的 MS 患者约有 2/3 可在 T_2WI 上表现为皮质下白质的高信号。病灶大部分在白质,但皮质中也存在,T_2WI 目前所应用的多为 FSE 序列,对于脊髓病变,FSTIR 序列对病变的检测优于 FSE 序列。病灶可发生于幕上或幕下,幕上好发于侧脑室旁白质和胼胝体,幕下好发于第四脑室底部、小脑角和脑桥表面。病灶具有空间的多发性和时间的多发性。典型的表现为多发的大小不等的圆形或卵圆形病灶,因 MS 炎症倾向于沿血管走行,故表现为垂直于胼胝体,类似于手指从手掌向外辐射,故名为 Dowson 手指征。部分病灶可成斑片状,而极少数病灶较大者,表现为假肿瘤征;非常弥散的病灶则表现为"白质变脏征"。病灶多无占位效应,也不连成一片。

2.FLAIR 相

由于抑制了脑脊液信号,从而可以避免脑脊液产生的部分容积效应及流动性伪影干扰病灶的显示,而且 FLAIR 可使用较常规更长的 TE,使病变与周围背景组织的对比度有显著提高,因而比 T_2WI 更具优势,具体表现为:①能够检出较常规 T_2 相 2～3 倍多的病灶;②MRI 检测白质异常的敏感性高(皮质或皮质下);③MS 脑室旁高信号病灶成像好。但是对脑干和后颅凹病灶不敏感。

3.T_1 加权相

10％～20％的 T_2WI 高信号患者,可同时出现 T_1WI 低信号。其中 T_1WI 低信号分为两种:急性期,T_1WI 低信号反映不伴有结构损坏的血管源性水肿,随着炎性反应的消退,T_1WI 低信号会消失;慢性期,T_1WI 低信号,称之为"黑洞",由严重的、不可逆的组织结构损伤引起,大的 T_2WI 高信号病灶更容易发展成 T_1WI 低信号灶,而弥漫的、T_2WI 轻度增高的信号发展成 T_1WI 低信号的可能性较小。大多数钆增强的活动病灶亦可出现暂时的 T_1WI 低信号病灶。约 50％的急性 T_1WI 低信号病灶在病程后期的 T_1WI 上消失。

4.钆增强 T_1WI

此强化灶反映炎症造成的短暂的血脑屏障破坏,持续时间一般不超过 8 周,其强化形式一般由结节形强化逐渐变为环形、弓形、至最后强化消失。对比增强在检测急性活动性的病灶比较敏感,对检测药物的治疗效果有重要意义。

(三)多发性硬化的 MRI 诊断标准

2000 年 7 月,美国 MS 协会及 MS 国际联合会在伦敦召开国际会议,提出了新的 MS 诊断标准。

1.空间弥散性

该标准要求具备下述 4 条中的 3 条:

(1)至少有 1 个增强的病灶或 9 个长 T_2 信号。

(3)至少有 1 个幕下病灶。

(3)至少有 1 个皮质下病灶。

(4)至少有 3 个脑室旁病灶。一个脊髓病灶可以代替任何上述的脑内病灶。如果脑脊液中有免疫球蛋白异常,则 MRI 标准可以降低至 2 个典型的 MS 病灶即可。

2.时间弥散性

(1)如果距上一次临床发作 3 个月之后进行 MRI 扫描,发现 1 个新的增强病灶,且该病灶与上次发作无关。

(2)3 个月后扫描无增强病灶,但继续随访 3 个月后检查发现增强病灶或新的 T$_2$ 病灶。

三、MS 免疫病理学机制

MS 患者轴索病理与神经功能缺失的关系,早期研究认为,MS 的免疫病理学机制为 T 淋巴细胞介导的中枢神经系统的自身免疫性疾病,病理改变为中枢神经系统白质多发的脱髓鞘,伴以胶质增生。随着病理学和影像学的发展,单纯的脱髓鞘已不能完全解释多发性硬化患者出现的不可逆性的神经功能缺损,目前认为神经轴突变性或损害是多发性硬化的主要病理改变之一,在病程早期已开始发生,而且可能是导致临床上出现进行性神经功能缺失的主要原因。

1.MS 早期轴索缺失的相关证据

(1)轴索的代谢障碍:N-乙酰天冬氨酸盐(NAA)由线粒体合成,并有赖于完整的线粒体能量代谢,神经及轴索缺失代谢障碍时,NAA 水平下降。磁共振波谱(MRS)分析结果显示,MS 患者的斑块及看似正常表现脑白质(NAWM)N-乙酰天冬氨酸盐(NAA)水平均有下降,且 MS 斑块内 NAA 水平的下降与轴索密度的降低平行,最近的神经病理研究进一步证实了 MS 斑块中 NAA 水平的下降与全脑轴索损伤有关,MS 患者早期弥散性 NAA 降低。因此 MS 病变早期存在轴索病变。

(2)淀粉样前体蛋白(APP):神经元中的淀粉样前体蛋白在正常组织中不易检测到,当神经元受损横断时在神经元周围聚集,它是衡量轴索损伤的敏感指标。大量的实验结果表明.APP 在 MS 患者活动期病灶及慢性活动性病灶的边缘的轴突中大量堆积,在多发性硬化早期即能检测到。说明 MS 的轴索损伤在早期就可以发生。

2.脑萎缩相关证据

尸解显示脑和脊髓的萎缩是中枢神经系统不可逆性损害。MS 患者中枢神经系统萎缩的早期研究表明,脑萎缩(局限性或全脑)的量化测定所得的数据与疾病的致残程度、智力、记忆障碍、痴呆和神经心理的评分降低均有一定的相关性。而脑干和上段脊髓的萎缩与 MS 患者 EDSS 评分有明显的相关性。侧脑室的扩大是一个持续的进程。

MRI 研究证实,临床神经功能缺损的程度与小脑、脊髓和脑组织萎缩之间存在相关性,多发性硬化的病变常常累及脑室周围的白质,并造成侧脑室进行性的扩大。在功能障碍较重且轴突丧失明显的慢性多发性硬化患者的脊髓中,平均颈髓横截面积减少了 25%.提示轴突丧失导致了脊髓的萎缩。进行性的脑萎缩同样出现在病程较短的缓解-复发型 MS(RRMS)中。在两年的观察中,轻至中度神经功能障碍的 RRMS 患者脑萎缩每年都在加剧,但其中一些病例并无临床表现。此外,在一些慢性病灶中神经胶质原纤维酸性蛋白的显著上调,提示其他一些因素如代偿性星形胶质细胞增生参与影响组织的容积,星形胶质细胞增生理论上可导致脑组织萎缩。所以,多发性硬化患者的脑组织萎缩也可能是多种因素相互作用的结果。

3.轴索丧失导致不可逆神经功能缺失

(1)急性 MS 及短病程的 MS 富含横断的轴索,意味着病变发作时即有轴索丧失存在。

(2)MRI 研究发现,临床静止的炎性损害,在缓解期其轴索横断性损害仍在继续。

(3)轴索丧失是 MS 不可逆神经功能缺失及缓解复发型向继发进展型转变的原因。

4.炎性脱髓鞘疾病轴索损害的其他分子机制

(1)毒性因子的作用:随着炎症的发展,血脑屏障(BBB)破坏的加重导致炎性水肿,细胞外压力增加,造成轴索损伤,不仅如此,在复杂的炎性病灶中,造成轴索损伤的细胞毒性因子很多,如谷氨酸盐和一氧化氮(NO),前者可直接作用于少突胶质细胞的 α 氨-甲基-异恶唑-丙酸受体(AMPA),引起兴奋毒性轴索损伤,后者可引起线粒体功能障碍,导致离子动态的平衡性破坏,引起 Ca^{2+} 介导的轴索细胞骨架变性。

(2)巨噬细胞/小胶质细胞引起轴索损害:研究表明血脑屏障恢复后,由非中枢神经系统抗原诱发的迟发性超敏反应,仍会引起中枢神经系统进行性的轴索损害,激活的巨噬细胞和小胶质细胞聚集到病变部位,释放大量金属蛋白酶、细胞因子或纤溶酶原激活链成分,引起轴索损伤。这些巨噬细胞的产物也影响 BBB 功能和细胞外的组织重建。在多发性硬化病灶的微环境中,组织损伤和修复的连锁反应取决于炎性细胞的活性状态,并且随时间的变化而改变。

(3)$CD8^+$ T 淋巴细胞引起轴索损害:针对轴索的直接免疫反应可能存在,因为神经元和轴索表达 MHC-Ⅰ,使他们更易于受到 $CD8^+$ T 淋巴细胞介导的细胞毒性损害。在多发性硬化的活动病灶中,轴索损伤伴有大量 $CD8^+$ T 淋巴细胞,提示细胞毒性 T 淋巴细胞与脱髓鞘病灶内的轴索有直接接触。将海马神经元与 $CD8^+$ T 淋巴细胞共同培养 3h,可以观察到 $CD8^+$ T 淋巴细胞介导的轴索溶解,$CD8^+$ T 淋巴细胞与轴索之间的相互作用被证实,并且在 30min 内轴索膜病变就已经出现,但没有神经元胞体的损害。这些发现支持 $CD8^+$ CTL 穿孔素介导的细胞溶解途径而不是细胞凋亡,因为细胞凋亡出现在接触后的几小时,并且整个神经元都被破坏。

(4)脱髓鞘病变导致轴索异常变化:有证据表明,在脱髓鞘病变处的轴突膜上有感觉神经特异性(SNS)钠通道成分,并且在多发性硬化患者小脑的浦肯野细胞上也有 SNS 钠通道蛋白表达。当神经冲动沿着轴索到达时,这些通道就被激活,做出不恰当的反应,提示至少部分多发性硬化可能是一种获得性通道病。除了神经传导失败之外,多发性硬化患者皮质病灶的形态学研究显示,巨噬细胞和小胶质细胞包裹神经元树突的末端,使突触分离,造成神经元之间的传导阻滞。

四、治疗

(一)MS 急性发作期的治疗

多发性硬化的急性发作期的斑块包括原发的淋巴细胞以及由其激活的巨噬细胞,在神经元轴突附近炎症被触发并开始髓鞘剥脱。髓鞘脱失导致神经传导受阻从而引起相应的症状,在一些急性病灶中,神经冲动也能够被一些可溶性细胞因子抑制,如 NO,在对实验性变应性脑脊髓炎(EAE)的研究中发现,早期的炎症可被一些迟发释放的抗炎因子所抑制,从而引起症状的改善。此外,脱髓鞘轴突自身 Na^+ 通道的重新分配以及髓鞘再生也可导致自身症状的缓解。

多发性硬化患者病情恶化,可能系本身的脱髓鞘所致,也可能系其他原因引起,如尿路感染、发热及疲劳。值得注意的是,尿脓毒症是非常常见的引起症状加重的原因。如果伴有尿路感染,应该进行正规的抗感染治疗;如果排除上述原因,则应对临床恶化程度进行评估;如果患者存在较严重的神经系统症状,给予甲泼尼龙冲击治疗。经甲泼尼龙冲击治疗后,症状改善,其神经功能缺损减轻,接下来应进行必要的免疫调节治疗。如果患者的症状没有改善,应采取其他的治疗措施,如血浆交换等。当然,如果患者的症状较轻,仅有单纯感觉障碍、快速恢复的症状、轻微的运动障碍等可以不予甲泼尼龙冲击治疗。

甲泼尼龙两种经典的给药方式,一是静脉应用甲泼尼龙 1000mg/d、500mg/d、250mg/d、125mg/d 各 3d 后,50mg/d 连续 5d 后逐渐减量至停。另一种用法为 500～1000mg/d(根据病情的轻重决定剂量),连续 3～5d,继之口服泼尼松 60mg/d,7～10d 后逐渐减量至停药。

甲泼尼龙冲击治疗的患者,必须排除糖尿病或其他疾病不允许使用激素,如胃溃疡等。用药期间应该注意并发症的发生,如水钠潴留和低血钾,定期检查电解质,常规补钾,水潴留与相关高血压可以用利尿剂控制,常规保护胃黏膜防止胃出血。

循证医学研究表明,甲泼尼龙冲击疗法能够改善 MS 急性复发期患者的临床症状,但不能改变疾病发展的进程,也不能改善患者的预后。

(二)MS 治疗平台的建立

MS 的自然病程决定了它是一个病程很长的疾病,并且在这个自然病程中,存在反复发作和神经功能缺损进行性加重,严重影响患者的生活质量。因此,MS 患者除给予急性发作期的激素治疗外,缓解期治疗平台的建立更为重要,后者不但可以减少病变的复发,而且还能延缓 RRMS 转变成 SPMS,改善疾病的进程。目前国际上较为推崇的平台期治疗的药物包括:干扰素-β-1a、IFN-β-1a、IFN-β-1b、GA 商品名为 copaxone、米托蒽醌、anteg-ren™ 等。

1.干扰素

(1)作用机制:IFN-β 具有许多免疫调节特性:干扰细胞迁移、细胞间黏附、细胞激活以及抗原提呈。IFN-β 通过下调晚期激活抗原(VLA-4)的表达,可增加 MS 患者血清中的血管细胞黏附分子(VCAM-1)的水平,减少 T 淋巴细胞进入 CNS;通过拮抗 APC 上的 IFN-γ 诱导的 MHC-II 类分子表达,降低协同刺激分子(如 B7、CD28)的表达,抑制 T 淋巴细胞活化和克隆增生;通过降低趋化因子和 MMP-9 的表达,减少活化的淋巴细胞通过 BBB;降低小胶质细胞 APC 激活的 T 淋巴细胞产生肿瘤坏死因子(TNF-α)。

(2)三种 IFN-β 制剂疗效评估的相关证据

①IFN-β-1a:相关的临床试验的结果显示,经利比治疗患者无论在复发次数、复发严重程度、用药后第 1 次再发的时间、疾病进展的速度及 MRI 的病灶数量上,rebif 均优于对照。在 PRISMS 试验中,受试者为 EDSS 0～5.0 的 RRMS 患者,患者接受 22μg 或 44μg(6MIU 或 12MIU)每周 3 次的皮下注射或安慰剂,与对照组相比,两种剂量在复发次数、复发严重度、用药后第 1 次及第 2 次复发的时间、无复发的患者数、疾病导致神经功能缺失的进展及 MRI 的病灶上均有疗效。44μg 组的疗效比 22μg 组更为明显,提示较高的剂量疗效较佳。

②IFN-β-1a：avonex 以 $30\mu g$（6MIU）每周 1 次肌内注射。301 名 EDSS 介于 1.0～3.5 的 RRMS 及 RPMS 的患者接受药物或安慰剂的治疗，治疗组在疾病进展、复发次数及 MRI 的病灶体积上显示出疗效。

③IFN-β-1b：IFNβ-1b 在北美以 betaseron 上市，而在其他地区则以 betaferon 上市。EDSS 0～5.5 分 RRMS 的患者分别予隔日皮下注射 8MIU、1.6MIU、IFN-β-1b，与对照组比较，IFN-β-1b 只有在高剂量组显示出疗效。IFN-β-1b 在降低恶化次数、复发严重度、延迟用药后第 1 次及第 2 次复发及减少 MRI 上的病灶上均有疗效。

这 3 种干扰素均能有效地减少 RRMS 的复发次数，由于剂量及实验设计的不同，不容易比较彼此间的疗效。但疗效与其剂量有关，似乎较高的剂量有较佳的疗效。最近的一个研究比较 1 星期使用 3 次 rebif44μg 及使用 1 次 30μg 的疗效，在 48 周的试验期中，rebif 组复发率avonex 更低，磁共振上的病灶也较少。

在最近的一项多中心、随机、安慰剂对照试验（CHAMPS）试验中，符合以下两个条件者为纳入病例：①临床上初发急性脱髓鞘性疾病，病变部位包括视神经（单侧视神经炎）、脊髓（不全横贯性脊髓炎）、脑干或小脑；②头颅 MRI 显示既往有亚临床的脱髓鞘病灶。符合纳入标准者被随机分为两组，一组接受 IFN-β-1a 肌内注射，1 次/周，另一组为安慰剂组。该试验在满足预期阶段性检验效能分析后即终止，按 Poser 定义的 MS 标准，符合临床确诊标准 MS 的累积概率 avonex 治疗组较安慰剂组有显著的降低，MRI 显示，接受 avonex 治疗的患者脑内病灶体积相对减小，新发病灶、扩大病灶以及强化病灶也有所减少。因此，对于初次临床发作的患者、MRI 上显示亚临床脱髓鞘证据的患者以及所有可能为 MS 的患者，予 avonex 治疗可以推迟第 2 次临床发作及转化为临床确诊 MS 的时间。另一项 ETOMS 研究也得到了相似的结论。

（3）干扰素治疗的不良反应：在接受 IFN-β-1b 治疗的 MS 患者中，产生抗 IFN-β-1b 的中和抗体（Nab）的比率显著地高于接受 IFN-β-1a 治疗者，其原因除与给药剂量与给药途径不同有关外，还可能因 avonex 本身未糖基化，使得 IFN-β-1b 相对更具免疫源性。然而，就 Nab 对 IFN-β-1b 活性的体外标志的作用是否具有长期临床后果尚存争议，尽管几项研究表明，Nab 的产生与疗效丧失有关，但在许多 MS 患者体内，Nab 的存在可能仅仅是暂时的。

除此之外，3 种 IFN-β 制剂均有相似的不良反应，如流感样症状、转氨酶轻度升高、头痛、贫血以及注射部位的局部反应。几项多中心研究并未显示临床抑郁与 IFN-3 使用相关。尽管尚无证据表明干扰素有致畸作用，但却常可造成流产，因此孕妇应避免使用。

2.copaxone（GA）

copaxone 在 1996 通过美国食品和药物管理局（FDA）批准用于临床 MS 治疗，它是人工合成的髓鞘碱性蛋白（MBP），由 L-丙氨酸、L-亮氨酸、L-赖氨酸和 L-酪氨酸组成寡肽混合物，是一个选择性多受体免疫调节剂，主要用于 RRMS 的治疗。

（1）作用机制：其作用机制可能是抑制 MBP 和 T 淋巴细胞受体的结合。GA 结合到 APC 上 MHC-Ⅱ分子，阻止了 MHC-Ⅱ分子与 CNS 抗原（MBP、MOG 及蛋白脂蛋白）的结合，同时可置换出已经与 MHC-Ⅱ分子结合的 CNS 抗原。而且，与 MHC-Ⅱ分子结合的 GA，干扰 MHC-Ⅱ分子与 MBP 及其他髓鞘抗原特异性 T 淋巴细胞受体的结合。因而，GA 作为一种改变的肽类配体影响 T 淋巴细胞产生调节性细胞因子，使 T 淋巴细胞处于无应答状态；GA 可以诱导 GA 反应性 T 淋巴细胞由 Th1 向 Th2 转化,并且 GA 可以通过"旁路抑制"效应,促进 TH2 细胞进入 CNS 而发挥抗炎效应。

(2)GA 的临床疗效:251 例 RRMS 患者进行的多中心、随机、双盲对照 2 年研究结果显示,GA 治疗具有临床疗效;20mg 每天 1 次皮下注射治疗 2 年,可使临床发作的频率降低 29％。这些患者的 3 年随访结果显示,GA 对 MS 的复发仍有治疗作用。最初的研究时间为 1～11 年,证实了注射治疗的可耐受性及安全性。经过 6 年的评价后,GA 仍可降低临床恶化的发生率及减少临床致残的累积,具有持续疗效。一项近期的多中心、随机研究明确了 GA 对 MS 的治疗作用及疗效持续时间,这项研究监测了 MRI 上病灶的活动性,239 例 RRMS 患者,测定 MRI T_1 加权像上 Gd 强化病灶的总数,与安慰剂组相比,GA 治疗能显著降低 Gd 强化病灶的总数。

(3)GA 的不良反应:GA 是一种耐受性良好、安全的药物。GA 的不良反应比干扰素小,所以在一些症状较轻的患者以及早期的患者更倾向于用 GA。常见不良反应为注射部位轻微水肿、红斑、疼痛;另一不良反应为全身性反应,包括胸部发紧、心悸、焦虑及面红,发生率约为 15％,多为一过性。由于其潜在的致畸作用,故妊娠期妇女禁止使用 GA。

3.米托蒽醌

(1)作用机制:米托蒽醌通过氢键嵌入到 DNA,引起 DNA 交链及双链的解链;并通过抑制分裂及非分裂期细胞的拓扑异构酶Ⅱ活性影响 DNA 复制。在 MS,米托蒽醌的临床作用在于对自身反应性致脑炎性 T 淋巴细胞、B 淋巴细胞及巨噬细胞复制的抑制;体外研究表明,米托蒽醌影响抗原提呈及炎性细胞因子的分泌,包括 IFN-γ、TNF-α 和 IL-2。

(2)米托蒽醌临床疗效的有关证据:米托蒽醌是美国 FDA 批准的用于治疗 SPMS 伴有复发加重及进行性复发病程的一线药物。这项批准依据的是一项多中心随机安慰剂对照的Ⅲ期临床实验(MIMS)。MIMS 临床试验包括 194 例 RPMS(复发性病程,两次发作间缓解不完全)或 SPMS 患者。患者随机接受安慰剂、小剂量静脉用米托蒽醌(5mg/m^2)和大剂量米托蒽醌(12mg/m^2),每 3 个月用药 1 次,随访时间 3 年。该项临床试验的主要观察指标:①依据扩展的残疾状态量表(EDSS)、行走指数、标准化神经功能状态评分确定神经功能缺失程度。②治疗后首次复发的时间。③治疗后总的复发次数。大剂量米托蒽醌治疗组疾病持续进展下降 64％,复发次数减少 69％。对脑 MRI 扫描在不同脑区进行盲法评价,结果显示与安慰剂治疗组相比,Gd 增强病灶及 T_2WI 病灶数减少。因此,广谱免疫抑制对进展型 MS 患者有益。

(3)不良反应:米托蒽醌累计剂量超过 140mg/m^2 时能引起中度至重度充血性心衰。因此在应用该药前,若出现充血性心力衰竭的症状及体征或累积用量接近中毒阈值 100mg/m^2,应该进行心排出量的评价。MS 患者左心室射血分数低于 50％不应使用该药治疗;米托蒽醌若在女性受孕期或妊娠期使用可引起胎儿缺陷。当该药单独使用或与其他抗肿瘤药联合使用时,有报道引起不育,可为永久性。哺乳期妇女不主张使用;由于米托蒽醌能暂时性降低功能性淋巴细胞数目,故对免疫遭受抑制的患者不能使用;米托蒽醌尚可引起血尿、导致痛风急性发作、血小板减少。其他少见的严重不良反应包括可逆性脱发、暂时性巩膜及尿的变色、静脉窦淤血、便秘、腹泻、恶心、呕吐、头痛、痛经、颈部淋巴结病等。其细胞毒性而限制了它的应用。

（三）他汀类降脂药在 MS 中的免疫调节治疗

他汀类降脂药作为免疫调节剂应用于 MS 的治疗，目前正在受到关注，其作用已在 EAE 的实验研究中得到肯定。

1.作用机制

①他汀类药物可以通过甲羟戊酸途径抑制 IFN 诱导的 MHC-Ⅱ反式因子 CⅡTA 的表达，抑制 MHC-Ⅱ的表达，从而影响 APC 对髓鞘交叉反应性抗原的提呈。②结合 LFA-1、抑制 LFA-1 结合到 ICAM-1、阻断 LFA-1 介导的细胞黏附及淋巴细胞协同刺激，抑制 T 淋巴细胞激活。③他汀类药物可抑制单核细胞趋化因子（MCP-1）的严生，抑制单核细胞分泌 MMP-9。从而抑制 T 淋巴细胞向 CNS 迁徙。④抑制诱导性 NO 合成酶（iNOS）、IFN-γ、TNF-α 的表达及炎性递质 NO 的释放，因为 NO 对神经元具有细胞增生抑制及细胞毒性双重效应，因此，他汀类药物具有神经保护效应。

2.相关证据

Sawsan 等建立了 3 种 EAE 动物模型，得出阿伐他汀（立普妥）0.1mg/kg 就能够改善临床症状。Vollmer 等的最近一项研究，30 个活动性 RRMS 患者，用辛伐他汀（诺可）80mg/d 治疗 6 个月，结果 MRI 新增强病灶减少 43%，MRI 新增强病灶的体积缩小 41%。其疗效与 Copaxone 相差无几。目前，美国一个由 15 个医疗中心参加的阿伐他汀 80mg/d 治疗 SIC 双盲、安慰剂对照的Ⅱ期临床试验正在进行。

3.他汀类药物的不良反应

一般而言，他汀类既安全又有良好的耐受性。不常见的不良反应包括转氨酶升高以及骨骼肌炎症（肌炎）。较为罕见的不良反应有严重的肌肉疾病，甚至肌肉组织完全破坏伴有继发性肾衰竭。然而，这些较为严重的并发症的发生率，可能与患者有潜在肾脏或甲状腺疾病有关，或与服用与他汀类竞争血清蛋白结合从而抑制他汀类代谢的药物有关。

（四）抗黏附分子治疗

那他珠单抗 antegrenTM 是新近通过美国 FDA 认证，并在欧美已经上市的新的 MS 有效的治疗药物。是一类人化的整合素单克隆抗体，它能够抑制 $\alpha_4\beta_1$ 整合素（VLA-4）与其受体 VCAM-1 结合，从而抑制活化的淋巴细胞和单核细胞进入 CNS。

最近一个多中心的随机的双盲的Ⅱ期临床试验，213 例 RRMS 和 relapsingSPMS 患者，随机分成 3 组，3mg/kg、6mg/kg 和安慰剂组，每 28d 治疗一次，连续治疗 6 个月，6 个月后行 MRI 扫描。结果发现与安慰剂组相比，两个治疗组 Gd 增强病灶的数量均显著减少，3mg/kg 组平均新发病灶数为 0.7 个，6mg/kg 组平均新发病灶数为 1.1 个，安慰剂组平均新发病灶数为 9.6 个。3mg/kg 组有 13 个患者复发，6mg/kg 组有 14 个患者复发，而安慰剂组有 27 个患者复发。此外尚有 Antegren 和 IFN-β-1a 的联合治疗试验正在进行中。常见的不良反应有头痛、疲乏以及鼻咽炎。

（五）其他治疗

1.雌激素

雌激素能够缓解 MS 的进展，妊娠期 MS 患者很少复发，而且分娩后的最初几个月病情常易恶化。雌激素具有免疫调节作用，促使 Th1 向 TH2 转化，在动物实验中能够缓解 EAE 的症状。在一个 12 例非孕妇女参加的临床试验中,雌激素(8mg/d)能够显著降低炎症因子的产生。

2.造血干细胞移植

造血干细胞移植包括自身干细胞移植和同种异体造血干细胞移植。从理论上讲,同种异体造血干细胞移植最为理想,它不仅用健康的干细胞代替了自身免疫反应细胞,而且可以诱导受者自身反应性淋巴细胞凋亡。但是,同时这种移植物抗宿主反应也给受者带来很高的危险性,其病死率为 15%~30%。因此,临床上多选用自体干细胞移植,它的基本原理是去除体内具有自身免疫反应性的淋巴细胞,通过移植自身造血干细胞在"个体发生学重演"的过程中重建自身免疫耐受,而达到治疗目的,但这种移植由于没有改变自身的遗传易感性,可能会有很高的复发率。

目前用于治疗多发性硬化的造血干细胞移植,主要是自身造血干细胞移植。由于该治疗方法存在很高的风险,因此选择病例时应兼顾效益和风险,而且其确切疗效尚缺乏Ⅲ期临床试验进一步证实,因此该治疗方法不能作为首选治疗,只有当常规治疗无效,不进行积极治疗患者将有生命危险的情况下考虑使用。

3.免疫抑制剂

主要用于继发进展型 MS 的治疗。

(1)甲氨蝶呤(MTX):该药有抑制细胞免疫、体液免疫及抗炎症作用,小量口服相对无毒。一项对 65 例进展型并有中至重度残疾的 MS 患者。用 MTX 7.5mg/周治疗 2 年,其病情持续恶化程度较安慰剂组显著减轻。

(2)环磷酰胺(CTX):是一种强烈的细胞毒和免疫抑制药,能选择性抑制 B 淋巴细胞,大剂量尚能抑制 T 淋巴细胞及免疫母细胞;它可透过血-脑屏障,阻断中枢神经系统的免疫反应,保护髓鞘免受破坏或减轻脱髓鞘程度。从而逆转神经传导阻滞。适用于治疗快速进展型 MS,尤其是 MTX 治疗无效者。

(3)环孢素(CSA):是一种新型强效的免疫抑制剂,能可逆、特异性地抑制 T 淋巴细胞亚群的增殖、白细胞介素的释放和 IFN-γ 的产生,从而影响早期的免疫应答。不良反应主要有头晕、恶心、心慌及肝肾功能异常。

(六)EAE 早期轴索损害的实验性神经保护治疗

EAE 及 MS 钠通道开放增加的机制早期 MS 的轴索变性导致不可逆的神经功能缺失。因此,神经保护性干预治疗应着重于保存轴索以减少功能的缺失。研究发现,在 EAE 及 MS 患者脱髓鞘的轴突膜上钠通道蛋白表达明显上调,分子瀑布效应导致 CNS 白质 Ca^{2+} 介导的脑损害,其机制是:①ATP 耗竭(炎性介质 NO)导致 Na^+-K^+-ATP 酶衰竭,从而引起去极化和转膜离子梯度的崩溃。②Na^+ 进入轴索通过持续的钠电导,进一步导致转膜钠梯度的丧失。③细胞内钠增高去极化,触发 Na^+-Ca^{2+} 交换的逆转,细胞内 Ca^{2+} 增高,导致轴索变性。Na^+ 通道作为 MS 的治疗靶已经受到重视。有报道钠通道阻滞剂氟卡尼在慢性复发型 MS(CRMS)EAE 的治疗研究中,发现治疗后其轴突存活率为 83% 和 98%,而治疗前的轴索存活率为 62%,表明钠通道阻滞剂氟卡尼有一定的神经轴索保护作用。另外一个钠通道阻滞剂为苯妥英在对 MOG 介导的 EAE 的实验性治疗实验中,病程 27~28d 时 50% 的视神经轴索丧失,苯妥英治疗组仅 12％视神经轴索丧失。苯妥英已被很好地证明是一个钠通道阻滞剂,具有轴索保护作用。

(七)对症治疗

1.疲劳

疲劳是多发性硬化患者常见的症状,有 80％～97％的患者有疲劳症状,由于疲劳是一个非特异性的症状,其他原因也能引起疲劳,所以首先要识别多发性硬化所致的疲劳,多发性硬化患者的疲劳呈周期性,随着机体生理温度的增高而加重。目前治疗包括非药物治疗和药物治疗,前者主要包括:让患者了解疲劳是疾病临床表现的一部分,给患者树立信心,轻度的体育锻炼可以减轻疲劳,良好的睡眠也能改善疲劳的症状,治疗抑郁和其他症状如贫血、疼痛和痉挛有助于改善疲劳。药物治疗主要有:金刚烷胺 100mg/d,如果无效,可以增加到 100mg,每天 2 次,治疗 1 个月如仍没有效果,应改换其他药物,如匹莫林,然而其作用最近受到质疑,有报道特异体质的人服用后会导致肝功能障碍,另报道莫达非尼也可用于疲劳的治疗。

2.痉挛

痉挛的主要治疗方法有功能锻炼和中枢肌松药的应用,如巴氯芬和替扎尼定的使用,治疗的目标是减轻痛性痉挛和增加活动性,如果单纯锻炼达不到理想的效果,那么药物辅助治疗很有必要,巴氯芬通常开始剂量为每日 5～10mg,分 3 次口服,可以逐渐加量至每日 40～80mg,分 4 次口服,其主要不良反应为嗜睡,超剂量会引起精神错乱,如果口服巴氯芬治疗失败,鞘内注射对难治性痉挛可能有效。上述治疗如无效果,地西泮、丹曲林可以作为二线治疗药物。地西泮的作用机制可能是中枢性的,不良反应为嗜睡和疲劳,通常剂量每天 5～10mg。丹曲林是一种外周骨骼肌松弛药,因为其作用机制是解除横纹肌兴奋一收缩耦联,所以该药可能会引起肌无力加重,该药初始剂量一般为 25mg,经过几周后可以逐渐加量到每天 200～400mg,分 4 次口服,该药不良反应主要为肝功能损害、嗜睡、头晕、腹泻等,因此肝功能异常者慎用,并定期检查肝功能。

3.膀胱功能障碍

多发性硬化引起的膀胱功能障碍情况比较复杂,可分为单纯性尿失禁、单纯性尿潴留和两者都存在。如果尿失禁是由于无抑制性不自主逼尿肌引起,口服溴丙胺太林 7.5～15mg,每日 4 次,可取得满意疗效,然而部分患者可能矫枉过正,出现尿潴留,这部分患者可以间歇性导尿。如果尿失禁不单纯是由不自主逼尿肌收缩引起,还由括约肌障碍,那么药物治疗效果不理想,这可能需要内置导尿管和假性导尿。对于排尿障碍的患者,如果是膀胱颈部功能障碍,交感神经 α 受体阻滞剂治疗可能有效,如果是逼尿肌收缩无力,应用氨甲酰胆碱,每日 6mg,其他患者可以用克勒德或瓦尔萨尔瓦手法排尿,可能有效,在上述治疗无效的情况下,需内置导尿管,患者可以自控的间歇导尿最理想。

4.疼痛

疼痛是多发性硬化患者比较常见的症状,有些疼痛可能是由于肌肉痉挛和不舒服的姿势引起,这部分患者可以通过使用拐杖和轮椅改善症状。累及肢体末端的短暂的、间歇性、发作性强直痉挛引起的疼痛,可以用小剂量的卡马西平(每天 100～400mg)治疗,卡马西平也是治疗三叉神经痛的一线药物,但是往往需要大剂量(每天 400～1200mg)。此外,对于弥散的、持续的疼痛,可以试用一些抗抑郁药,一般用较低剂量的阿米替林 25mg/d,逐步增加到高剂量,以增加患者的耐受和减少不良反应。其他二线药物如加巴喷丁、苯妥英、托吡酯、拉莫三嗪、米索前列醇可以考虑应用。

5.震颤和共济失调

不容易治疗,可以选用普萘洛尔 40～120mg/d,地西泮 5～15mg/d,最近报道,重复丘脑刺激取得满意的疗效,但实施困难。

6.抑郁

抑郁是多发性硬化患者的常见症状,对每一个多发性硬化患者应该引起足够的重视。

7.性功能障碍

大约有 70% 的患者会出现性功能障碍,其原因可能有,一是由于病灶本身引起自主神经功能障碍;二是由于继发性心理障碍。如果性功能障碍与疾病的恶化相关,那么随着疾病的好转,性功能障碍可能是暂时的,这一点应该让患者明白,以免加重患者的负担。如果性功能障碍时间较长,可服用一些治疗性功能障碍的药物,如昔多芬等。

第二节　视神经脊髓炎

视神经炎指严重急性横贯性脊髓炎及视神经炎的一种综合征,又称 Devic 病(NMO)。NMO 的标准定义仅指最暴发病例的急性横贯性脊髓炎及视神经炎,同时或数周内序贯发生,单相性,部分病例可在数年内复发。病理发现为明显的炎症性病变,因其破坏性质限于脊髓及视神经,不伴脑部病损,呈现炎症及脱髓鞘、成为一种独特疾病。

近 20 年,近代神经影像、实验室检查,特别是 CSF 分析,已证明 NMO 的诊断性试验结果与 MS 不同,包括脑 MRI 扫描正常、与急性脊髓炎发作相关的不寻常长的脊髓病变,CSF 白细胞(中性较淋巴细胞多)增多,大部分有典型 NMO 综合征的患者有多次临床复发,而非单相性疾病。因此,现已认识 NMO 为一种与 MS 不同的临床疾病。NMO 特异性自身抗体的发现(NMO-IgG),其靶向水通道蛋白-4,因而已认定 NMO 的临床及神经成像表现,超出视神经炎及脊髓炎范围,故统称为 NMO 谱疾患。

虽有家族性 NMO 病例报告,大多数 NMO 病例系散发性,以非白种人较白种人(亚洲人、非洲美国人、西班牙人)多见,多数 CNS 脱髓鞘病例与 NMO 相符。90%NMO 为复发性NMO,多为女性,全球报告 NMO 病例,女:男为(2～10):1。发病高峰近 40 岁,但可见于任何年龄,从婴儿到 90 岁,病前病毒感染可疫苗接种与起病首次发作与以后临床复发相关,某些患妇首次发作于产褥期,与 MS 相似,但 NMO 的平均起病年龄稍晚,约半数女性患者在疾病起病前已经分娩,故常无并发症。妊娠与 NMO 间关系尚无系统性研究。

NMO 是一种有明确神经病理表现的独特疾病,视神经的脱髓鞘及脊髓有炎症细胞浸润,如脊髓及视神经疏松、多形核细胞浸润、脊髓广泛脱髓鞘及破坏,病损连续多节段脊髓,脊髓的灰质、白质均受累,明显的炎症性浸润,无胶质增生,与 MS 及坏死性脊髓炎有区别。

最早期的神经病理变化以急性炎症为特征:血管周围多形核细胞为主的白细胞及浆细胞

渗出。继后以组织破坏及血管周围灶性脱髓鞘为特征。小病灶汇合成较大病损,可见轴索破坏。脊髓灰质可单独受累或扩展到邻近白质。坏死性病损常见于视神经。再后以反应性微胶质增生为特点,多数小胶质细胞、常伴以满载脂质吞噬细胞内含有髓鞘,足该期的典型所见。最后阶段以星形细胞增生及胶质瘢痕形成为特点,与 MS 斑块不同的是胶质瘢痕不常见,且常仅为部分性。NMO 是其他脱髓鞘疾患的亚型。很多 NMO 的病理发现亦见于典型的 MS 病例,很多学者考虑 NMO 为 MS 的一种类型。根据暴发型 NMO 死检病理的发现,NMO 与 MS 有病理学差异,反映脱髓鞘程度不同,并非不同的病理过程。约 50%NMO 病例最终发展成 MS 一样的神经学体征,因此 NMO 是 MS 的一种表现形式,其初级病因相同,为一种神经过敏反应。

NMO 亦可能是 ADEM 的一种类型。NMO 及 ADEM 均产生灰质及白质受累,血管周嗣浸润及局灶性坏死,但 NMO 病例可有复发-缓解病程。

一、临床表现

典型的呈现 NMO 的临床综合征为视神经炎及急性横贯性脊髓炎同时发生或先后序贯发生,发生于血清 NMOIgG 阳性患者,伴或不伴视神经炎及脊髓炎。视神经炎可为单侧或双侧性,序贯或同时发生,视交叉亦可被累及。视觉丧失在 NMO 较严重,神经炎的临床症状不可能鉴别系 MS 抑 NMO。已报道在 NMO,视网膜血管异常,包括孔头周围血管减少,局灶性微动脉狭窄,眼相干断层图(OCT)亦证明 NMO 时视网膜神经纤维层厚度较 MS 减低。

NMO 时脊髓炎发作常(但非经常)为临床严重,MRI 上广度>3 个或以上脊椎节段(纵长广泛的横贯性脊髓炎 LETM)。两侧肢体麻痹、脊髓感觉综合征、大肠及膀胱功能障碍为单次发作的标志;神经病性疼痛及 Lhermitte 征为常见伴发症。阵发性强直性痉挛为反复、定型、痛性肌肉痉挛,与局灶脊髓脱髓鞘相关.发生于约 40% 的患者,小剂量抗惊厥剂治疗常可缓解。脊髓炎发作扩展到脑干可引起神经源性呼吸衰竭,可能为 NMO 患者死亡的潜在原因。累及脑干可导致顽固性恶心、呕吐或呃逆,由于延髓中央管周围区病变,可能影响最后区及孤束核的内、外侧部,这些症状影响多到 40%～45% 患者,血清 NMO-IgG 阳性的患者有呕吐及脑病。其他不常见临床综合征与 NMO 存在 NMO-IgG 自身抗体包括:内分泌病(可能是自身免疫性或由于正丘脑功能障碍所致)、脑病、昏迷、大脑综合征与大的局灶或多灶皮质下白质病损及 PRES 有关。

NMO 可以是单相性视神经炎与脊髓炎同时或近期先后发生,非较后的复发,>90% 病例随后为一复发过程,临床复发倾向于丛状发生,间以不定及非预料时程,初次临床呈现后,约 60% 在 1 年内复发,3 年内 90% 复发。

复发性 NMO 患者的临床表现及病程相似,无论 NMO-IgG 自身抗体状态如何,单相性患者较可能系血清阴性者,复发频发及严重患者在血清阴性患者似较低。在原发性 MS,临床复发一般为轻中度严重性,常完全或近乎完全,2/3 以上复发疾病的患者,最终继以继发性进展病程,逐渐丧失神经功能,这是 MS 致残患者的主要机制。相反,NMO 发作常严重,患者常仅获部分恢复,继发进展疾病极不常见。因此,NMO 致残发生为临床发作的累积效应的结果。这提示治疗策略复发预防的强有效性(如长期的临床缓解),可能使患者维持临床稳定。

二、诊断标准

NMO 的诊断标准已有建议（表 4-2-1），但尚无一种标准得到广泛接受。

表 4-2-1 NMO 的诊断标准

修订的 NMO 诊断标准（2006）

需要标准：

横贯性脊髓炎

视神经炎

支持标准（至少以下 3 要素之 2）：

（1）脑 MRI 的发现不符合 MS 诊断

（2）脊髓 MRI 病变扩展≥3 脊椎节段

（3）血清 NMO-IgG 阳性

美国国家 MS 学会特别工作组（NMSS）NMO 诊断标准（2008）

主要标准（3 条均需，但可以分隔，间隔不定）：

（1）视神经炎，一眼或两眼

（2）横贯性脊髓炎，临床完全或不全性，但伴脊髓病损影像证据在脊髓炎急性发作时 T_2WI 高信号，T_1WI 低信号

（3）无类肉瘤或血管炎证据，无临床无表现的 SLE，或舍格伦综合征，或其他综合征的解释

次要标准（至少 2 条之 1）：

（1）大多数新近脑 MRI 扫描必须正常，或可显示异常不符合 Barkhof 标准，用于 McDonald 诊断标准，包括：非特异性脑 T_2 信号异常，不符合作为 McDonald 标准纲要中的 Barkhof 标准

背侧延髓病变，与脊髓病损连接或不连接

下丘脑性和（或）脑干病损

线性脑室周围/胼胝体信号异常，但非卵圆状及非伸展人大脑半球实质，呈现 Dawson 手指形

（2）血清或 CSFNMO-IgG/水通道-4 抗体阳性

三、发病机制

在 EAE 时，不同的髓鞘抗原用于诱导自身免疫反应，用作 CNS 脱髓鞘疾病的动物模型。在很多种动物，MOC 有高度致脑炎性，能诱导复发或进行性疾病，有突出的 CNS 脱髓鞘，酷似人类 MS，40% MOG 诱导 EAE 鼠有视神经及脊髓的选择型的重要区别，是需存在抗-MOG 抗体诱导完全的脱髓鞘表型。因此，T 淋巴细胞及 B 淋巴细胞反应在这种 MS 样病损的诱导中可能起重要作用。

抗-MOG 抗体存在于 NMO 患者，但不存在于单独脊髓炎或视神经炎患者，提示抗 MOG 自身免疫可能是某些 NMO 患者的生物学标志。但抗-MOG 抗体亦见于某些 MS 患者及某些对照个体，故不可能只对 NMO 有特异性，进一步需要证明抗-MOG 抗体在 MS 或 NMO 的发病机制中有作用，至少 MOG 自身抗体的亚型具有致病作用。

若干 NMO 死检病例显示脊髓存在异常血管,似 Marie、Foix 及 Alagouanine 综合征(MFAS),即类似亚急性坏死性脊髓炎的改变,可能是硬膜动静脉畸形坏死的结果。

近代死检研究支持脊髓血管可能是 NMO 对自身免疫炎症的靶点,NMO 病损与 MS、ADEM 及脊髓栓塞病损比较,100%NMO 活动性脱髓鞘病损伴血管玻璃样变,而未见于 MS、ADEM 或梗死病损中。免疫球蛋白,活化补体(Cq 新抗原)及巨噬细胞对髓鞘蛋白的免疫反应性,包括 MOG,共存于血管周围区域,提示脊髓血管是自身免疫攻击的靶点,补体活化的体液反应在组织破坏中起作用,这些结果与 NMO 发病初始阶段的神经病理、血管周围炎症相一致。

NMO 代表一种综合征,可有不同的基础病理病因学。识别的疾病包括胶原血管、感染及毒性病因可呈现脊髓炎及视神经炎的症状,脊髓炎及视神经炎与其他典型 MS 有明确关联。遗传因素、环境因素或两者共同影响脱髓鞘综合征,表现相对选择性脊髓及视神经疾患。

与西方人 MS 患者比较,亚洲人 CNS 脱髓鞘限于脊髓及视神经的高比例。在高加索人(美国)多病例 MS 家族,早期表现限于视神经-脊髓受累。遗传性基础影响临床表现,日本人 MS 提示 HLA 基因可能与西方型 MS 及 NMO 不同,HLA 单元型在该综合征的发病机制中起作用。为什么倾向于脊髓及视神经?因为某些 NMO 病例观察到 MOG、其他抗体及补体沉淀,提示体液介导自身免疫的发病机制。

四、治疗

对 NMO 尚无经证明有效治疗的存在,GCS 用于急性期可能有益,且呈 GCS 依赖性,GCS 的剂量与用法同 MS 急性期治疗。泼尼松龙减量时可能复发。PE 试用于对 GCS 无反应者,PE 对 NMO 可起中度或显著改善,IFN 及免疫抑制剂可预防复发,但前瞻性资料未证明其有效,长程泼尼松及硫唑嘌呤可维持疗效 6 个月,因 NMO 患者可自发改善,不可能通过非对照试验确定治疗有任何益处。有报告用淋巴细胞血浆交换可能有益,根据最近的实验及病理学证据,免疫球蛋白及补体体沉淀在 NMO 的发病机制中起作用,应进行随机、对照试验研究抑制补体(可溶性 Cr-1)、B 淋巴细胞减少(抗-CD20)或 PE 的效果。B 淋巴细胞选择性免疫抑制药物,可溶性补体抑制剂及 PE 等治疗 NMO 可有效。

治疗临床复发用 IV 皮质类同醇治疗,如 MP 1000mg/d,共 5d,对严重发作、对激素反应不立即反应或加重,应选用 PE。标准疗程包括隔日疗法,每次交换 1.5 血容积,7 次 PE 亦适用于 NMO 发作(违拗性脊髓炎及视神经炎)的治疗。

预防性免疫抑制的指征为复发患者或已经过初次事件(LETM)及血清阳性的 NMO～IgG,标准的 MS 免疫调节治疗对 NMO 可能无效,且干扰素可加剧 NMO;或替代一般的免疫抑制剂或 B 淋巴细胞减少似乎可改善疾病的自然史,减少发作频率。

口服硫唑嘌呤(目标每日剂量 2.5～3.0mg/kg)可用作初始治疗,合用泼尼松 0.5mg/(kg·d)到 1mg/(k·d),目标是建立硫唑嘌呤单剂治疗,当硫唑嘌呤达到充分效果时,先渐减泼尼松量,典型的在 4～6 个月内完成。口服莫非替尔 100mg,2 次/d,有时用以代替硫唑嘌呤,Chlmenc 抗CD20 单抗利妥希单抗可迅速及选择性地减低 B 淋巴细胞,在利妥希单抗治疗后临床病程较佳。需每 6～12 个月反复静脉滴注,以维持 B 淋巴细胞的减少。其他免疫抑制途径包括环磷酰胺、米托蒽酸或 IVIg。复发性 NMO 患者需长程免疫抑制治疗,但对临床稳定的患者停止继续治疗的合理性尚待确定。

第三节 脑桥中央及脑桥外髓鞘溶解症

脑桥中央髓鞘溶解症(CPM)在 1959 由 Adams 等报道,是发生于酒精中毒及营养不良患者的一种疾病。1962 起又认识到病损可发生于脑桥以外,故称脑桥外髓鞘溶解症(EPM),至 1976 年认识 CPM/EPM 与低钠血症迅速纠正有关,1982 基本上确定两者因果关系。Martin (2004)将 CPM 及 EPM 称为渗透性脱髓鞘综合征(ODS)。

一、临床特点

(一)CPM

CPM 常呈双相性临床病程,最初的脑病性或呈现因低钠血症所致的痫性发作,在血钠恢复时,仅在恶化数日后症状迅速恢复。CPM 的起初体征,包括发音困难及吞咽障碍(继发于皮质延髓束受损)、弛缓性四肢瘫(由于皮质脊髓束受损),而后转变为痉挛性,均系脑桥基底部受损所致。病损扩展到脑桥的被盖部时,可出现瞳孔、眼动异常,甚至呈“闭锁综合征”。病损大,特别易产生闭锁综合征。如尚有 EPM 则临床表现可以非常复杂,可与上述症状一起出现,或在其前出现,呈现不同的明显精神性及行为改变及运动疾患。

(二)EPM

EPM 的病理学改变与 CPM 相同,研究显示 EPM 可与或不与 CPM 一起发生,一项 58 例死检研究报道,约 1/2 为单独 CPM,约 3/5CPM 合并 EPM,约 2/5 呈单独 EPM。EPM 司累及不同部位,病变常显著对称,不同部位 EPM 病变的时间表现是一致的。CPM 与 EPM 是同一种疾病,具有相同的病理学、伴发症及病程,但其临床表现不同。

1.EPM 时表现的运动疾患

由于 EPM 病损的广泛性,可表现为缄默症、帕金森综合征、肌张不全及木僵。曾有人报告 2 例木僵症:1 例为短暂发作,持续数日,而后代以帕金森综合征表现。另 1 例在痉挛性四肢瘫痪后出现木僵,持续 2 周后自发缓解,但这种表现可能被忽略。EPM 时可出现不同临床表现,如痉挛性截瘫伴位置性肢体震颤、肌阵挛性抽动、帕金森综合征伴舞蹈手足徐动,最后呈持久性帕金森综合征状态伴肌张力不全。另 1 例以帕金森综合征为主要临床表现伴锥体束征,而后在 4 个月缓解,被一过性颈后仰斜颈及口颌肌张力不全及持久性臂肌张不全伴痉挛性构音障碍所替代。

EPM 的运动疾患代表渗透性脱髓鞘综合征的可治性表现,可用多巴胺能性药物治疗,可获症状性改善。

2.其他渗透性脱髓鞘病损

其他与 CPM 及 EPM 有关的神经学病损,包括大脑皮质硬化及后柱受损。

(三)CPM/EPM 的基础疾病

最初 Adams 报道的病例是见于酒精中毒(3/4)及营养不良者,已报道的成人 CPM/EPM 见于一些严重疾病及某些手术后,甚至精神性烦渴的蹒跚行走者。CPM/EPM 患者无基础的显著疾病者是非常罕见的。低钠血症是临床最常见的生化异常,但 CPM/EPM 却仅见于有限数量的临床病例:而且在某些疾患发生相似程度的渗透压变化时,并不常引起 CPM/EPM。

CPM/EPM 伴发于酒精中毒特别常见(多至 40%),韦尼克脑病并不常相伴发生,约占病理研究系列中的 30%。酒精本身抑制抗利尿激素(LDH),干扰钠/水调节,酒精中毒者营养不良是明显的伴发病。

CPM 是已知的肝移植的并发症,在 10 年回顾的 627 例移植中 2% 发生 CPM(只占神经学总并发率 26% 中的小部分);可能被忽略,死检研究证明发生率较高。EPM 的可能性被计入"急性脑病"为肝移植后最多的神经学并发症而被忽略。ODS 还可见于恶病质、大面积烧伤、严重创伤等,该病已成为理化因素导致中枢脱髓鞘的代表。

渗透性脱髓鞘未见于肾衰竭,可能与肾衰竭患者中尿素起一种无效应溶质的作用,因其易于通过细胞膜,并不起张力效应,因而从在透析中迅速钠迁移而得到保护。动物实验研究提示机制可能更复杂。

CPM 以基底部病损为突出,除非极重病例被盖部免受损害,病理改变始于脑桥中央近正中缝,向两侧蝶样扩展,到附近脑桥基底部。病损可扩展到中脑,但极罕见向下至延髓,最多累及两侧锥体,其基底是三叉神经起源处。病损形状及部位位于脑干中央。该区是灰质及白质要素混杂的最大区域.EPM 的病损同样见于灰-白质并置区域。镜下病损显示少突胶质细胞变化及丧失,除非晚期病损,轴索仍可见到。病损区脱髓鞘但不伴炎症细胞浸润,与 MS 的炎症性质不同。

确定 CPM/EPM 的病灶数及范围主要依赖 MRI 的结果,在 ODS 的急性期,可见脑桥脑基底部正中 T_1WI 呈脱髓鞘低信号灶,对称分布,在亚急性期,T_2WI 及 FLAIR 相由于存在内皮损伤诱导的微出血而呈高信号,DWI 可发现水弥散伴细胞功能紊乱的改变,在急性期(数小时内)即可见高信号灶,该时 T_2WI 可能尚未见到病灶。应注意大的不对称性桥脑病损不可能是 CPM 病损。在伴 EPM 时,MRI T_1、T_2、FLAIR 与 DWI 所列出 EPM 部位的对称性脱髓鞘改变病灶。EPM 的影像学改变多于起病后 10～14d,数周后病情缓解,MRI 改变可部分或完全消失,提示 MRI 病灶可能系可逆性水肿表现。因此,MRI 病灶不能提供预后意义。

二、发病机制

CPM/EPM 的病损是对称的,部位恒定,属毒性或代谢性疾病,基础病因为生化性。

现有的临床及实验研究均表明,CPM/EPM 的发生与低钠血症有关,在低钠血症时,由于血钠下降,导致细胞内相对高渗,水大量进入细胞内,逐渐使细胞内外达到新的平衡,如在此时快速补钠,导致血钠离子快速升高,细胞内相对低渗,细胞内水分渗出,细胞便发生皱缩,机体对这种反应有完备的保护机制,几分钟后机体会启动保护机制,随着肾及脑脊液排水增加,白蛋白、糖及氨基酸等小分子物质也大量合成,提高细胞内渗透压,保住水分,此过程在损伤发生后几小时至几天内完成,已推算出体内不同物质在细胞内渗透压的组成中所占的比例,K^+ 29%,Cl^- 19%,游离氨基酸(牛磺酸、谷氨酸、精氨酸、赖氨酸等)共占15%,Na^+ 13%,其余物质占24%。所以如果低钠血症与恶病质、慢性消耗、营养不良及大面积烧伤,肝肾功能损伤等同时出现时,有机物质的合成及转运不能及时到位,不能及时纠正细胞内渗透压降低,从而有效对抗由于血钠升高所致细胞外高渗、细胞胞体皱缩,最终导致细胞溶解。构成中枢神经系统髓鞘的少突胶质细胞对渗透压改变是最敏感的,所以在此过程中较易受损伤。目前,有机物质的合成速度及能力还不能准确测定,所以还难以规定一个电解质和有机物质浓度的安全界限。

最近研究发现神经凋亡涉及所有神经系统疾病发病机制,有充分证据证明高渗刺激所致持续性细胞物理性皱缩在各种细胞中均存在,且导致细胞死亡,少突胶质细胞也是对凋亡最敏感的细胞之一。一组对婴儿缺血缺氧性脑病尸检资料显示,所有与凋亡促进有关的因子,在少突胶质细胞内表达均有中等程度上调,如 death receptor3,Bax、Bar 等。有趣的是,凋亡相关因子的活化可激活一种 K^+ 的两种新的优势通道,可能渗透压的改变通过激活这些离子通道引发凋亡级联放大效应。

三、治疗

(一)低钠血症的处理

低钠血症往往导致严重器官水肿、功能障碍、循环衰竭甚至死亡。在多数系列报道中,严重低钠死亡率高达40%~50%,所以许多学者认为,片面强调缓慢补钠有可能延误患者抢救,增加死亡机会,所以相对于增加 CPM/EPM 的危险性,内科、ICU 及外科医生会选择前者,目前大多数学者都同意依据低钠血症的发病急慢程度和持续时间而确定补钠的速度。

1.急性低钠血症

①测得低钠血症持续<48h。②血钠下降速度>0.5mmol/h。往往发生在外伤、手术、饥饿及内分泌失调等导致的机体短期电解质严重紊乱,由于机体来不及马上调节、耐受。所以低钠血症的症状很早显现,后果也严重,易迅速导致脑等多器官水肿,功能衰竭,循环衰竭等,死亡率高,同时机体营养状态尚可,合成及转运有机物质的能力强,所以一般主张此类患者应迅速补钠,迅速纠正电解质紊乱。

2.慢性低钠血症

①测得低钠血症持续时间>48h。②血钠降低速度<0.05mmol/h。往往发生在慢性消耗性疾病患者、慢性酒精中毒、烧伤、盐耗综合征、慢性肾功能不全、尿崩症等。目前认为,慢性低钠血症治疗首先要解除病因,同时慢性低钠应缓慢纠正,因为这类患者低钠血症程度往往较重,但因为有较长时间的适应和代偿,一般在短时间内不会产生严重后果。另外,由于代偿结果导致神经元及少突胶质细胞内渗透压低下,相对水肿较重,同时机体产生及转运有机物质分子能力极度低下,维持细胞内渗透压能力降低。所以,目前主张慢性低钠血症应缓慢补钠。一般应该低于 0.8mmol/(L·d)。同时,可在血钠升至中等低钠水平后稳定数日,再继续上升,

给机体充分代偿和调整的时间,同时应采取辅助治疗,增强体内有机物质的合成转运。目前还很难规定一个安全的界限。同时,血钠的上升也受多重因素影响,有时很难准确控制。有动物实验资料认为给予地塞米松及秋水仙碱治疗可防止髓鞘脱失,但临床上难以证实。

(二)针对CPM/EPM的治疗

静脉内注射免疫球蛋白:Finster等曾报告1例慢性酒精中毒伴特发性低钠血症患者在CPM发病后立即静脉注射免疫球蛋白[0.4g/(kg·d)],5d后症状及体征均改善。目前认为与稳定髓鞘结构、消除可能存在的抗髓鞘抗体及促进髓鞘再生有关。目前尚未见其他相关报道。

Bridgeford等采用哌醋甲脂,5d后患者症状停止发展,并有好转及体征改善。据推测其有逆转髓鞘脱失相关精神症状的作用。另外,血浆置换、肾上腺皮质激素等亦可试用。必须指出,CPM/EPM是一个自限性疾病,其病情发展可因损伤因素的去除而中止,所以药物及治疗方法的有效性评价,应进行随机对照试验验证。

1.纠正低钠血症

当机体出现低钠血症时,应按常规补钠(每小时不超过0.5mmol/L),最初24h内补钠量应低于12mmol/L,最初48h内应低于21mmol/L,逐渐控制及纠正低钠血症,避免血钠大幅度波动是预防CPM的重要环节。

2.血管加压素拮抗剂的应用

近年,V_1/V_2受体拮抗剂和考尼普坦均获得FDA的许可,用于临床低钠血症的治疗,该药减少机体靶器官对血管加压素的敏感,从而有效保钠排水,纠正低钠血症,同时还可降低中枢神经系统髓鞘结构对低钠的易感性,有效防止髓鞘病变的发生,其临床效果值得期待。

3.糖皮质激素与血浆置换、IVIg

临床个案报道提示使用糖皮质激素或与血浆置换联合使用均可有效减少CPM的发生,同时减轻部分患者的临床症状,特别是对合并垂体功能减退的CPM患者,但缺乏临床实验证实。

地塞米松对渗透性脱髓鞘的保护性效应:迅速纠正低钠血症后BBB的损害可能为渗透性脱髓鞘的发生原理中起中心作用:因此能减低BBB通透性的药物,对防止渗透性脱髓鞘可能有效。糖皮质激素调节BBB通透性,并预防由高渗诱导的BBB破坏。

动物实验研究证明:地塞米松治疗在迅速纠正后不久注射较有效,地塞米松于纠正后0.3h、3h及6h注射有预防脱髓鞘的显著效果,而6h及12h后注射地塞米松则无明显有益效应,说明在纠正后6h内BBB通透性增加,提示BBB破坏,地塞米松需要在预防脱髓鞘病变有效前给予,一旦BBB破坏发生,细胞毒性物质可通透入脑,损害少突胶质细胞,已难以用地塞米松治疗来逆转。因此,地塞米松治疗的时间窗窄,以预防迅速纠正低钠血症后渗透性脱髓鞘。

渗透性应激可释放髓毒性化合物,引起脱髓鞘,PS可减低毒性物质,导致临床改善,IVIg治疗对CPM治疗亦为有用的选择。因此PS及IVIg应为安全及有效疗法,以改善肝移植CPM患者的临床后果。

四、预后

CPM 属自限性疾病，多数死亡是由于原发病的加重所致，如果能控制原发病且逐步纠正水电解质紊乱，其神经系统病变均可基本痊愈，Menger 等追踪观察 34 例本病患者，发现其中 32 例存活，11 例完全康复，另 11 例留有神经系统后遗症但具独立生活能力，仅 10 例遗留严重神经系统后遗症而需要照顾（4 例智能障碍、3 例四肢瘫痪、2 例小脑共济失调及 1 例其他异常）。CPM 的预后与低钠血症的程度及持续时间无关，也同 MRI 脑桥损害的程度、范围以及急性期病情轻重和原发疾病的情况均无直接关系。

虽然目前 CPM/EPM 缺乏有效治疗，但若能积极控制原发病，避免发生吸入性肺炎、逆行性尿道感染、败血症、深静脉血栓形成及肺栓塞等非特异性并发症，多数患者可得到痊愈。Menyer 等研究 44 例 CPM 患者临床资料，结果发现，32 例存活患者中，11 例完全康复，未遗留任何后遗症，11 例留有神经系统后遗症但具独立生活能力。仅 10 例患者遗留严重神经系统后遗症需生活照顾（4 例为智能障碍，3 例为四肢瘫痪，2 例为小脑共济失调，1 例为其他异常）。

第五章 神经系统变性疾病

第一节 阿尔茨海默症

痴呆是由器质性疾病引起的以获得性认知功能减退为突出表现的临床综合征,认知功能损害包括记忆、定向、理解、判断、计算、语言、思维和学习能力等,常伴随情感、行为和人格变化。阿尔茨海默病(AD)是中老年人最常见的痴呆类型,通常在 60 岁以后发病,随着社会人口的老龄化,患者数正逐年增加,患者的生存质量受到严重影响,家庭和社会也承受精神和经济的沉重负担。

一、痴呆的诊断

(一)病史采集

准确和完整的病史采集对于痴呆的诊断非常重要。对于以记忆减退和其他认知功能障碍为主诉的患者,应仔细询问病史,尤其是向看护人员和亲属了解患者的情况。询问的重点包括是否存在记忆损害的表现,日常活动能力是否受到影响,以及是否存在精神病性症状和情绪障碍。对于痴呆的诊断需要排除意识障碍、抑郁、药物和毒物等对认知功能的暂时影响,在采集病史时应当注意收集相关信息。

(二)神经心理测评

如果提供的病史提示存在认知损害,则需要对患者进行以评价认知功能为主要内容的神经心理测评。认知损害的筛查常用简明精神状态检查(MMSE)和画钟测验。MMSE 检测内容包括定向、语言即刻记忆、注意和计算、短时记忆、物体命名、语言复述、语言理解和表达以及视觉空间结构能力等;而画钟测验主要检测计划能力和视觉空间结构能力。如果上述筛查结果表明患者存在认知损害,则根据其涉及的认知损害方面和可能的病因,进一步选择成套或专项神经心理量表测评做出更准确的判断。

由于阿尔茨海默病患者可能存在情绪障碍和其他精神症状,而情绪障碍也可影响认知功能,所以有必要评价阿尔茨海默病患者是否存在情绪障碍和精神病性症状,并评估其对认知功能的影响。常用 Hamilton 抑郁量表和神经精神问卷(NPI)。

（三）诊断标准

目前国际上普遍应用的痴呆诊断标准包括世界卫生组织的国际疾病分类第 10 版（ICD-10）标准和美国精神病学会的精神障碍诊断和统计手册第 4 版修订版（DSM-Ⅳ-R）标准（表 5-1-1，表 5-1-2）。

表 5-1-1　痴呆的 ICD-10 诊断标准

1.痴呆的证据及其严重程度

(1)学习新事物困难，严重者对既往经历事件回忆障碍，可以是词语或非词语内容损害。患者的主诉和对患者的客观检查均表明存在上述障碍。按下列标准分为轻，中和重度损害：①轻度。记忆障碍涉及日常生活，但仍能够独立生活，主要影响近期记忆，远期记忆可以受到或不受到影响。②中度。较严重的记忆障碍，影响患者独立生活能力，可伴有括约肌功能障碍。③重度。严重的记忆障碍，完全需要他人照顾日常生活，有明显的括约肌功能障碍

(2)通过病史和神经心理检查证实患者存在智能减退，思维和判断能力受到影响。①轻度。智能障碍影响患者的日常生活，但患者仍能独立生活，完成复杂任务有明显障碍。②中度。智能障碍影响患者独立生活能力，需要他人照顾，对任何事物缺乏兴趣。③重度。完全依赖他人照顾

2.上述功能障碍不只发生在意识障碍或谵妄时期

3.可伴有情感、社会行为和主动性障碍

4.临床表现记忆和(或)智能障碍至少持续 6 个月以上。出现皮质损害的体征时更支持诊断，如失语、失认、失用。颅脑影像检查发现相应改变，包括 CT、MRI、SPECT 和 PET 等

表 5-1-2　痴呆的 DSM-Ⅳ-R 诊断标准

1.认知功能障碍表现以下两方面

(1)记忆障碍(包括近期和远期记忆减退)：①近期记忆障碍。表现基础记忆障碍，数字广度测试表明至少存在 3 位数字记忆障碍，间隔 5min 后不能复述 3 个词或 3 件物体名称。②远期记忆障碍。表现为不能回忆个人经历或一些常识

(2)认知功能损害至少还具备下列 1 项：①失语。除经典的各种失语症表现外，还包括找词困难(表现缺乏名词和动词的空洞语言)、类比性命名困难(表现 1min 内能够说出的动物名称数常少于 10 个，且常有重复)。②失用。包括观念运动性失用及运动性失用。③失认。包括视觉和触觉失认。④抽象思维或判断能力减退。包括计划、组织、程序和思维能力损害

2.上述(1)、(2)两类认知功能损害明显影响了职业和社会活动能力，与个人以往能力比较明显减退

3.上述症状不只是发生在谵妄病程中

4.上述认知损害不能用其他精神疾病或情感障碍解释(如抑郁症、精神分裂症等)

二、阿尔茨海默病的临床表现、病理特点和诊断标准

（一）临床表现

阿尔茨海默病的典型表现是隐袭起病逐渐加重的记忆障碍、语言障碍和失用症状。发病后平均病程8～10 年。受过较高教育和具有较好职业回报的人群发病较晚，但疾病进展可能更快。

记忆减退首先累及近期记忆,早期存在记忆提取障碍,随疾病发展以记忆编码障碍为突出特征,晚期累及远期记忆。

语言障碍首先表现命名困难,随后出现跨皮质性感觉性失语,表现言语理解障碍,而复述能力相对保留。轻度至中度 AD 患者找词困难和病理性赘述也很常见。疾病晚期则丧失所有语言交流能力而表现缄默。

阿尔茨海默病患者神经精神症状也很常见,包括抑郁、妄想、自我定向障碍和幻觉,但不同个体的具体表现存在较大差异。早期无阳性神经体征,随着疾病进展可以出现锥体外系症状、步态障碍、原始反射、小便失禁和痫性发作。

(二)病理改变特点

阿尔茨海默病患者脑组织大体病理和影像学改变主要是弥散性脑萎缩,颞叶和海马结构萎缩尤为显著。组织病理改变主要包括 5 个方面:老年斑、神经原纤维缠结、淀粉样血管病变、颗粒空泡变性和神经元丧失。老年斑存在于细胞外,核心是淀粉样物质,主要分布在皮质和海马。神经原纤维缠结由成对螺旋纤维组成,存在于神经元细胞内,主要分布于新皮质的锥体神经元、海马、杏仁核、蓝斑和脑干中缝核。

尽管针对 AD 的发病机制,国内外已进行了大量的研究,但迄今未能获得满意结果。AD 的发病机制十分复杂,目前较为被接受的学说包括胆碱能功能低下假说、炎症和免疫假说、基因突变假说、淀粉样蛋白假说、氧化应激和兴奋性毒性假说等。目前在临床应用的治疗药物是基于以上某种或几种假说提出,并经临床试验验证后投入使用。还有一些根据上述假说设计的药物正在进行临床验证。

(三)诊断标准

国际上普遍应用美国国立神经疾病和语言障碍研究所、卒中、阿尔茨海默病及相关障碍协会(NINCDS-ADRDA)和 DSM-Ⅳ 制定的 AD 诊断标准。NINCDS-ADRDA 标准将 AD 分为肯定、很可能和可能诊断。肯定 AD 诊断需要满足很可能 AD 的临床标准,以及活检或尸检组织病理学证据。很可能 AD 应具备两个方面以上的认知损害表现(包括记忆障碍),并呈进行性加重。认知损害症状应当至少存在 6 个月以上,进行性发展,且排除由于其他躯体疾病或脑病引起。可能 AD 应当存在 1 项认知损害症状,或者存在其他的脑病或躯体疾病,但不是阿尔茨海默病的病因。此外,做出 AD 诊断前应当首先排除意识障碍。以往临床研究已对两套标准进行了广泛的验证,平均敏感度是 81%,但特异性仅有 70%。

2011 年,美国国立衰老研究所和阿尔茨海默病协会共同颁布了 AD 新的诊断标准,新标准综合临床评估、生物标志物及相关技术指标,对 AD 进行分层和分级诊断。新标准将 AD 视为一个包括临床前期、AD 相关轻度认知损害(MCI)和 AD 痴呆在内的连续疾病过程,针对各阶段提出具体的诊断标准。临床前期指存在 AD 相关生物标志物的变化,但无临床认知损害症状;AD 相关轻度认知损害指存在认知功能的减退,并有相应的生物标志物改变,但保留独立的基本日常生活能力,严重程度未达到阿尔茨海默病诊断标准;AD 的诊断仍然包括肯定、很可能和可能 AD 诊断标准。AD 临床前期的诊断主要用于指导临床研究,AD 相关 MCI 的诊断有利于早期识别和及时干预。

三、阿尔茨海默病的治疗

在开始治疗之前和治疗的过程中,需要对 AD 患者的状况进行全面的评估,包括对患者认知功能状态、日常生活能力、精神行为症状、伴发疾病、药物使用情况和护理需求等进行全面评价。评价应该定期进行。如果患者出现行为的突然变化或病情的迅速恶化,则应当进行紧急评估,以确定病情快速变化的原因,并给予及时处理。

对患者的状况进行全面评估之后,在开始治疗之前,医生尚需要与患者和(或)其家属仔细商讨,根据患者和其家属的具体需求,制定一项有明确目标的治疗计划。在计划实施过程中,也应当根据患者的病情及治疗环境和看护者的变化及时调整治疗和护理方案。

(一)认知障碍的治疗

1.非药物治疗

认知刺激(包括专业医师指导下的认知训练和记忆康复)、运动锻炼(尤其是有氧锻炼,如练习太极拳、慢跑、跳舞和平衡训练等)、娱乐活动(绘画、写作和社会交际等)和社会心理支持,结合药物治疗可以取得比单纯药物治疗更好的效果。

2.药物治疗

(1)胆碱酯酶抑制剂:胆碱酯酶抑制剂减少突触间隙内乙酰胆碱的降解,增强突触后胆碱能神经元活动,从而改善认知功能。有研究表明,胆碱酯酶抑制剂还可抑制 β-淀粉样前体蛋白的沉积,减轻神经元损伤,从而延缓 AD 病理进展。在国内外批准上市用于 AD 治疗的胆碱酯酶抑制剂包括多奈哌齐、加兰他敏、卡巴拉汀和他克林等,国内也批准选择性胆碱酯酶抑制剂石杉碱甲用于 AD 的治疗。

(2)谷氨酸 NMDA 受体拮抗剂:谷氨酸能系统与学习和记忆有关,是除胆碱能系统外的又一 AD 治疗靶点。盐酸美金刚是一种非竞争性的 N-甲基-D-天冬氨酸(NMDA)受体拮抗剂,可拮抗突触间隙谷氨酸水平升高导致的 NMDA 受体过度激活而引起的病理损伤,因此可减轻由此造成的神经功能障碍,恢复生理水平的谷氨酸能神经传递。

美金刚用于治疗中至重度阿尔茨海默病,起始剂量为 5mg,口服,1 次/d;1 周后加至 5mg,口服,2 次/d;再过 1 周加为:口服,早 5mg,晚 10mg;再过 1 周加为:10mg,口服,2 次/d。肾功能损害的患者宜减少剂量,推荐目标剂量为:5mg,口服,2 次/d。不良反应包括头痛、头晕、嗜睡、激越和便秘。

(3)其他药物:目前尚无足够证据向阿尔茨海默病患者推荐其他治疗药物。

曾有临床试验发现大剂量维生素 E 治疗可延缓患者认知功能减退和延迟患者入住专门护理机构的时间,但后来研究发现维生素 E 治疗并不改善患者的认知功能,且有研究提示大剂量维生素 E 治疗可能增加患者死亡的风险,因此应避免使用。

曾有研究认为,非甾体类抗炎药物可减轻 AD 患者脑组织病理损伤和延缓认知功能的减退。但后来研究发现,无论是 AD 患者还是 MCI 患者,甾体类抗炎药物、非甾体类抗炎药物和环氧化酶-2 抑制剂均无肯定治疗效应,且可能导致严重的不良反应。

银杏叶制剂、吡拉西坦、麦角碱、司来吉兰、长春西丁和脑活素等,也在临床用于 AD 的治疗,但迄今获得的临床试验证据并不充分,尚需要设计严谨的临床试验进一步验证其疗效。

(二)精神行为障碍的治疗

90%以上的 AD 患者可发生精神行为和心境障碍,包括冷漠、漫游、激越、言语和身体上的攻击行为以及精神病性症状等,严重者可能威胁自身和他人安全,因而需要及时有效的处理。

阿尔茨海默病患者突发精神行为症状,首先必须排除其他疾病或医源性因素,包括感染、疼痛、躯体疾病和(或)治疗药物相关的精神行为障碍。需向患者和其看护者仔细询问症状发生的诱因、症状特点、伴随症状以及使用药物情况(尤其是药物的起用与精神行为障碍发生的时间关联性),进行详细的体格检查,选择必要的辅助检查手段,以判断患者精神行为障碍的可能原因,给予针对性处理。

1.非药物治疗

除非紧急情况,非药物治疗是精神行为障碍的首选处理措施。只有非药物治疗未能取得理想效果,且有相应临床指征的情况下,才可选择药物治疗。这是因为,药物治疗通常只能针对特定的精神行为症状,且存在加重认知损害和其他药物相关不良反应的风险,而非药物治疗通常能够较好地解决精神行为障碍的基本原因,并避免药物干预的风险和局限性。

非药物治疗的基本方式包括:

(1)改善与患者的交流方式:使用平和、安慰或鼓励性的语气与患者交流,并且保持目光的接触;用缓慢、简单和直接的语言解释患者所涉及的活动过程;如果患者表现情绪易激惹和激越的行为,应转移患者注意力并引导患者的活动。

(2)引导患者规律的生活习惯:向患者提供稳定的和可预测的日常活动模式(锻炼、进餐和睡眠的时间和方式应当尽量保持没有大的变化);将患者涉及的活动过程尽量简化,可将其分解为简单易行的步骤,让患者能够分步实行。

(3)向患者提供安全的生活环境:保证患者居住环境安全,家具不能有锐利的边角,保持地面无杂物,地面防滑,过道通畅;用目光提示,或使用障碍物阻止患者漫游,并引导患者避开不安全的地方;卫生间和淋浴间安装扶手。

(4)避免患者生活环境中的不良刺激:减少过度刺激,包括电视和其他家用电器的噪音干扰;避免窗户和镜子产生的眩光照射;夜间室内灯光柔和,并保持安静。

(5)调动患者的自主生活能力:尽量让患者自己穿衣和管理个人物品;指导患者利用日历、钟表、标签或报纸来识别时间。

2.药物治疗

临床研究报道,改善认知功能的药物多奈哌齐和美金刚,对于 AD 患者的精神行为症状也有效,包括幻觉、妄想、淡漠、激越、易激惹、焦虑和抑郁等症状,因此可首先选择使用。

抗精神病药物和抗抑郁药物治疗针对 AD 患者的一种或多种特定精神行为症状,如攻击行为、激越、精神病性症状和心境障碍等。非典型抗精神病药物可用于控制 AD 患者的攻击行为和精神病性症状,但是具有潜在的严重不良反应,包括增加卒中的风险、锥体外系症状和增加死亡率,因此应当尽量避免使用。由于其严重的不良反应,典型抗精神病药物不能用于 AD 患者。

如果采用抗精神病药物治疗,应当尽量单药治疗,从小剂量开始逐渐增加剂量,直至达到治疗效果。精神行为症状得到控制后应逐渐减少抗精神病药物剂量,最终确定是否需要继续药物治疗。

第二节　运动神经元病

运动神经元病(MND)是一组病因尚未明确的选择性侵犯脊髓前角细胞、脑干运动神经元、皮质锥体细胞及锥体束的慢性进行性变性疾病,其病理特征为进行性上、下运动神经元的变性、坏死及凋亡。临床上兼有上和(或)下运动神经元受损表现,为肌无力、肌肉萎缩和锥体束征的不同组合,最终常因呼吸衰竭致死,感觉和括约肌功能一般不受影响。由于症状和体征的组合不同,形成不同类型的运动神经元病,包括肌萎缩侧索硬化(ALS)、脊肌萎缩症(SMA)、原发性侧索硬化(PLS)和进行性延髓麻痹(PBP)等。其中 ALS 是慢性运动神经元病的最常见类型,本节重点阐述该病。

一、运动神经元病的临床类型及特点

运动神经元病常按运动神经丧失的解剖部位、遗传及起病年龄分类,表 5-2-1 列出依据解剖进行的临床分类,便于临床诊断与鉴别诊断。

表 5-2-1　运动神经元病的解剖分类

全身性运动神经元病
散发性肌萎缩侧索硬化
家族性肌萎缩侧索硬化
肌萎缩侧索硬化-帕金森-痴呆复合
下运动神经元疾病(LMND)或脊肌萎缩症(SMA)
散发性 SMA
儿童 SMA
遗传性 SMA
显性遗传性 SMA
隐性遗传性 SMA
X-连锁遗传性 SMA
延髓脊肌萎缩
上运动神经元疾病(UMND)
原发性侧索硬化
进行性假性延髓麻痹
局灶运动神经元疾病
拟似运动神经元病疾病

（一）全身性运动神经元病

ALS 是最常见的 MND，为（1～5）/10000 人，男性多见，随着年龄增长，ALS 的危险性也增加，家族性 ALS 平均起病年龄为 47～52 岁，散发性 ALS 平均起病年龄为 58～63 岁。ALS 是一组以上运动神经元（UMN）和下运动神经元（LMN）变性症状和体征为特点的疾病，导致进行性的球麻痹、肢体瘫痪，呼吸肌无力，而眼球运动和括约肌功能罕受累及。认知功能损害见于 20%～50% 的患者，有 3%～5% 患者进展为额颞型痴呆。由于呼吸衰竭而死亡一般见于起病后 2～4 年，但也有患者可以存活十余年。约 5% 典型 ALS 有阳性家族史。家族性的临床表现与散发性者无区别，某些病例可显示后束受累。20%～30% 家族性病例有铜锌 SOD 基因突变。受影响家族中突变的识别可以有助于遗传咨询。SOD 基因中很多突变的外显率尚未确立，因此个别患者的突变存在并不表示会 100% 发病的危险，无突变则排除了发生 ALS 的危险性增加。

在临床工作中，ALS 可以分为散发性和家族性 ALS。另外还有多种类似 ALS 的疾病，需要注意进行鉴别。

（1）散发性 ALS：为临床典型的 ALS，单独发生，但有些患者也可伴有并存的其他已知与 ALS 无关的疾病。

（2）遗传性或家族性 ALS：某些 AIS 患者可以检测到病理性基因异常，且在一代或几代人中连续出现，如超氧化物歧化酶 SOD1 基因缺陷或氨基己糖苷酶 A 或氨基己糖酶 B 缺乏等，则可诊断为实验室支持、临床确诊的家族性 ALS。但是，如果临床上存在遗传的特点，甚至可以判断出遗传方式，而没有检测到基因异常时，仍应诊断为散发的 ALS。

（3）ALS 叠加综合征：临床具有 ALS 表现同时还伴有与 ALS 同时发生的其他神经系统体征，如锥体外系表现、痴呆、小脑变性、自主神经功能异常、眼球运动异常（核上性或核性）、客观感觉异常等。

（4）伴有意义不明实验室异常的 ALS：临床表现为 ALS，同时存在某些实验室检查的异常，但其与 ALS 发病之间的关系并不清楚，如异常球蛋白血症、自身抗体（GM$_1$ 抗体滴度增高）等。

（5）类 ALS 综合征：该组疾病包括多种与 ALS 发病机制完全不同的其他疾病，而并非 ALS 的不同类型，如脊髓灰质炎后综合征、多灶性运动神经病伴或不伴传导阻滞、内分泌疾病（特别是甲状腺功能亢进或甲状旁腺功能亢进）、铅等金属中毒、病毒感染和副肿瘤综合征。

（二）LMND

进行性下运动神经元变性疾病病变只累及下运动神经元，可以是先天性的，或呈现于儿童及成年人，常称为脊肌萎缩症（SMA），根据起病年龄可分为婴儿型、中间型、青少年型和成年型。在婴儿和儿童中的 SMA 中，以遗传原因占多数，而且遗传性的 LMND 的严重度与起病年龄相关，起病越早全身症状越重、存活时间越短，一般为常染色体隐性遗传，最严重病例为先天性或呈现于早期儿童，即 Werding Hoff-mann 病（SMA1 型）。婴儿及儿童型可表现为胎儿运动减少，软婴综合征，早期运动发育不全或失去行走能力。较晚起病者表现为近或远端肢体无力、肌萎缩及反射减低等下运动神经元瘫痪症状体征，呈缓慢进行性，逐渐丧失肢体运动功能，成人型 SMA3 患者的寿命正常。较良性型者为成人起病型肌萎缩侧索硬化（SMA4 型），为隐性或性连锁遗传。成人型常为散发性。

进行性延髓麻痹表现为进行性构音及吞咽困难,常伴有下运动神经元受累征(舌肌萎缩及舌肌颤动),通常患者在延髓症状出现前后,ALS 的其他上、下运动神经元受损的锥体束症状都相继出现。如果女性患者有 MND,比男性更易发生进行性延髓麻痹。进行性延髓麻痹病情进展迅速,通常在症状出现后 2~3 年,由于本身疾病造成的呼吸肌麻痹、循环衰竭或肺部感染而死亡。

（三）UMND

原发性侧索硬化及进行性假性延髓麻痹主要为上运动神经元变性,两者均起病于成人晚期。原发性侧索硬化表现为渐进性下肢痉挛性瘫痪,多年后进展到上肢,但罕见于延髓支配肌肉,呼吸功能受累不常见。进行性假性延髓麻痹表现为缓慢进展的构音及吞咽困难,常伴有上运动神经元受累征(强哭、强笑、下颌反射或掌颏反射亢进),最终进展成似 ALS 的全身性 MND。

二、辅助检查

1.神经电生理检查

当临床考虑为 ALS 时,需要进行神经电生理检查,以确认临床受累区域为下运动神经元病变,并证实在临床未受累区域也存在下运动神经元病变,排除其他疾病。

(1)常规针极 EMG:常规同芯圆针极 EMG 检查表现为同时存在进行性的失神经和慢性神经再生。进行性失神经的表现为纤颤电位和(或)正锐波。慢性神经再生的表现为:运动单位电位时限延长伴有多相波增多,通常有波幅增高;大力收缩时募集相减少;运动单位电位不稳定。为了诊断 ALS,肌电图至少应该有三个节段(脑干的球部脑神经运动神经元,以及颈段、胸段和腰骶段的前角运动神经元)存在异常。其中脑干节段可以测定一块肌肉,如舌肌、面肌、胸锁乳突肌或咀嚼肌。胸段可在第 6 胸椎水平以下的脊旁肌或腹部肌群进行测定。对于颈段和腰骶段,应至少测定不同神经根和不同周围神经支配的两块肌肉。

(2)神经传导测定:神经传导测定主要用来诊断或排除其他周围神经疾病。ALS 患者神经传导应该正常或大致正常。但当肌肉萎缩明显时复合肌肉动作电位波幅可明显降低;当存在嵌压性周围神经病或同时存在其他的周围神经病时,感觉神经传导可以异常;在进行下肢的感觉神经传导测定时,有些老年患者很难引出感觉神经动作电位,并不一定是异常。

(3)运动单位计数(MUNE):当 MUNE 减少时,提示所测定的神经存在轴索性损害。适用于慢性运动神经前角细胞或轴索病变的辅助判定,能够定量反映运动单位(MU)数目,是测量运动神经元损失数量的重要的电生理技术。在 ALS 的早期诊断中有重要价值,目前主要用于对 ALS 患者的随诊研究以及药物治疗效果的评价,判断预后。

(4)单纤维肌电图(SFEMG):ALS 由于病变进展快,再生的神经尚未形成成熟的神经末梢或运动终板,神经冲动的传导尚未达到同步,故表现为 jitter 明显增宽、纤维密度(FD)增高和阻滞,并且 jitter 增宽、FD 增高与肌肉无力的程度呈明显的负相关。而颈椎病患者由于病变进展慢,FD 一般正常或增高,jitter 可以有增宽,但程度一般较轻微,很少出现阻滞。

（5）运动诱发电位（MEP）：上运动神经元损害时经颅磁刺激的中枢运动传导时间延长30％以上，最大用力收缩肌肉时运动单位电位的发放频率下降。

2.神经影像学检查

在某些 ALS 患者，头颅 MRI T_2 加权像可以在皮质脊髓束通路出现高信号但影像学检查并不能提供确诊 ALS 的依据，临床主要用于 ALS 与其他疾病的鉴别，排除结构性损害。

3.神经肌肉病理检查

ALS 的诊断并不需要行神经或肌肉活检。只有当临床、电生理或实验室检查发现不典型改变，怀疑为其他疾病时，尤其是肌肉疾病时，肌活检才有价值。在某些情况下，尸检可起到支持或排除 ALS 的作用。

4.实验室检查

无确诊 ALS 的实验室指标，开展实验室检查的目的主要在于鉴别和排除其他疾病。

三、诊断

根据中年以后隐袭起病，进行性加重，病变局限于上、下运动神经元，无感觉障碍，典型的神经源性肌电图（EMG）改变，一般诊断运动神经元病不难。但由于 ALS 早期表现多样，缺乏诊断的生物学标志，故有时诊断非常困难。1994 年，世界神经病学联合会（WFN）制定了一个ALS 的诊断标准，称为 El Escorial 标准，同时还对诊断的步骤提出了相应的标准。但按此标准，确诊的 ALS 已有广泛的临床及 EMG 受损征，以致患者已属相对发展期。鉴于 ALS 的致命预后，迄今又无有效治疗，因此 1998 年 WFN 对该诊断标准提出了修订，有利于早期诊断ALS，试验可能有效的药物，以期延迟疾病的发生或延缓疾病的进展。根据临床和电生理检查所显示的病变累及范围，可以将 ALS 分为不同的诊断级别。

临床确诊 ALS：通过临床检查，证实在 4 个节段中至少有 3 个节段存在上、下运动神经元同时受累的证据。

实验室支持-临床确诊的 ALS：1 个节段存在上和（或）下运动神经元受累证据，证实携带致病性基因突变。

临床很可能的 ALS：通过临床检查，在 4 个节段中至少有 2 个节段存在上、下运动神经元同时受累的证据，并且上运动神经元受累的体征位于下运动神经元病变节段的上端。

临床很可能-实验室支持的 ALS：临床上仅有 1 个节段存在上下运动神经元同时受累的体征，或仅在 1 个节段存在上运动神经元体征时，如果肌电图检查发现至少 2 个节段存在下运动神经元受累，并且通过选择适当的影像学检查和实验室检查排除其他疾病，则可以诊断为临床很可能实验室支持的 ALS。

临床可能 ALS：临床检查仅有 1 个节段存在上下运动神经元受累证据，或在 2 个或以上节段仅有上运动神经元受累的证据，或者下运动神经元受累的体征位于上运动神经元受累节段的上方；在进行神经电生理检查、影像学检查以及实验室检查后，仍达不到实验室支持—临床拟诊的 ALS 标准。在诊断临床可能 ALS 之前，必需要排除其他疾病。

四、鉴别诊断

1.颈椎病

颈椎病在临床上较常见,可产生上肢 LMN 受损征及下肢 UMN 受损征,很容易与 MND 混淆。颈椎病一般有肢体麻木,尤其是上肢,可出现大小便障碍,无延髓症状,颈髓 MRI 可见与症状相对应的椎间盘突出,EMC 为局限在中下颈段的神经源性损害,胸锁乳突肌、胸段脊旁肌及下肢不出现神经源性损害。

2.慢性炎症性脱髓鞘性多发性神经病(CIDP)

CIDP 临床主要表现为感觉运动神经病,即运动与感觉均有累及的周围神经病,少数可发生以运动障碍为主的类型,但不出现 UMN 受损征,电生理检查出现神经传导减慢、F 波消失或潜伏期延长,一般脑脊液有蛋白.细胞分离现象。

3.平山病

平山病又称青少年上肢远端肌萎缩症,好发于青春早期,男性多见。平山病是一种良性自限性下颈髓运动神经元受累疾病,多表现为一侧上肢前臂以下肌无力、肌萎缩,病情在一定时间内呈进展性,多于 5 年内停止。临床上与 ALS、SMA 的早期有相似表现,但预后却截然不同。大多数平山病患者肌电图检测有节段性下颈髓前角损害的特征性异常,但少数患者亦可能出现广泛神经源性损害,容易误诊为 MND,故疑诊平山病患者应进行常规颈椎生理位及前屈位 MRI 平扫,前屈位 MRI 扫描可见颈胸段椎管后方硬膜前移,脊髓呈明显受压变形、变细改变,以 $C_{5\sim7}$ 水平明显,而 MND 不具有此特征性改变。

4.多灶性运动神经病

多灶性运动神经病(MMN)是一种罕见的免疫介导的周围神经病,约 50% 患者血清中 IgM 型抗神经节苷脂抗体(GMl)滴度增高。MMN 仅影响运动不影响感觉,临床与 MND 很相似,该病以成人男性多见,最初为不对称的上肢远端无力萎缩,逐渐累及上肢近端及下肢,也可下肢起病。受累肌肉分布呈现多数单神经病的特点,不出现 UMN 征。神经传导检查有助于诊断,采用 inching 技术可发现多处(至少 2 处以上)非嵌压部位的运动传导阻滞。静脉应用丙种球蛋白和环磷酰胺治疗有效。

5.副肿瘤性运动神经元综合征

副肿瘤性运动神经元综合征(PNS)也称亚急性运动神经元病(SMN)是临床表现为运动神经元病的肿瘤远隔症状,是一种罕见的副肿瘤综合征,常伴发于支气管肺癌、霍奇金病和其他淋巴瘤等,发病通常在肿瘤缓解期,与原有肿瘤的病情不一致,常亚急性起病,以双下肢无力萎缩为主要表现,上肢受累较轻,脑神经运动核支配肌群不受累。Forsyth 将其分为 3 种类型:①快速进展的肌萎缩和肌束颤动,伴或不伴反射亢进,抗 Hu 抗体阳性;②以上运动神经元受累为主,类似 PLS;③临床与 ALS 无异。除非发现肿瘤或抗 Hu 抗体阳性,一般很难与 MND 鉴别。

6.肯尼迪病

肯尼迪病也称 X-连锁隐性遗传性脊髓延髓肌萎缩症(SBMA)是编码雄激素受体的基因

中 CAG 重复序列异常增加所致的 X-连锁遗传病。该病患者均为男性,多在 30～40 岁以后起病,病程长,如注意预防并发症,一般不影响寿命。肩带肌和骨盆带肌首先受累,典型表现为双侧对称的以近端为主的肌无力和肌萎缩,继而累及咀嚼肌、面肌和延髓肌,舌肌及面肌肌束颤动多见,通常无上运动神经元受累表现。2/3 男性患者出现内分泌紊乱,男性乳房发育和性功能减退、糖尿病等。血清肌酸激酶(CK)可增高,甚至可致正常值的 10 倍。EMG 除神经源性损害外,尚可有感觉神经病,这在 MND 中不存在,基因检查可明确诊断。

7.包涵体肌炎

男性多见,50 岁以后起病,60～70 岁常见,隐袭起病,缓慢进展,表现为多灶性、不对称无痛性无力和萎缩,肌电图示肌源性损害,肌肉活检有特征性改变。

五、治疗

(一)神经保护及修复治疗

谷氨酸抑制剂利如唑,是目前唯一被证明有效的神经保护治疗药物,多项研究证明其确实有效且安全,目前已获各国药品监督部门批准,但只能减慢 ALS 疾病进展,适用于早中期 ALS,对晚期 ALS 无效。依据不良反应及效果,各国指南均推荐 50mg,每日 2 次,并建议尽早及规律服药,但目前尚未明确随着疾病进展利如唑的治疗是否需要以及何时停止。根据循证医学 I 级证据(最高级别)临床指南推荐利如唑治疗用于临床确诊的和很可能的 ALS 患者(症状持续时间少于 5 年,FVC 预测值＞60％且没有气管切开)。基于循证医学 III 级证据(专家意见),临床指南推荐利如唑治疗用于临床可能的 ALS 患者(症状持续时间超过 5 年,FVC 预测值＜60％和为预防误吸做气管切开但不依赖呼吸机的患者)。但对气管切开后需要通气、合并其他不能医治的疾病和在 ALS 之外的患有前角细胞疾病的患者益处不确定,不建议使用利如唑。恶心、疲乏及肝功能异常约见于 10％患者,肝功能异常约 3％,建议利如唑治疗患者,肝功能应 3 个月复查 1 次。

临床症状体征与 ALS 高度相近的 PBP 及 SMA 患者应考虑予以利如唑治疗,但缓慢进展的 PBP、SMA 或 HSP 则不推荐予以利如唑治疗。无论是否有家族史,所有有进行性运动神经元病症状并携带有 SOD1 基因突变的患者,均应予以利如唑治疗。

尽管近些年做过大量药物临床试验,包括:维生素、睾酮、抗氧化剂(如辅酶 Q_{10} 和二叶银杏等)、静脉注射免疫球蛋白、环孢菌素、干扰素及神经营养因子等,但尚无其他药物显示对 ALS 病程和存活期有显著影响。

(二)基因治疗

5％～10％的 ALS 是遗传性,其中 20％～30％与 21q22.1 的 Cu/Zn-SODl 基因突变有关。散发病例 1％～2％存在 SOD1 基因突变。遗传性 ALS 与散发性 ALS 有相同的临床特点,提示两者有共同的最终途径,目前的研究认为 SOD1 基因造成运动神经元死亡不是由于基因产物功能丧失,而是通过基因产物直接毒性作用或形成聚集体影响细胞功能从而造成运动神经元死亡。目前注射疫苗和输入免疫球蛋白以清除 ALS 患者体内异常蛋白产物的研究取得了一定的成果,如给 ALSSOD1 转基因小鼠注射针对 SODl 突变蛋白的疫苗能延缓 ALS 的发生并延长存活期；注射 SODI 抗体可延长实验动物的存活期，但其安全性还有待研究，目前临床研究尚未开展。

（三）干细胞移植

干细胞作为一种具有较强自我更新能力和多向分化潜能的细胞，近年来在细胞治疗和基因治疗的可能性方面引起了医学界的普遍关注，但目前无证据支持干细胞治疗 ALS 有效，尽管有一些探索性试验，包括将干细胞诱导分化成运动神经元以替代死亡的运动神经元或将干细胞诱导分化成星型胶质细胞或小胶质细胞提供特殊的生长因子或酶，从而保护损害的神经元，但干细胞真正进入临床还需要较长的时间和过程。

（四）支持治疗

运动神经元病患者的支持及症状性治疗是很重要的，主要包括呼吸功能、饮食、吞咽、抑郁及交流的处理。

第三节　多系统萎缩

多系统萎缩（MSA）是一组原因不明的慢性进行性神经系统变性疾病。主要累及锥体外系、自主神经和小脑系统，可伴有锥体束和智能损害。根据其临床表现可分为 2 个亚型：以帕金森样症状为主的纹状体黑质变性（SND）即 MSA-P 型；以小脑性共济失调为主的橄榄脑桥小脑萎缩（OPCA）即 MSA-C 型；而自主神经功能障碍，过去曾称 Shy-Drager 综合征（SDS）即 MSA-A 型，是在各亚型中都常见的表现形式，目前国际上不再将 Shy-Drager 综合征作为独立的类型。

一、病因及发病机制

MSA 病因不十分清楚，但从病理来看存在神经胶质细胞（特别是少突胶质细胞）胞质内包涵体及神经元包涵体，而其他中枢神经系统变性疾病均无此结构，故考虑此包涵体是 MSA 主要病因。近年免疫组化研究，在 MSA 脑组织胶质细胞质包涵体中发现有细胞周期依赖性激酶-5 和有丝分裂原活化蛋白激酶的免疫活性表达，在少突胶质细胞中，有强烈的微管相关蛋白-2 的表达。这提示胶质细胞质包涵体与微管细胞支架密切相关。再有 MSA 脑干、脊髓、小脑等部位均有 α-2 共核蛋白表达，提示后者可能在 MSA 等一类中枢神经系统变性病的发病中起作用。

二、病理

病理学研究发现中枢神经系统广泛分布的细胞丢失及神经胶质增生，病变在尾状核、壳核、苍白球、黑质最常见，脑桥核和小脑浦肯野细胞、蓝斑和前庭核、下橄榄核、迷走神经背核、锥体束也受累。脊髓受损首先是中间外侧细胞柱、脊髓 S2～4 副交感神经系统神经节前细胞，其次是锥体束和前角细胞。MSA 患者在病程的不同阶段都会先后出现自主神经功能障碍,而尿便障碍及性功能障碍占 78%～91%,目前研究认为与骶髓前角 Onuf 核在 MSA 患者中选择性脱失有关。Onuf 核是一个纵向走行的细长的细胞群,从 S_1 的中部延伸到 S_3 的上 1/3,支配肛门和尿道的括约肌。骶髓前角 Onuf 核选择性的弥漫性细胞脱失,这些神经元的丢失的同时又伴有残留运动神经元的侧支芽生,支配失神经的肌肉,即为尿道和肛门括约肌的失神经-神经再支配。

三、临床表现

MSA 多在中年发病,起病年龄多在 40～60 岁,隐匿起病,缓慢进展,无明显的家族史,男性多于女性。平均存活期为 9～10 年。

自主神经功能障碍:几乎所有 MSA 患者病程中的某一时间点都会出现自主神经功能障碍,主要是直肠、膀胱功能障碍(如尿频、尿急、尿失禁、尿不尽、尿潴留和阳痿、便秘等)和与体位改变相关的症状(如头昏眼花、眩晕、全身乏力、晕厥等),另外还可以出现出汗减少或无汗,皮温低,皮肤粗糙。以往的回顾性研究中,MSA 患者的排尿障碍比体位性低血压症状更常见,若两者都有,则膀胱症状出现更早。在各种排尿障碍中,尿急、尿频、尿不尽感较尿失禁更为常见。

运动功能障碍:可表现帕金森样症状,也可表现小脑症状。在西方国家,以帕金森样症状最多见,即 MSA-P 型多见;而在东方国家,以小脑症状最多见,即 MSA-C 型多见。MSA-P 型早期主要表现为肌张力增高,静止性震颤不明显或完全缺失,症状对称,进展迅速,对左旋多巴的治疗反应不佳,只有一小部分患者对左旋多巴反应好。MSA-C 型早期主要表现为小脑性共济失调,患者可出现眼球震颤、共济失调步态、肢体自主运动协调障碍,小脑性语言等共济失调症状体征。另外,MSA 患者可出现假性球麻痹、肢体挛缩等锥体束症状,也可出现精神障碍及痴呆症状,但严重的痴呆症状少见。在 MSA 的晚期,帕金森症状和小脑症状可以同时出现。虽然各型早期各有特点,但最终都会表现为锥体外系统、小脑系统、自主神经系统、锥体系统损害的症状和体征。

四、辅助检查

1.自主神经功能检查

对疑诊 MSA 的患者常规行卧立位血压及心率检查,若站立位收缩压较平卧位下降＞20mmHg、舒张压较平卧位下降＞10mmHg 而心率无明显变化者为阳性,上述检测应在体位变化后 3min 内完成。

2.影像学检查

MSA 有相对特征的 MRI 表现,两种亚型 MSA 的 MRI 表现存在一定差异,MSA-c 主要表现为延髓、脑桥、小脑中脚、小脑蚓部或半球萎缩;第四脑室、桥延池扩大;T_2WI 脑桥小脑中脚对称性高信号及脑桥十字征。MSAP 的异常改变以基底核区为著,表现为壳核萎缩、T_2WI

壳核后外部低信号及外侧缘高信号。MRI 弥散成像中的表观张力系数（ADC）值在 MSA 患者的脑桥、小脑中角、壳核明显增高，且与病程有着很好的相关性。也有约 20% MSA 患者的头颅 MRI 是正常的。

3.肛门括约肌肌电图

肛门括约肌神经源自 $S_{2\sim4}$ 的 onuf 核，卫星电位的出现对于诊断 MSA 是较为可靠的指标，对于早期诊断 MSA 具有较特异的价值，有利于与帕金森病的早期鉴别。另外肛门括约肌肌电图可出现自发电位，运动单位平均时限延长，多相波增多，但这仅代表有神经源性损害，不是 MSA 特异性的。

五、诊断

1998 年 Gilman 等提出了 MSA 的 4 组临床特征和诊断标准。临床特征为：①自主神经衰竭和（或）排尿功能障碍；②帕金森综合征；③小脑性共济失调；④皮质脊髓束功能障碍。诊断标准为：①可能 MSA，第 1 个临床特征加上两个其他特征；②很可能 MSA，第 1 个临床特征加上对多巴胺反应不佳的帕金森综合征或小脑性共济失调；③确诊 MSA，病理上见到广泛分布的少突胶质细胞胞质内包涵体，并有黑质纹状体和橄榄脑桥小脑通路的变性改变。

六、鉴别诊断

1.帕金森病

MSA-P 早期易被误诊为 PD，两者鉴别点主要是 MSA-P 发病年龄早，以强直、运动迟缓症状明显，静止性震颤不明显或完全缺失，症状对称，进展迅速，对左旋多巴的治疗反应不佳。且在病程进展中会出现严重的小脑性共济失调、锥体束、自主神经功能等损害。MSA 患者自主神经功能损害除体位性低血压外，表现为尿失禁、排尿困难、尿急、尿频，有或无尿潴留。而帕金森病患者自主神经功能损害常表现为尿急、伴有或无排尿困难，但无慢性尿潴留，尿道括约肌功能正常。因此，临床上检查泌尿系统症状和膀胱功能有助于鉴别诊断。

2.引起晕厥的其他疾病

对于以晕厥为主要表现的 MSA 应与各种原因所致的血容量不足或贫血、心源性晕厥、血管抑制性晕厥、糖尿病体位性低血压等鉴别。还应与神经系统其他疾病，如多发周围性神经病、家族性自主神经功能不全等鉴别，这些疾病影响到正常调节血压的自主神经通路及反射弧，导致直立性低血压。

七、治疗

（一）病因治疗

1.神经保护治疗

虽然在对啮齿类动物 MSA 模型的实验研究中发现，谷氨酸抑制剂利如唑可延缓神经元丢失,但在两项 MSA 患者的前瞻性临床研究中却未显示利如唑有效。虽然米诺环素具有抑制胶质细胞增生的作用,但一项为期 48 周的针对 MSA-P 型患者的前瞻性研究发现患者的运动障碍及生活质量并未改善。生长激素在 MSA 患者中扮演着"生存因子"的作用,在一项随机、双盲、安慰剂对照研究中,22 名 MSA 患者接受了为期 1 年的重组人类生长激素(r-hGH)注射治疗,虽然没有显著效果,但可以看到患者的帕金森病统一评分量表及 MSA 统一评分量表的评分均有微小的增高趋势,因而有关 r-hGH 的研究还有待深入。雌二醇可能在 MSA-C 型患者中具有神经保护作用,目前研究正在进行中。

2.深部脑刺激(DBS)

以往的研究曾发现小部分 MSA 患者对双侧丘脑下刺激有效,但最近的研究却发现 DBS 几乎无效,而且超过 1/4 的患者在手术后 7 个月内死亡。由于有关报道的数量有限,加之疗效差和潜在的风险,目前 DBS 已不再被推荐用于 MSA 的治疗。

(二)对症治疗

MSA 目前主要是对症治疗。

1.治疗直立性低血压

(1)非药物治疗:首先应告诉患者,高温环境、热水浴以及桑拿均应避免,因为会增加静脉血量而使回心血量减少。夜间多尿血压可能降低,故应避免突然头位抬高的体位变化动作,特别是晨起时,故患者应缓慢抬头,起床时应在床沿坐数分钟。进食后低血压也易致直立性低血压,故大量进食,特别是高糖类饮食,饮酒也应避免。提倡个性化细心控制的体育锻炼,如游泳、步行等。弹力袜、束腹带可以减少静脉血量,小宗临床研究认为有效。睡觉时将头位和足位各抬高 20~30cm,特别是同时予以小剂量氟氢可的松可以提高直立位血压(C 级推荐)。为了补偿肾脏钠盐的丢失,建议高盐饮食,每天至少摄入 8g 氯化钠(C 级推荐)。每天饮水 2~2.5L 非常重要(C 级推荐)。

(2)药物治疗

①氟氢可的松:氟氢可的松是一种合成的盐皮质激素,具有轻度的糖皮质激素作用。它可以提高肾脏对钠的重吸收从而扩张血容量,并且可以增加 α 肾上腺素受体敏感性,从而可以增加去甲肾上腺素的作用。口服后,氟氢可的松可马上被吸收.45min 内达到峰血药浓度,半衰期约 7h。C 级推荐:氟氢可的松作为一线药物单药治疗自立性低血压,0.1~0.2mg/d,同时高盐饮食并摄入足够的水能获得更好的疗效。氟氢可的松可致轻度水肿、可能导致充血性心力衰竭、平卧位高血压、头痛及低钾,故需要小心使用。

②α 受体激动剂:米多君是一种口服 α1 肾上腺素受体激动剂,它通过血管收缩作用提高血压,口服后不通过血脑屏障,也不提高心率,因而没有兴奋心脏和中枢神经的不良反应。米多君作用时间可持续约 4h。A 级推荐:推荐米多君单药或与它药(如氟氢可的松)联合使用治疗直立性低血压;推荐剂量开始为每次 2.5mg,每日 2~3 次,逐渐增加剂量至 10mg,每日 3 次;平卧位高血压是常见的不良反应(约 25%),而且可能会很严重,因而每日的最后一次用药应至少在睡前 4h 之前。有些患者予以米多君治疗后症状反而加重,可能与肾上腺受体敏感性降低有关。

③麻黄碱:麻黄碱可作用于 α 和 β 肾上腺素受体,对许多出现自立性低血压症状的 MSA

患者有效,推荐 15mg,每日 3 次。

2.治疗泌尿功能障碍

当残余尿量超过 100mL,首选间断导尿。若残余尿量少于 100mL,可选择作用于膀胱逼尿肌的药物,α肾上腺素受体拮抗剂可减少残余尿量,但可能加重直立性低血压。抗胆碱能药物可适用于逼尿肌活动过度(尿频、尿急和尿失禁)的患者,但可能加重尿潴留;合成的抗利尿激素去氨加压素可作为治疗尿失禁的备选,睡前滴鼻,可减少夜尿并提高清晨血压;另外,将肉毒毒素 A 注射进膀胱逼尿肌亦可适用于逼尿肌活动过度的患者。对于尿道括约肌张力过高的患者肉毒毒素 A 亦可注射进尿道括约肌。经过上述治疗无效的患者,可考虑外科手术,如括约肌切开术等。

3.治疗运动障碍

(1)治疗帕金森样症状:对左旋多巴反应差虽然是 MSA 诊断标准中的一条,而且有助于 MSA 与 PD 的鉴别诊断,但仍然有 1/3 的患者在用左旋多巴治疗时获益,但是只有 13% 的患者左旋多巴的疗效可持续数年。每日 1g 左旋多巴服用至少 3 个月治疗后无效方可认为对左旋多巴反应差。目前左旋多巴仍被推荐作为治疗 MSA 帕金森样症状的一线药物,患者耐受性良好的情况下,推荐剂量为 1g/d。虽然在 MSA 患者中服用左旋多巴所致的幻觉较 PD 患者少见,但易出现其他的不良反应,如自立性低血压及性功能障碍加重。直至目前为止,尚无临床对照研究证实多巴受体激动剂对 MSA 有效。在一项回顾性研究中,只有 10% 的患者在使用多巴受体激动剂的治疗中获益。因而,多巴受体激动剂不被推荐作为治疗 MSA 的一线药物,因为与左旋多巴相比,其发生不良反应的概率更高,尤其是在加重自立性低血压方面。金刚烷胺可作为 MSA 症状性治疗的备选药物。多项研究发现经颅重复磁刺激(rTMS)对帕金森病患者有一定治疗作用,目前有关 rTMS 用于治疗 MSA 患者的帕金森症状的研究正在进行中。

(2)治疗小脑性共济失调症状:物理治疗目前仍然是治疗 MSA 患者小脑性共济失调症状的最佳选择。在意向性震颤症状明显的患者可考虑小剂量使用氯硝西泮。普萘洛尔、巴氯芬、金刚烷胺和加巴喷丁也可有短暂和轻微的作用。

第六章　运动障碍性疾病

第一节　帕金森病

　　帕金森病又称震颤麻痹,1817年詹姆斯·帕金森首先描述了本病的综合征,后人为了纪念他的重要贡献,因而得名。

　　帕金森病是好发于中老年的神经退行性疾病,临床主要特征为进行性运动徐缓、肌强直及震颤。

一、流行病学

　　帕金森病50岁以前少见,随着年龄增加,发病率增加。世界各地均有本病发生,白人多于黑人区域。帕金森病的发病率(按年龄调整的发病率)美国纽约为每年13.5/10万,瑞典为9.7/10万,日本Yanago为11.7/10万。

　　患病率在60岁以上的上海人群中为1.24%。中国四地区(2003)调查65岁以上男女的帕金森病的标化患病率为2.06%(男性2.12%,女性1.98%)。1983年,中国6个城市帕金森病及综合征调查发现,两者患病率为44.3/10万(帕金森病为34.8/10万,帕金森综合征为9.5/10万)。其中男性帕金森病患病率为57.5/10万,帕金森综合征为12.8/10万;女性中帕金森病患病率为12.6/10万,帕金森综合征为26.3/10万。2003年,我国帕金森病患病率(经年龄调整)为:60~69岁组为289.7/10万;70~79岁组为1157.2/10万;80~84岁组为3534.0/10万;>85岁组为3472.2/10万。这些调查材料提示近年来我国帕金森病有增加的趋向。

二、病因和发病机制

1.基底节皮质环路学说

　　基底神经节与运动有关的神经联系可认为主要有两条与大脑皮质相关的神经环路。

　　纹状体(壳核和尾状核)是基底节环路的主要传入部分,接受来自运动皮质及其辅助区绝大部分皮质的冲动传入,其神经元活动受黑质-纹状体多巴胺能通路的明显影响。纹状体抑制性冲动投射到苍白球内侧区和黑质网状部,两者一起构成了基底节的输出通路。通过从苍白球内侧区到丘脑运动核(丘脑腹外侧核)的抑制性 GABA 能神经投射,和丘脑到额叶皮质之间的兴奋性联系,基底节与皮质形成调控运动的环路。

基底节的传入和传出部分存在两条通路:一条是直接从壳核至苍白球内侧区的抑制性通路(GABA 能通路);另一条则是涉及苍白球外侧段(GPe)与丘脑底核(STN)的间接通路,这条间接通路对苍白球内侧区活动可能起兴奋作用,因为它涉及两条抑制性通路,即 GABA 能通路(①从壳核到苍白球外侧区②从苍白球外侧区到丘脑底核),以及另一条从丘脑底核到苍白球内侧区的兴奋性通路——谷氨酸能通路。

大多数认为,源于基底神经节的运动障碍是由于"运动"回路功能异常,引起苍白球内侧区和黑质网状部(SNr)传出改变,从而使运动发生障碍。

正常情况下,直接投射到苍白球内侧区的壳核神经元受多巴胺激动,壳核投射到苍白球外侧区的神经元受多巴胺抑制。

在帕金森病发病的环路学说中,由于纹状体多巴胺的缺少,导致直接投射到苍白球内侧区的抑制性纹状体神经元活动降低,纹状体多巴胺的耗竭导致纹状体投射到苍白球外侧区神经元的过分活动,继而将丘脑底核从过度抑制中解脱出来,致使丘脑底核神经元兴奋性活动增强,这种增强的活动能激动苍白球内侧区的神经元,最后引起许多冲动从基底节传到丘脑。壳核多巴胺减少既导致直接抑制通路的活动减弱,也导致间接兴奋通路的活动增强,共同引起苍白球内侧区活动增强。因为苍白球内侧区到丘脑投射为抑制性,苍白球内侧区释放冲动增强后导致丘脑皮质神经元受到抑制,致使皮质兴奋性减少,引发帕金森病少动强直的临床症状。

2.生化病理学说

纹状体中多巴胺-乙酰胆碱是一对互相拮抗的递质,多巴胺是抑制纹状体的递质,乙酰胆碱是兴奋纹状体的递质。在正常人两者处于平衡状态。帕金森病患者是因纹状体中多巴胺含量显著减少,以致乙酰胆碱的兴奋性作用相对加强而发病,因此,应用多巴胺的前体——左旋多巴可以补偿脑中多巴胺的不足,或者应用抗胆碱能药物抑制乙酰胆碱的作用,均可治疗本病。

3.环境毒物因素学说

20 世纪 70 年代,美国圣约瑟城的化学师私自合成一种违禁的抗精神病药物,其副产品中含有神经毒物 MPTP,后来以 MPTP 可制成猿猴的帕金森病动物模型。1979 年 Davis 等在美报道 1 例 23 岁男性,用自己合成的与哌替啶类似的 1-甲基-4-苯基-丙氧哌啶(MPPP)后出现帕金森病症状,该药中含有污染物 MPTP,用药过量者死后尸检发现黑质 DA 能神经元严重死亡,但当时未被重视。1982 年 6 月 1 例 42 岁药瘾者因瘫痪住入圣约瑟医学中心。1 周后,其姐亦因帕金森病症状而来院,此两例患者均注射过自己合成的海洛因。当时恰巧邻近的神经病学家 Tetrud 也发现有两例因注射自己合成的海洛因而发生帕金森病的患者。事后证实上述自己合成的海洛因中均含有 MPTP,其代谢产物是 MPP$^+$,能选择性破坏黑质的多巴胺神经元。此后,MPTP 成为人们制作小鼠、猴帕金森病动物模型的有效工具。

除草剂百草枯、有机氯农药氧桥氯甲桥萘、杀真菌剂代森锰、鱼藤酮也可导致帕金森病动物模型。百草枯与 MPP$^+$ 化学结构类似,在稻田等农业中广泛利用,成为一种致帕金森病的危险毒物。流行病学证实,种水稻者比种果树者多见,饮用井水者比饮用河水者帕金森病多见,庭园中用除草剂者比用人工除草者帕金森病多见。在合成含有 MPTP 或与 MPTP 类似结构的药厂(如生产除草剂、杀虫剂药厂)有本病的小流行。帕金森病患者尸检时脑内发现有杀虫剂氧桥氯甲桥萘的残留。此外,食物中含异喹啉类化合物(如去甲猪毛菜碱)可能诱发本病。

4.神经细胞的老化加速

在正常人中黑质神经元每 10 年减少 4.7%,但并不导致帕金森病的发生。环境毒物的暴露、氧化应激损伤、谷氨酸等兴奋性氨基酸损伤线粒体呼吸链 Complex Ⅰ 等因素使正常人中黑质致密部、额叶、颞叶和顶叶等神经元易于老化,黑质-纹状体的多巴胺神经元老化加速,一旦其数量减少到正常 50% 左右,纹状体内多巴胺递质减少 80%,则会引起帕金森病症状。

5.氧化应激和线粒体损害导致黑质细胞的损害

在动物实验中发现 MPP$^+$ 通过纹状体中多巴胺神经元末梢多巴胺转运体转运到胞体,造成多巴胺神经元的损害。在细胞代谢中产生许多氧自由基及多巴胺产生的羟自由基等,它们大量积聚在线粒体内,致使黑质细胞内富含的 Fe^{2+} 代谢转变为 Fe^{3+},后者对线粒体呼吸链 Complex Ⅰ 产生损害。谷氨酸或其他代谢毒物与呼吸链中 Complex Ⅰ 结合,阻断呼吸链,导致线粒体损害。氧化应激和线粒体损害互为因果,形成恶性循环。

6.遗传易感性

5%~20% 的帕金森病患者中有家族史。已发现家族性帕金森病的相关致病基因在第 1、2、4、6、12 号染色体。其中约 50% 家族性及 15%~20% 年轻起病的散发性帕金森病患者存在 Parkin 基因的突变,其他致病基因包括 α-synuclein 基因、UCH-L1 基因、DJ-1、PINK1 等。

如在家族性帕金森病中,已知常染色体显性遗传的有 PARK1、PARKs。已知常染色体隐性遗传的有 PARK2、PARK7。近年发现 LRRK2 基因突变在家族性和散发帕金森病中均有意义。

尽管原发性帕金森病患者有上述多种发病学说,但确切的原因并不清楚。

由于脑部感染、药物和毒物、外伤、肿瘤及其他遗传变性病等继发原因造成的帕金森病病样表现,则称为帕金森综合征。帕金森病可与其他神经系统疾病合并发生,此时称为帕金森叠加综合征。

三、病理

主要病理变化为黑质和蓝斑含色素的神经细胞减少、变性和空泡形成,胞质内有嗜酸性包涵体(Lewy 小体),其主要组分为异常聚集的 α-synuclein。神经胶质增生,网状结构和迷走神经背核等处也有类似变化,而苍白球和壳核的变化较轻。此外,中枢神经系统的其他部分还呈现散在的老年性或炎症后的变化。

四、帕金森病分类

(一)继发性帕金森综合征

1.感染

昏睡性脑炎、Prion 病、脑脓肿等。

2.血管性

卒中等。

3.药物

抗精神病药物、利血平、氟桂利嗪、桂利嗪等。

4.毒物

MPTP、一氧化碳、锰等。

5.外伤

脑外伤、拳击性脑病等。

6.其他

正常压力性脑积水、脑瘤等。

7.遗传变性帕金森综合征

(1)弥漫性 Lewy 体病。

(2)Huntington 病。

(3)肝豆状核变性。

(4)Halleverden-Spatz 病。

(5)家族性基底节钙化。

(6)神经棘红细胞增多症。

(三)帕金森叠加综合征

(1)进行性核上性麻痹。

(2)多系统萎缩。

(3)皮质基底节变性。

五、临床表现

60 岁后发病多见(约占 80%)。约 20% 的患者在 40 岁以前发病。男女均可发病。

帕金森病患者的主要症状包括震颤、肌张力增高(强直)、运动障碍及姿势和平衡障碍等。起病缓慢,逐渐加重,首发症状因人而异。且上述症状并非全部出现,症状多自一肢或一侧开始,然后扩展至多肢或对侧或全身。但少数患者症状也可始终局限于单一肢体或偏身或某一局部。故对早期或不典型的患者,临床医师对本病应有高度的警觉性。70% 左右的患者以震颤先起病。

1.震颤

震颤是因肢体的促动肌与拮抗肌接连发生节律性(4～6Hz)收缩与松弛而引起。震颤的节律与速率可用肌电图等记录之。震颤最先出现于肢体的远端,多由一侧上肢的远端(手指)开始,然后逐渐扩展到同侧下肢及对侧上、下肢。下颌、口唇、舌头及头部一般均最后受累。上、下肢皆有震颤时,上肢震颤的幅度比下肢大,仅有个别患者只限于下肢出现轻微震颤。手指的节律性震颤形成所谓"搓丸样动作",手部不断地做旋前旋后动作。在本病早期,震颤仅于肢体处于静止状态时出现,故称静止性震颤,随意运动时可减轻或暂时停止。晚期则变为经常性(包括静止性震颤和动作性震颤),随意动作中亦不减轻或休止,情绪激动可使震颤加重。在睡眠或麻醉中震颤则完全停止。强烈的意志努力可暂时抑制震颤,但持续时间很短,过后反有加剧之趋势。有的患者静止性震颤可与姿位性震颤合并发生。

2.强直

强直是由于锥体外系性肌张力增高,促动肌及拮抗肌的肌张力都有增高。在关节做被动运动时,增高的肌张力始终保持一致,而感到有均匀的阻力,称为"铅管样强直"。如患者合并有震颤,则在伸屈肢体时可感到在均匀的阻力上出现断继的停顿,如齿轮在转动一样,称为"齿轮样强直"。四肢、躯干、颈部及面部均可受累。由于这些肌肉的强直,患者出现特殊姿态:头部前倾,躯干俯屈,上肢之肘关节屈曲,腕关节伸直,前臂内收,双手置于前方,下肢之髋及膝关节均略为弯曲。手足姿势特殊,指间关节伸直,手指内收,拇指对掌,形成特征性屈曲的"猿猴姿势"。疾病进展时,这些姿势障碍逐渐加重。在严重的患者特别是脑炎后,有时腰前弯可成直角。头部前倾严重时,下颌几可触胸。个别脑炎后患者颈可过伸。这些异常并非真正的挛缩所引起,而是姿势异常或节段性肌张力不全所致,因为屈曲的关节可随意主动或被动地伸直。肌强直严重者可引起肢体的疼痛,易被误认为风湿痛、"冻肩(肩周病)"及腰痛。有一种对早期患者有诊断价值的体征称"路标现象",是腕关节伸肌的强直所引起。令患者把双肘搁于桌上,使前臂与桌面成垂直位置,并请其两臂及腕的肌肉尽量放松。在正常人,此时腕关节与前臂约成90°屈曲,而在本病患者则腕关节或多或少仍保持伸直位置,俨若铁路上竖立的路标。

3.运动障碍

肌强直加上姿势、平衡及翻正反射等障碍可引起一系列的运动障碍。在本病初期,因肌强直患者的动作缓慢或运动减少,常因臂肌及手指肌的强直,使患者上肢不能做精细动作,表现为书写困难,所写的字弯弯曲曲,越写越小,尤其在行末时写得特别小,称为写字过小征。日常生活不能自理,坐下时不能起立,卧床时不能自行翻身,系鞋带和解纽扣、穿脱鞋袜或裤子、剃须、洗脸及刷牙等动作都有困难。快复动作如腕关节的旋前、旋后运动障碍尤为明显。靠视力的帮助,运动障碍可稍改善,例如扣衣袖的纽扣比扣颈部的纽扣要稍容易一些。步态障碍甚为突出。在早期,表现走路时下肢拖曳,随病情的进展,步伐逐渐变小变慢,起步困难,但一迈步后,即以极小的步伐向前冲去,越走越快,不能即时停步或转弯,称慌张步态。因此,患者感到奔跑比步行更容易。在轻型患者,慌张步态只限于走下坡时出现。因有平衡与翻正反射障碍,所以行走时可有踌躇、前冲、后冲或侧冲步态,造成患者特别容易跌倒。路上若遇有极小的障碍物,也要停步不前。有的患者在黑夜见不到障碍物时,行走可比白昼快得多。当患者企图转弯时,平衡障碍特别明显,此时因躯干僵硬,乃采取连续小步使躯干和头部一起转弯。

患者因失去联合运动,行走时上肢的前后摆动减少或完全消失,这往往是本病早期的特征性体征。

面肌运动减少,形成面具脸,表现为面部无表情、不眨眼、双目凝视等。患者发笑或其他面部表情时反应既非常迟钝,又过度延长,而且肌肉运动的幅度减少。有的患者只一侧肢体受累,则其面部表情障碍也可只限于患肢同侧一半,或该侧一半特别严重。

大量流涎是由口、舌、腭及咽部等肌肉运动障碍所引起,而唾液分泌并无增加,仅因患者不能把唾液自然咽下所致。严重患者亦可发生明显的吞咽困难。

4.非运动症状

(1)消化道症状:自主神经症状在本病中颇为常见。迷走神经背核的损害是本病自主神经症状的病理基础。患者常出现顽固性便秘,钡餐检查可显示大肠无张力甚至形成巨结肠。食管、胃及小肠的运动障碍引起吞咽困难、食管及胃痉挛以及胃-食管反流等,另有人认为胃-食管反流及便秘是因肠系膜神经丛的神经元变性,而致胆碱能功能不足所引起。

(2)皮肤症状:有的患者大量出汗,出汗可只限于震颤一侧,行丘脑破坏术后,震颤消失,多汗也停止,因此有人猜测大量出汗可能是由于肌肉活动增加所引起,并非因交感神经障碍所致。有的患者出汗减少,影响体温调节,故夏天容易中暑。皮脂溢出在本病亦相当多见,特别是脑炎后患者尤为显著,但其真正的发生率尚无精确统计。亦可出现头皮屑增多。

(3)泌尿生殖系统症状:男性患者可有阳痿。本病不侵犯直肠及膀胱括约肌,有些患者可有尿频、尿急、排尿不畅,甚至尿潴留。可有性欲减退。

(4)动眼危象:是一种发作性两眼向上或一侧窜动的不自主眼肌痉挛动作,多见于脑炎后帕金森综合征患者,原发性帕金森病患者甚少见。少数患者尚可出现调节辐辏障碍、垂直性(向上、向下)凝视麻痹等。

(5)言语障碍:晚期患者可有言语障碍,语音变低,发音单调无音调变化,称失语韵能力,发音呈暴发性,言语极快速,咬音不准,使旁人难以听懂。

(6)认知功能与精神症状:抑郁焦虑是本病最常见的症状,尤其出现药物疗效减退的左旋多巴长期综合征,病情波动和加重时,抑郁和焦虑症状十分明显。认知障碍出现在病程中晚期和晚期。约30%的晚期患者均有不同程度的认知障碍。

(7)其他:早期患者就有嗅觉减退或消失,有肢体肌肉的酸胀和疼痛,尤其出现在左旋多巴剂量不足和无效时。患者有思睡,少数出现睡眠-窒息综合征和睡眠中喊叫。少数患者视敏度减弱。少数晚期患者,尤其应用多巴胺受体激动剂者,可有视幻觉。

六、生化和影像检查

脑脊液中多巴胺的代谢产物 HVA 含量降低。尿中多巴胺及其代谢产物 HVA 含量亦降低。

基底节多巴胺神经元的功能显像:^{99m}Tc 标记的 TROD 灯-1 SPECT 或^{18}F 标记的 FPCIT PET 中可显示基底节多巴胺转运蛋白(DAT),能早期诊断出偏侧帕金森病。患者的患肢对侧基底节多巴胺转运蛋白比同侧基底节和正常人明显减少。123I 标记的 IBZM 在 SPECT 中可显示早期帕金森病患者病侧基底节区多巴胺 D_2 受体功能超敏,晚期则下降。

七、诊断和鉴别诊断

根据本病有震颤、肌强直及运动徐缓三主征,诊断不困难。

有学者提出原发性帕金森病的诊断如下:

1.在中、老年人同时具备3个主要条件

(1)逐渐出现进行性加重的活动和动作缓慢,持久活动后动作更慢、幅度更小。

(2)颈和(或)肢体肌张力增高。

(3)4～6Hz的静止性震颤或姿势不稳。

2.确诊本病时必须在上述条件中再附加至少3个或3个以上的下列条件

(1)偏侧肢体起病。

(2)一侧肢体受累后,较长时间才扩散到另一侧肢体,病情呈现明显不对称性。

(3)良好的左旋多巴试验反应(评分记分法判断,可好转70％以上)。

(4)左旋多巴制剂的良好疗效可持续5年以上。

(5)病程中体征呈现十分缓慢地进行性加重,但病程至少9年以上。

(6)PET、SPECT检查显示黑质-纹状体区多巴胺能神经元受累依据:①纹状体区多巴胺转运体摄取值降低,后壳核损害更严重;两侧纹状体损害可呈不对称性;或②纹状体区多巴胺D_2受体,在疾病早期功能上调,疾病晚期功能减退;或③^{18}F-fiurodopa在纹状体区摄取减少,双侧纹状体区可以呈不对称性。

3.本病不应该有下列疾病和体征

(1)反复发作后出现阶梯样加重的活动徐缓、震颤、肌张力增高、姿势不稳。

(2)视力障碍、前庭疾病和感觉障碍造成的姿势不稳。

(3)小脑体征。

(4)头颅反复外伤。

(5)脑炎。

(6)精神药物治疗的迟发性运动障碍。

(7)一个以上的亲属有同样临床表现。

(8)病情逐渐缓解和恢复。

(9)核上性凝视麻痹。

(10)病程早期出现直立性低血压等自主神经障碍症状。

(11)3年以上的病程,表现明显的单侧肢体受累。

(12)早期出现痴呆,出现语言和行为障碍。

(13)Babinski征阳性。

(14)神经影像证实的脑瘤、脑积水、血肿和基底节钙化。

(15)接触百草枯、氟桂利嗪、锰等多种毒物和药物。

本病首先应与各种帕金森综合征鉴别。脑炎后帕金森综合征可发生于任何年龄,但常见于40岁以前的成年人,过去常有发热、眼肌麻痹及昏睡或被蚊虫叮咬等病史。但有许多患者,并无脑炎病史,只有类似流行性感冒的病史。此型帕金森综合征的发病及进展都比原发性帕金森病快,常见有动眼危象、皮脂外溢及流涎增多。昏睡性(甲型)脑炎系第一次世界大战中的流行病,现已不存在,但其他各种脑炎(流行性乙型脑炎)也可后遗帕金森综合征。腔隙状态的血管性帕金森综合征是由纹状体的腔隙梗死所引起,临床表现以步态障碍为突出,可有痴呆和锥体束征,而震颤、运动减少则少见。

颅脑损伤引起的帕金森综合征者,则必有头颅损伤或为拳击运动员的历史。一氧化碳中毒产生缺氧性脑病。因为一氧化碳中毒后,基底节尤其是豆状核细胞对缺氧特别敏感而获病。因此,中毒后存活的患者可出现震颤和强直,但总的症状并不像典型的帕金森病。锰中毒见于矿工、拆船工、用高锰焊条的焊接工,工作数年后可产生类似帕金森病的症状,有时亦可出现以强直为主的症状。利血平可阻止 DA 的储存,氯丙嗪及氟哌啶醇类药物为突触后 DA 能受体阻滞剂,这三类药物过量或中毒都可因干预 DA 的功能而引起帕金森综合征。一般停药后即可逐渐恢复。其他如抗抑郁剂、二硫化碳、汞、氰化物等中毒亦可引起帕金森综合征。有基底节钙化者,需查明引起钙化的原因,特别是有无甲状旁腺功能异常。但有基底节钙化者(Fahr病)未必都出现帕金森综合征。

由其他原因所引起的震颤必须与帕金森病鉴别。老年性震颤见于老年人,四肢、下颌及舌头均可受累,震颤以速率更快、节律更规则及幅度更小为特征。这种震颤主要出现于随意运动中,一般无强直,但痴呆很常见。麻痹性痴呆亦可有手的震颤,但程度较轻,常合并有面肌及舌肌的震颤,梅毒血清学试验呈阳性及尚可有阿·罗瞳孔等,可资鉴别。酒精中毒的震颤常呈持久性,合并有面肌震颤、胃肠道症状及谵妄,无强直,也无帕金森病的其他症状。特发性震颤有时可误认为帕金森病,常见于男性,一般当肢体静止时减轻。随意运动时加重,往往仅限于两手或两臂,亦可扩展至口唇及面部,常有震颤家族史,当饮酒或用普萘洛尔后震颤可显著减轻。焦虑症或甲状腺功能亢进患者所出现的震颤,根据病史,不难识别。

只有一只手部强直而无震颤的早期帕金森病患者应与书写痉挛鉴别。书写痉挛仅于书写时出现,与执笔和书写有关的肌肉痉挛并疼痛,其他动作完全正常,亦无客观的病理体征,不难鉴别。书写痉挛现被认为始终局限性肌张力障碍。帕金森病以四肢强直为突出症状者,应与高颈位病变所引起的两侧上、下肢痉挛鉴别,肌痉挛是锥体束受损的表现,有肌张力增高呈"折刀征"、腱反射亢进及巴宾斯基征阳性等,与病变的锥体外系性肌强直不同。帕金森病尚应与进行性核上性麻痹、夏伊-德雷格综合征、Jacob-Creutzfeldt病、阿尔茨海默病、橄榄体脑桥小脑萎缩、正常压力脑积水等鉴别。根据患者的症状、体征、服药反应及过去史亦有助于鉴别帕金森病与不同类型的帕金森综合征。

CT 和 MRI、MRS 对帕金森病诊断一般无多大帮助。只有当诊断有怀疑、对左旋多巴反应不良、有痴呆或锥体束征时,才可考虑做 MRI 检查。

八、治疗

本病无根治方法。各种药物治疗虽能使患者的症状在一定时间内获得不同程度的好转,但皆不能阻止本病的自然进展。应鼓励患者尽可能多地进行体力活动,继续工作,培养业余爱好。用体疗训练患者可使其能更好地从事行走、进食等日常活动。

1.药物治疗

药物治疗为首选方法,累及一侧肢体的患者或年轻者应用多巴胺受体激动剂和单胺氧化酶 B 抑制剂。尽量推迟左旋多巴的应用。65 岁以上患者,病情严重则宜用左旋多巴。晚期严重患者,而且长期服用左旋多巴疗效减退者,左旋多巴可与多巴胺受体激动剂或儿茶酚氧位甲基转移酶抑制剂(COMTI)合用。

药物治疗可使相当一部分患者症状得到一定程度和时间内的改善。治疗中剂量和方法应个体化。每种药物宜从小剂量开始,缓慢增加到适量,然后长期维持。长期服用后都存在效果减退或出现严重不良反应的问题。

(1)抗胆碱能药物:适用于早期轻症患者,也可作为左旋多巴的佐药。常用的有以下几种。

①苯海索(安坦):2~4mg。每日3次。

②东莨菪碱:0.2~0.4mg,每日3次。

③苯扎托品:1~3mg,每日1~2次。

④丙环定(开马君):5~10mg,每日3次。此类药物的不良反应主要有口干、眼花、无汗、面红、恶心、失眠和不宁,严重者可引起谵妄,停药或减量后可消失。有青光眼者禁用此类药物。在老年人有引起精神障碍和中暑的可能,以选用左旋多巴为宜。

(2)金刚烷胺:适用于轻症患者,口服100mg,每日2次,用药后1~10d即可见效,有效时间维持不长。本药能促进神经末梢释放多巴胺并阻止其再摄取而起作用。晚期患者若单服此药,几周后药效可减退,若合用左旋多巴可维持疗效。不良反应有恶心、失眠、头晕、幻觉、精神错乱、皮肤网状青斑及足踝水肿等。剂量过大可引起抽搐,故有癫痫病史者禁用。

(3)多巴胺替代疗法:多巴胺本身不易通过血脑屏障。故需选用能通过血脑屏障的左旋多巴,左旋多巴在脑中脱羧变成多巴胺。近年来为增加多巴胺进入脑实质的量并减少其在外周的不良反应,同时应用一些多巴脱羧酶抑制剂或增效剂以提高疗效。

①左旋多巴(L-多巴):开始治疗时250~500mg/d,分1~3次服用,以后每隔3~5d增加剂量,每日增加250~500mg,直至疗效最著而不良反应尚轻为宜。每日最适剂量在2~4.5g,多数为3.5~4.5g,最大剂量不应超过5g/d。每日剂量达3g以上时,应分4~6次服用。应在饭前或小食后服药。

本药是目前治疗帕金森病最有效的药物。主要不良反应有恶心、呕吐、厌食、轻度血压降低、心脏症状、各种不随意运动(如舞蹈样动作、手足徐动)、"开-关现象"和精神异常等。所谓"开-关现象"是动(开)和不动(关)交替出现的双相现象,患者可在几分钟内肢体、口、面部等处的多动突然转变为强直性的不动状态,后者可持续数分钟至1h。胃肠道不良反应在治疗初期多见。不随意运动及"开-关现象"在长期治疗中多见,减量或停药后这些不良反应均可消失。在服用左旋多巴期间,禁用维生素B_6和A型单胺氧化酶抑制剂(MAOI)。因为维生素B_6是多巴脱羧酶的辅酶,用后可加强外周多巴脱羧酶的活性,使脑外多巴加快变成多巴胺,使血中左旋多巴浓度降低,从而减少左旋多巴进入脑组织中的量,降低其疗效,并加强其在外周的不良反应。

②脑外多巴脱羧酶抑制剂:这类药物的特点是本身不易通过血脑屏障,故当应用小剂量时,仅抑制左旋多巴在脑外的脱羧作用,而不影响其在脑内的脱羧作用,因此与左旋多巴合用时可阻止血中多巴转变成多巴胺,使血中有更多的多巴进入脑内脱羧成多巴胺,从而减少左旋多巴的用量,加强其疗效并减少其外周(脑外)不良反应(如胃肠道及心血管系统的症状),但不减少中枢(脑内)的不良反应(如不随意运动、"开-关现象"及精神症状)。应用此类药物时应加用维生素B_6,使脑内左旋多巴的脱羧加快、加强。苄丝肼和卡比多巴都是多巴脱羧酶抑制剂。

常用的有美多巴及复方卡比多巴(森那特)。

美多巴:是左旋多巴和苄丝肼的复方制剂。美多巴"125"含左旋多巴100mg和苄丝肼25mg,供开始治疗用。美多巴"250"含左旋多巴和苄丝肼的量各为前者的2倍,供维持治疗用。第1周,美多巴"125"每日1片,其后每隔1周美多巴"125"每日增加1片,一般每日最大量不超过8片,并应分成3~4次服用。剂量稳定后改为美多巴"250",片数减半。美多巴的控释片可延长有效血药浓度时间。

复方卡比多巴(森那特):是左旋多巴和卡比多巴的复方制剂,有10/100、25/250、25/100三种片剂(分别含左旋多巴100mg、250mg、100mg,以及卡比多巴10mg、25mg、25mg)。开始时用森那特10/100半片,每日3次,以后每3d增加1片,直至达到最适剂量为止,每日最大量不超过森那特25/2504片。对顽固性难治患者,最后才考虑用25/100片剂,每日最大量不超4片。息宁是森那特的控释片,可延长有效血药浓度时间。

(4)多巴胺受体激动剂:早期帕金森病患者可单用多巴胺受体激动剂。在长期服用左旋多巴类药物出现疗效减退和(或)"开-关"现象、每剂末症状恶化加重等情况时可与上述左旋多巴复方制剂合用。

常用多巴胺受体激动剂大致按其化学结构分为麦角碱(溴隐亭、培高利特、卡麦角林)、非麦角碱(普拉克索、罗匹尼罗、阿扑吗啡、N-丙基去甲阿扑吗啡、吡贝地尔)两大类。多巴胺受体激动剂对多巴胺D_2受体激动起主要作用。长期应用培高利特等麦角碱类药会引起心脏瓣膜病和脏器纤维化,现已少用。

多巴胺受体激动剂均应从小剂量开始,逐渐加量,一直到出现满意疗效而无不良反应为止,长期维持。较易出现恶心、食欲减退、精神症状和体位性低血压等不良反应。

常用的有以下几种。

①普拉克索:起始用0.125mg,每日3次。第二周0.25mg,每日3次。第三周0.5mg,每日3次。均为餐后服用。

②吡贝地尔(泰舒达):起始用50mg/d,以后每周增加50mg,有效剂量范围为150~250mg/d。每日剂量分3次在饭后服用。

③溴隐亭:起始用1.25mg/d,以后每5d增加1.25mg,每日剂量分3次在饭后服用。有效剂量范围为10~20mg/d。因为属于麦角类多巴胺能受体激动剂,有致心脏瓣膜纤维化等风险,目前临床已经少用。

④罗匹尼罗:盐酸罗匹尼罗片有1mg,2mg,5mg剂量。逐渐增加剂量。常用治疗量为4~10mg/d,分为三次饭后口服。控释型罗匹尼罗片规格为2mg、4mg。治疗逐渐增加剂量。最大剂量24mg/d。

⑤阿扑吗啡:阿扑吗啡是一种治疗帕金森病强烈的DA受体激动剂,其结构式与DA有类似之处,故亦能模拟DA的作用,能激动DA的D_1、D_2及D_3受体,治疗帕金森病。皮下注射阿扑吗啡与口服左旋多巴制剂合用时,虽可加强左旋多巴的疗效,并减少左旋多巴引起的不良反应,但用本品必须皮下注射,且必引起呕吐,是本品的缺点。皮下一次性注射或用简易泵皮下连续滴注阿扑吗啡都可改善帕金森病的运动不能、肌强直及静止性震颤。本品一次性皮下注射后10~25min即可起效,疗效可持续20~120min不等。阿扑吗啡口服剂或肛栓剂疗效不

及皮下注射。常见的不良反应包括恶心、呕吐、直立性低血压、打哈欠等。在应用本品前 1～3d 先开始口服多潘立酮，每次 10～30mg，每日 3 次，以后两药合用，可以减轻或消除外周不良反应。在应用阿扑吗啡前半小时用 50mg 多潘立酮也可减轻不良反应，精神的不良反应比麦角碱少见。总之，皮下注射本品最适合于以下情况：解除严重的"关"期，令患者迅速转为"开"期；不动性危象；手术前后的治疗。目前国外尚有阿扑吗啡鼻腔喷雾剂和舌下含剂。

（5）B 型单胺氧化酶抑制剂（MAO-BI）

①司来吉兰：1960 年匈牙利合成此药。用于治疗抑郁症，作用机制不明，只知其中间代谢物为苯丙胺及甲基苯丙胺，过量时可引起失眠。其后发现本品能选择性不可逆地抑制 DA 降解成高香草酸的神经元内外的 B 型单胺氧化酶（MAO-B），阻止 DA 的降解，增加 DA 的蓄积，以期延长外源性及内源性 DA 的作用时间而加强左旋多巴的疗效。Reider 等 1983 年还发现它能减少 DA 的再摄取，促进 DA 的释放。20 世纪 70 年代欧洲已提出用此药治疗帕金森病，但未被重视。至 80 年代才开始用它治疗帕金森病，每日口服量为 5～10mg；PET 研究显示 MAO-B 酶被不可逆地抑制可长达 3～8 周。司来吉兰与左旋多巴剂合用时，左旋多巴的量可减少 10%～15%，甚至减少 30%，约半数患者仍能维持临床疗效。加用司来吉兰后亦可减轻左旋多巴引起的轻度症状波动，但可能会加重左旋多巴诱导的异动症状。初次加用本药时还可促发帕金森病患者发生多梦或幻觉，故对有精神病史的帕金森病患者应禁用或慎用本药。本药也不应与选择性 5-羟色胺再摄取抑制剂（SSRI）合用，如氟西汀。如果患者病情必须要用 SSRI 类药物，则应在开始应用 SSRI 之前先停用司来吉兰满 6 周，因为司来吉兰抑制 MAO-B 的活性时间甚长。司来吉兰可与其他抗抑郁剂如米安色林合用，它们之间并无相互药物作用。

现已知 MAO 有 A 和 B 两型，前者主要存在于神经元中，后者不仅存在于神经元，也存在于胶质细胞中，人脑中以 MAO-B 为主。A 型单胺氧化酶抑制剂（MAO-AI）如氯吉兰可阻止去甲肾上腺素降解。使血中去甲肾上腺素蓄积，而使血压升高，甚至发生高血压危象，称为奶酪效应。MAO-BI 司来吉兰与左旋多巴合用，可加强左旋多巴的疗效，并减少其不良反应。本药与左旋多巴合用非常安全，有半数甚至 2/3 的患者早期剂末现象获得改善，但对晚期严重的左旋多巴诱导的"开-关"现象无效。

司来吉兰用法为口服 5mg，每日 2 次。午后用药会引起夜间失眠，过量时则变为非选择性 MAO-B 抑制剂，也会抑制 MAO-A，引起高血压。司来吉兰的不良反应还包括轻度心律失常、骨骼肌不适感、轻度 AST 与 ALT 升高等，在中重度帕金森病患者中还可能引起幻觉、焦虑或精神错乱。

司来吉兰是否具有保护神经作用仍然存有争议。1993 年北美帕金森病研究组的一个 DATATOP 研究，观察 400 例未经任何治疗的患者接受司来吉兰，另 400 例接受安慰剂治疗，主要终点指标为必须应用左旋多巴才维持独立的日常生活，结果，司来吉兰组需要用左旋多巴的时间延迟约 9 个月。此结果可用司来吉兰本身具备症状改善的作用来解释，也可用该药的本身疗效加上该药有保护神经作用来解释。但随访 3 年后，在安慰剂加左旋多巴组与司来吉兰加左旋多巴组两者之间，不论在临床症状进步上及治疗需要上都无统计学的差异。再进一步分析发现用司来吉兰治疗未见有症状进步，但需要用左旋多巴的时间确比安慰剂治疗组明显延迟很多，这提示司来吉兰有一些神经保护作用。但从 PET 研究及司来吉兰对中枢的作用时间甚长的角度来看,本组研究的洗脱期起先只是 1 个月,以后改为 2 个月,似属太短,不足以消除本品对症状的作用。

英国的帕金森病研究组(1993)用随机、开放式研究,观察 3 年后,结果发现早期合用左旋多巴和司来吉兰联合组不论从临床疗效上或不良反应的发生频率上并不优于左旋多巴单独治疗组。在同一研究经平均治疗 5 年、6 年后,发现左旋多巴和司来吉兰联合组的病死率反高过左旋多巴单独治疗组。左旋多巴和司来吉兰联合组与左旋多巴组的病死率比例为 1.57∶1 ($P=0.0152$),即左旋多巴和司来吉兰联合组患者比左旋多巴单独治疗组多死 50%~60%。这两组不良反应的发生率(如发生异动症及剂末症状波动等)却相似(英国帕金森病研究组,1995)。病死率高的原因并不清楚,是否归咎于司来吉兰治疗尚有待确定,因为该研究的统计学设计也存在问题,受到多方的责难与批评。所以,至今尚无结论性的证据证明司来吉兰能减慢帕金森病的长期自然进展。但司来吉兰能延迟 9~12 个月才需要应用左旋多巴的事实已被普遍接受。总之,司来吉兰是否有保护神经作用,能否阻止帕金森病的自然进展,尚有争议,有待今后继续研究。

我国曾报道用进口的司来吉兰治疗 18 例经左旋多巴或复方多巴治疗后有疗效减退、症状波动、有剂末现象、"开-关"现象及不自主运动等症状的患者,剂量一般不超过 10mg/d。个别达 15mg/d。在 13 例有疗效减退的患者中,10 例有明显增效作用;4 例有剂末现象者,治疗后剂末现象消失或显著进步;1 例有僵硬现象者用药后症状消失;对"开-关"现象无效,对不自主运动反而加重。部分患者用司来吉兰后可减少左旋多巴或复方多巴的药量。不良反应有口干、胃肠症状、直立性低血压、精神症状、不自主运动等,但皆不严重。

②雷沙吉兰:可与人脑内 MAO-B 不可逆地结合,其对 MAO-A 抑制较司来吉兰强 17~65 倍。对 MAO-B 抑制比司来吉兰强 5~10 倍。雷沙吉兰治疗帕金森病的剂量为每日 1mg。

(6)儿茶酚氧位甲基转移酶抑制剂:DA 通过 MAO 及 COMT 两酶交替作用最后降解成高香草酸。应用此两酶抑制剂均可阻止 DA 的降解而加强多巴的疗效。

恩他卡朋:本药不通过血脑屏障,只抑制脑外的 COMT。对猴的 PET 研究显示它能抑制血浆氟多巴的代谢,而增加纹状体对氟多巴的摄取。单剂 200mg 与左旋多巴合用可加强左旋多巴的疗效。

恩他卡朋的有效率为 74.6%。日本学者报道,用恩他卡朋 100mg 单剂与左旋多巴合用可加强左旋多巴的疗效,当然疗效没有恩他卡朋 200mg 与左旋多巴合用更明显。

2.外科治疗

(1)长期脑深部刺激:在锁骨皮下埋置带电池的刺激顺序脉冲调节器,通过电线连接颅内靶点针极。有效脉冲因人而异(135~180Hz)。刺激靶点区分别在丘脑底核、丘脑腹中间核或苍白球,以丘脑底核为多选。适用于复方左旋多巴制剂仍然有效但出现疗效减退或药物造成的运动障碍患者,尤其适用于帕金森病出现异动症及原发性震颤的患者。但 5 年以上的疗效随访的研究仅有个别文献报道。

(2)苍白球毁损术:由于缓解帕金森病的症状时间不长,国外已趋少用。

第二节 帕金森综合征

一、进行性核上性麻痹

进行性核上性麻痹(PSP),属神经变性病。临床上以姿势不稳、PDS、垂直性核上性凝视麻痹、假性球麻痹、躯干僵硬和轻度痴呆为特征。

(一)病因与病理

病因不明。曾怀疑与慢病毒感染有关,但未能找到感染源,亦未能在灵长类动物中建立起动物模型。迄今尚无家族性发病报道。

PSP大体标本可见中脑萎缩,第三脑室及导水管轻度扩张。镜下可见苍白球、丘脑底核、黑质、上丘、导水管周围灰质、顶盖前核等处神经元脱失、颗粒空泡变性、胶质细胞增生,伴大量神经纤维NFTs和异常磷酸化的tau蛋白,以及神经纤维丝网形成。在皮质区,神经元脱失和NFTs多见于中央前区及Ⅳ、Ⅴ层大脑皮质。可出现星形胶质细胞丛。脊髓前角亦可见神经元脱失。

PSP的生化代谢改变有纹状体对^{18}F-多巴摄取减少,D_2受体密度降低;多巴胺(DA)和高香草酸(HVA)含量减少;胆碱能神经元亦受累,胆碱乙酰转移酶活性降低。额叶、纹状体、丘脑、小脑葡萄糖代谢或葡萄糖利用率及氧代谢明显降低,以额叶最明显,少数患者可显示为弥漫性糖代谢降低,但以额叶和纹状体较明显,与PD时纹状体代谢正常或增高不同,可能有助于两者的鉴别。

(二)临床表现

多于55~70岁发病,病程6~10年,男性多于女性。起病隐匿,病程缓慢持续进展。常见起始症状有疲劳、嗜睡、无故跌倒(常为向后跌倒)等,症状对称者约81%。

常见临床症状有姿势不稳伴反复跌倒,构音障碍伴吞咽困难,动作徐缓,视觉症状等。还可出现认知和行为障碍、语言障碍及额叶症状,肢体震颤极罕见。病程晚期患者常处于无动状态,并可出现强哭、强笑等。核上性凝视麻痹是其特征性临床表现。早期表现为垂直性凝视麻痹,以后逐渐出现水平性凝视麻痹,最终两眼球固定于中间位。极少数患者可终身不出现此征。肌张力障碍主要表现为全身肌强直,躯干伸肌强直使躯干呈笔直状;颈部伸肌强直使颈部常处于过伸位,呈头后仰。这种特殊体位有助于PSP与PD鉴别。面肌强直及面肌运动迟缓常使面部表情呈担忧或焦虑状,或张口惊讶状。

头颅CT检查可见大脑萎缩,MRI检查可显示中脑萎缩,伴第三脑室后部扩大,颞叶前部萎缩;T_2WI上部分患者可显示壳核低信号。

(三)诊断与鉴别诊断

PSP的诊断主要依靠临床表现。临床上出现智能障碍、核上性眼肌麻痹、步态异常即应疑及PSP。1996年美国国立神经疾病和卒中研究所(NINDS)及国际进行性核上性麻痹协会

(SPSP)联合制定了一个 PSP 诊断标准。

1.可疑 PSP

(1)必备条件:①40 岁以后发病,病程逐渐进展;②垂直性向上或向下核上性凝视麻痹或明显的姿势不稳伴反复跌倒;③无法用排除条件中所列疾病解释上述临床表现。

(2)辅助条件:①对称性运动不能或强直,近端重于远端;②颈部体位异常,尤其是颈后仰;③PDS 对左旋多巴反应欠佳或无反应;④早期出现吞咽困难和构音障碍;⑤早期出现认知障碍如淡漠、抽象思维能力减弱、言语不流畅、应用或模仿行为、额叶释放症状,并至少有两个上述症状。

(3)排除条件:①近期有脑炎病史,或有异己肢体综合征、皮质感觉缺损、局限性额叶或颞叶萎缩;②与多巴胺能药物无关的幻觉和妄想、AD 型皮质性痴呆;③早期出现明显小脑功能障碍或无法解释的自主神经功能障碍;④严重不对称性 PDS 如动作迟缓;⑤脑部结构损害(如基底节或脑干梗死、脑叶萎缩)的神经放射学依据;⑥必要时可用聚合酶链反应(PCR)排除 Whipple 病。

2.拟诊 PSP

(1)必备条件:①40 岁以后发病;②病程逐渐进展;③垂直性向上或向下核上性凝视麻痹,病程第一年出现明显的姿势不稳伴反复跌倒;④无法用排除条件中所列疾病解释上述临床表现。

(2)辅助条件和排除条件:与疑诊 PSP 的诊断标准相同。

3.确诊 PSP

组织病理学检查证实。

临床上,PSP 应注意与 PD、脑炎后或动脉硬化性假性帕金森综合征、皮质基底神经节变性(CBGD)、MSA、弥漫性 Lewy 小体病(DLBD)等鉴别。

(四)治疗

无特效治疗。复方多巴、DR 激动剂、金刚烷胺对 PSP 早期的肌强直、动作徐缓、步态障碍有一定改善作用(对眼球运动障碍毫无作用),但疗效短暂。其他药物如培高利特、麦角乙胺等的疗效与上述药物相似。复方多巴宜从小剂量开始,逐渐增量,左旋多巴最大剂量可达每日 800mg。金刚烷胺的推荐剂量为每次 100mg,每日 2 次,口服。选择性 5-羟色胺再摄取抑制剂如氟西汀、美舍吉特及赛庚啶等对 PSP 的运动和吞咽功能有轻度改善作用,对提高患者生命质量有一定作用。局部注射肉毒毒素可改善眼睑痉挛及其他局灶性肌张力障碍,但对颈过伸无效。尚应采取一定措施以防止患者跌倒;早期有吞咽困难者,应予柔软或糊状饮食,晚期患者则应留置鼻胃管以防吸入性肺炎。

(五)预后

本病存活期 1~20 年,平均约 5.6 年。早期出现跌倒、尿失禁、肌张力障碍者存活期短,以震颤为主要表现者存活期长。发病年龄、性别、早期出现痴呆、垂直性核上性凝视麻痹或躯干强直不影响预后。最常见的死亡原因是肺炎,其次是心血管疾病如肺动脉栓塞、心肌梗死、充血性心力衰竭及肾脏感染。

二、关岛肌萎缩侧索硬化-帕金森综合征痴呆复合征

关岛肌萎缩侧索硬化-帕金森综合征痴呆复合征（Guam-ALS-PDC）是仅见于西太平洋沿岸地区（关岛、本州、新几内亚和澳大利亚某些地区）的地方性神经系统变性病。临床上以肌萎缩侧索硬化、帕金森综合征及痴呆为主要表现，多于中年后发病。

（一）病因与病理

确切病因未明。根据当地居民食用的苏铁属蕨树种子粉饼中含 β-N-甲基-氨基-L-丙氨酸、苏铁苷及糖配基等多种神经毒性物质，及上述地区土壤和饮用水中钙、镁含量低而铝含量高，提出了中毒学说和无机盐代谢异常学说；根据其临床表现及病理学特征酷似脑炎后帕金森综合征，且两者在发生时间上似有某种相关性而提出了病毒感染学说；根据本病有明显家族发病倾向或认为其发病与载脂蛋白表达相关的等位基因 ε3、ε2 的表达有关而提出了遗传学说；尚有自由基损害学说和细胞凋亡学说等，但均未得到公认。

本病病理改变包括严重且双侧对称的大脑皮质萎缩（以额叶和额颞叶最明显）；广泛的神经元脱失和 NFTs 形成（主要见于新皮质区，尤其在 II、III 层分布密度较高，海马及皮质下结构如杏仁核、丘脑、基底节、黑质），脑干和小脑及上、下运动神经元变性，据此可与 AD 鉴别。一般无老年斑、Lewy 小体、颗粒空泡变性及嗜银性皮克小体。

（二）临床表现

Guam-ALS-PDC 起病隐匿，病程缓慢持续进展。临床上主要表现为 ALS、PDS、进行性痴呆。ALS 的临床表现与散发性 ALS 相同；PDS 主要表现为运动迟缓和肌强直，震颤常不突出；痴呆严重且呈进行性发展，酷似 AD 或皮克病（Pick 病）。约 1/3 的患者可长时间只表现为痴呆。

CSF 常规及生化检查无异常。EMG 检查呈典型的神经源性肌萎缩；Guam-PDC 患者可显示亚临床型上或下运动神经元损害，以上运动神经元损害多见。EEG 检查对鉴别诊断帮助不大。

（三）诊断和鉴别诊断

典型者诊断不难。但本病常首先表现为 Guam-ALS 或 Guam-PDC，经 1~6 年后才表现为完整的 Guam-ALS-PDC，故后者的早期诊断颇难。

临床上，以 Guam-ALS 起病者应注意与正中神经或尺神经病变、脊髓空洞症、多发性硬化症、颈肋及肺尖肿瘤等鉴别；以 Guam-PDC 起病者应注意与 PD、脑炎后帕金森综合征、HD、AD、皮克病、CJD 及锰中毒等鉴别。

（四）治疗

本病无特效治疗。

三、动脉硬化性假性帕金森综合征

动脉硬化性假性帕金森综合征又称血管性帕金森综合征，由脑血管病变如多发性腔隙性

脑梗死、基底节腔隙状态、皮质下白质脑病、淀粉样血管病等引起,临床表现类似 PD。

本病常于一次急性脑卒中或全身性低氧血症后突然发病,也可于多次脑卒中后逐渐出现。病程呈阶梯状进展,起病时症状多不对称。临床上主要表现为双下肢运动障碍。典型症状为"磁性足反应"——起步极其困难,但活动中行走近乎正常或呈短小步态。无急性脑卒中史或神经影像学改变者的临床表现类似老年性步态障碍。常伴锥体束征和痴呆。

有急性脑卒中史或有脑卒中危险因素如高血压病、高脂血症、糖尿病、动脉栓塞或心律失常、先天性心脏病、颅内外血管内膜粥样硬化的患者,如突然出现类似 PD 的步态障碍,症状呈阶梯状进展或伴锥体束损害或痴呆时,应高度怀疑本病可能。头颅 CT 和 MRI 检查显示脑梗死灶,尤其是位于基底节或脑干的腔隙性梗死灶,有助于本病诊断。

本病除应与 PD、PSP 鉴别外,还应注意与早期正压性脑积水鉴别,尤其在病程晚期,头颅 CT 和 MRI 检查显示整个脑室系统扩大,有正压性脑积水影像学改变等。

左旋多巴和 DR 激动剂对本病多数无效或疗效甚微,仅极少数患者可能有效。也曾试用过金刚烷胺、抗胆碱能药、B 型单胺氧化酶抑制剂等,均未取得满意疗效。行走和平衡技能训练可能对患者有所帮助。本病药物治疗着重于控制心脑血管病的危险因素,在医师指导下可予以抗凝、抗血小板黏附或聚集药物。

四、脑炎后帕金森综合征

脑炎后帕金森综合征因其在患脑炎后发病而得名。20 世纪 20 年代,昏睡性脑炎大流行,部分存活者出现 PDS,故认为昏睡性脑炎是其病因。昏睡性脑炎现已绝迹,但由其他脑炎(如流行性乙型脑炎、B 型柯萨奇病毒性脑炎、流行性斑疹伤寒及麻疹性脑炎等)引起的 PDS 仍可见到。本病病理上主要表现为黑质神经元数量减少,色素脱失;残存神经元内 NFTs 形成;血管周围单核细胞浸润。脑干、基底节及大脑皮质可见类似改变。

本病潜伏期 5～20 年或更长,约 1/4 的患者无脑炎病史,以 40 岁前的成年人多见,病程进展极其缓慢。临床上主要表现为 PDS,如各种肌张力障碍、舞蹈症、肌阵挛、抽动、锥体束征及行为改变。症状常仅累及单侧肢体或局限于面部(酷似迟发性运动障碍),常伴瞳孔改变、动眼危象(本病特征性表现)。本病对小剂量左旋多巴无论产生药理作用抑或导致不良反应都极其敏感。根据病前有(或无)脑炎病史及典型临床表现,CSF 检查有炎性改变,诊断不难。治疗与 PD 相同。

第三节 舞蹈病

舞蹈病是一种临床征象,指不规律的、快速的、非刻板性的、随机的不自主运动。症状通常在焦虑或紧张时加重,但在睡眠中缓解。这些无目的动作常可夹杂正常意向性动作并被此种动作所掩盖而影响诊断。发病机制尚不完全清楚,目前的研究显示是由于基底核区直接或间接的神经递质通路失去平衡所致。

一、原发性舞蹈病

(一)亨廷顿病

亨廷顿病(HD)是一种完全外显的常染色体显性遗传疾病,其致病基因在第 4 对染色体短臂 1 区 6 带,近 10 年来随着分子克隆定位技术的发展,进一步明确亨廷顿病是由其致病基因的胞嘧啶、腺嘌呤、鸟嘌呤(CAG)三核苷酸重复序列异常扩增突变[(CAG)n]所引起,使其神经变性发病机制逐步得到阐明,遗传学诊断(特别是症状前诊断)也进一步应用于临床。

该病以慢性进行性舞蹈样异常运动、精神异常、认知障碍三联征为主要临床特征。运动症状多为首发症状,患者常因肢体笨拙、震颤、平衡障碍和肢体急速抽动等症状就诊。早期的异常不自主运动呈舞蹈或舞蹈样手足徐动症,舞蹈样动作是迅速的、跳动式和多变的,常自肢体远端开始,病情进展时逐渐发展为全身性并影响随意运动。不自主动作有时虽可重复,但不是一成不变的,主要累及躯干肌及四肢肌。认知功能异常几乎与运动症状同时出现,并呈进行性加重。多数亨廷顿病患者于发病 10～15 年后出现非认知相关的精神症状、情绪障碍和人格改变,常表现为易怒或情感淡漠。其病理改变包括神经元缺失和神经胶质增生,主要见于大脑皮质和纹状体,舞蹈病可能与其投射到外侧苍白球的纹状体神经元丧失有关。影像学特点:头颅MRI 和 CT 可显示中晚期亨廷顿病患者的基底核萎缩,以尾状核头部萎缩最明显,双侧侧脑室前角扩大,但早期 HD 的影像学结果多正常。

本病的临床诊断有赖于患者同时有舞蹈样症状、认知功能减退、精神行为异常和提示常染色体显性遗传的家族史。影像学检查(MRI、CT)不可单独作为诊断依据,但阳性发现有参考价值。如无阳性家族史或症状不典型,可通过基因测试而确诊。在基因诊断方面,根据美国医学遗传学会(ACMG)制定的 HD 基因测试技术标准与指南(2004 版),HD 的基因测试方法为:以聚合酶链反应(PCR)或 Southem 印迹杂交法配合 DNA 测序.检测 IT-15 基因 CAG 重复次数。正常基因的 CAG 重复次数≤26;当 CAG 重复次数为 27～35 时,尚不足以引起临床症状,但基因不稳定,在通过精子传递给下一代时,可出现 CAC 重复次数的扩增;当 CAG 重复次数为 36～39 时,具备不完全外显率,部分携带者可不发病或推迟发病时间:当 CAG 重复次数≥40 时,具备完全外显率,所有携带者均发病。CAG 重复次数和发病时间存在负相关。HD 基因测试阳性定义为至少 1 个等位基因的 CAG 重复次数≥40,具有 99% 以上的敏感度和 100% 的特异度。

(二)舞蹈病-棘红细胞增多症

棘红细胞增多症一词来源于希腊语,用以描述"棘状"红细胞,虽然合并棘红细胞增多的神经系统综合征临床鲜见,但目前已对其有所认识,并且不断有相关文献报道。Bassen 和 Konlzweig 最早描述此病,他们于 1950 年在对 1 例散发的进行性共济失调同时伴色素性视网膜病患者的诊治过程中,发现该患者存在遗传性代谢异常但无脂蛋白血症,遂命名为神经-棘红细胞增多症。之后,发现其共包括 4 种不同的综合征,分别为无脂蛋白血症:舞蹈病-棘红细胞增多症:McLeod 综合征以及散发性合并棘红细胞疾病。舞蹈病,棘红细胞增多症是一种以进行性运动增多伴有棘红细胞增多为主要临床特征的神经系统变性疾病,为常染色体隐性或显性遗传,由常染色体 9q21 突变所致。

舞蹈病-棘红细胞增多症多在青春期或成年早期发病,临床表现分为以下几个方面:①运动功能异常,如抽动症、肌张力障碍和震颤、肌张力升高、运动减少等类似帕金森综合征样的症状,可以几种肌张力障碍同时存在。帕金森综合征症状最终可转化为运动过多,最常见的是不自主咬舌、咬唇,同时存在肌张力障碍和舞蹈运动,明显的假性球部功能障碍。②人格障碍,包括情绪不稳定、表情淡漠、焦虑、抑郁、注意力不集中、缺乏自省以及强迫症状。③认知功能障碍,约 50% 的患者存在轻度或中度智能障碍。④特殊步态,行走时呈长的大步跨动的蹒跚步态,行走过快时表现为不自主的膝部弯曲。⑤癫痫样发作,30%~40% 的患者有癫痫样发作,以强直阵挛型发作最多见,发作频次相对较低而且药物治疗后容易控制。⑥可同时伴发心肌病。⑦周围神经病,腱反射减弱或消失。舞蹈样动作是患者最具特征性的运动障碍。

实验室血涂片检查若发现外周血棘红细胞 >3% 则为异常,棘红细胞增多症患者多为 10%~30%。转氨酶升高,肌酸磷酸激酶偶有升高。血清脂蛋白水平正常。影像学所见主要是尾状核萎缩,侧脑室前角扩大。PET 显示新纹状体和额叶皮质呈低代谢状态;SPECT 可显示新纹状体和额叶呈低灌注。肌电图和神经传导速度检查显示为慢性失神经电位和轴索性周围神经病。

尸检显示舞蹈病-棘红细胞增多症患者尾状核和豆状核等部位萎缩,尾状核、豆状核和苍白球不同程度的神经元缺失和星形胶质细胞增生,大脑皮质受累较少,小脑、脑桥和延髓未累及。肌活检显示神经源性肌萎缩,可见小群肌纤维,偶见坏死肌纤维。周围神经活检显示大的髓鞘纤维选择性减少或缺失。

舞蹈病-棘红细胞增多症诊断主要依靠临床症状、家族史、红细胞形态学检查及血清肌氨酸水平升高。脑 CT 和 MRI 显示患者尾状核等部位萎缩、侧脑室前角扩大、MRI T_2 加权相上显示尾状核、豆状核有异常的增强信号。肌肉 CT 显示选择性、对称性肌萎缩。肌电图提示受累肌肉近端和远端部分性失神经现象。

(三)其他遗传性舞蹈病

其他基因传递的罕见舞蹈病包括良性遗传性舞蹈病、非进行性舞蹈病、阵发性舞蹈手足徐动症、先天性舞蹈病及老年性舞蹈病等。

二、继发性舞蹈病

(一)Sydenham 舞蹈病

Sydenham 舞蹈病又称小舞蹈病、风湿性舞蹈病,是风湿热在神经系统的常见表现。患者以儿童多见,表现为舞蹈样动作、肌张力改变、共济失调、情绪和精神行为异常。舞蹈样动作以面部最明显,表现为挤眉弄眼、扮鬼脸等,肢体表现为一种快速的不规则、无目的的不自主运动,多起于一肢,逐渐累及一侧及对侧,上肢较下肢明显,伴有躯干弯伸、扭转。肢体软弱无力、舞蹈样动作与共济失调一起构成 Sydenham 舞蹈病的三联征。多数患者有情绪激动、易激惹、躁动等精神症状,此外,还可有风湿性心肌炎以及发热、风湿性关节炎、皮下结节、血沉增快等风湿热的其他表现。

Sydenham 舞蹈病发病与 A 型溶血性链球菌感染有关,病理改变主要为黑质、纹状体、丘脑底部、小脑齿状核及大脑皮质的可逆性炎性改变。根据起病年龄、特征性舞蹈样动作、随意运动不协调、肌张力降低等症状,结合发热、关节痛、扁桃体肿大病史及急性风湿热的其他表现可诊断。

(二)药物所致的舞蹈病

多种药物如多巴胺受体激动剂、左旋多巴、口服避孕药及抗惊厥药等引起的舞蹈病及其他运动障碍较常见。药物是否引起舞蹈病,与患者年龄、服药剂量、药物效力及服药时间密切相关,且舞蹈样动作并不随药物停用而消失。

(三)其他因素所致的舞蹈病

中枢神经系统感染、脑血管病、颅内占位病变、脱髓鞘病变、中枢神经系统变性疾病也可继发舞蹈病,可能与相应区域的脑组织破坏有关。部分自身免疫性疾病如系统性红斑狼疮(SLE)、贝赫切特病、结节性多动脉炎、类风湿关节炎,血液系统疾病及其他全身疾病,少数患者可出现舞蹈样动作,其发病机制尚不完全清楚。此外,代谢因素如中毒、高血糖和低血糖、电解质紊乱、甲状腺功能亢进、维生素缺乏、肝功能衰竭、肾衰竭及肿瘤等也是引起继发性舞蹈病的重要原因。

三、治疗

(一)亨廷顿病(HD)的治疗

1.治疗原则

迄今为止,尚无任何治疗措施可延缓病程进展。多项大规模系统回顾显示 HD 的现有药物干预效果均不明确,因此国际上有关亨廷顿病治疗仍缺少循证指南依据。目前 HD 的临床治疗仍以经验性治疗为主导,主要目标为控制症状、提高生活质量。美国亨廷顿舞蹈病协会(HDSA)的治疗建议是:强调 HD 的综合性治疗,药物治疗应与心理、社会和环境支持相协同,在疾病的不同阶段各有侧重。早期治疗的重点在于心理教育和社会支持,帮助患者调整心态,接受患病事实,获得对疾病的清楚认识。药物治疗主要针对睡眠问题和精神症状,轻微的运动障碍无需过多干预;中期患者的运动障碍日益明显且影响生活,并开始出现人格与行为变化,须借助药物与非药物治疗控制运动与精神症状;晚期患者的运动、认知及精神障碍进一步加重,逐渐丧失行走、交谈、进食等各种能力,最终因失用、肌无力和营养不良而死亡,典型的直接死因为肺炎和心力衰竭,此期患者需要全面监护。

治疗药物分为三大类,即控制不自主运动药物、精神症状治疗药物、认知功能增强药物。因亨廷顿病的症状随病程进展而变化,故须适时调整用药方案。多数药物有显著不良反应(尤其对认知功能的影响),应从小剂量滴定,尽量避免多药联合。

2.运动障碍的治疗

(1)舞蹈样症状:首先评估症状是否严重影响生活,如干扰自主运动、造成跌倒或引起巨大心理压力。如无上述影响,可暂不予治疗。如需治疗,首选非药物干预,消除加重舞蹈样症状的诱因,如焦虑、抑郁等,创造安静、可控的环境,采取相应防护跌倒等措施。对症治疗常用抗精神病药和多巴胺耗竭剂,也可考虑使用可能的神经保护药物。

丁苯那嗪:多巴胺耗竭剂丁苯那嗪能引起突触前囊泡多巴胺的耗竭,减轻舞蹈样动作并改善临床综合印象,在小规模临床试验中显示治疗舞蹈症有效。2008 年 12 月美国 FDA 正式批准丁苯那嗪用于治疗亨廷顿舞蹈病,获准的依据是一项 III 期临床实验结果,这种具有选择性作用功能的多巴胺耗竭治疗药疗效显著,并且安全性和耐受性良好。成人初始剂量 12.5mg,每日 2 次,逐渐增加至 12.5～25mg,每日 3 次。如果最大剂量用药 7 日病情仍没有改善,则用该药可无效。老人初始剂量 12.5mg/d,然后逐渐增加剂量。丁苯那嗪常见的不良反应包括困倦、疲劳、紧张、焦虑、失眠、兴奋、精神混乱、流涎、体位性低血压、恶心、头晕、偏执、皮疹、性欲减退、阳痿等,还可出现锥体外系症状、帕金森综合征,极少数出现急性肌张力异常。也有报道显示,部分患者用药后出现抑郁性自杀行为和倾向。最为严重的不良反应是精神抑制药物恶性综合征,应避免与单胺氧化酶抑制剂(MAOI)合用。与金刚烷胺、甲氧氯普胺或抗精神病药合用,也可能增加发生锥体外系不良反应的风险。

氟哌啶醇:氟哌啶醇是传统的抗精神病药物,主要通过阻断突触后膜的多巴胺受体发挥治疗作用,广泛应用于舞蹈病的治疗。有研究显示小剂量(<10mg/d)氟哌啶醇治疗舞蹈病有效,但超过该剂量后,并未显示更好的治疗效果。且不良反应明显增加。同时,在部分临床对照试验研究显示匹莫齐特、舒必利、氟奋乃静等其他传统的抗精神病药物也能减少舞蹈样动作。对于这一类药物,低剂量使用时患者耐受性一般较好,剂量增加时可能出现肝功能损害,并且可能对眼球功能、口舌部运动、精细动作、吞咽及认知功能有影响,以及诱发迟发性运动障碍,加快患者的衰退。

奥氮平:奥氮平是新型的抗精神病药物,近年来也逐渐应用于亨廷顿病的治疗。研究发现,小剂量(5mg/d)应用时,奥氮平对舞蹈样动作无明显改善,而剂量增大到 30mg/d 时,患者的运动症状包括舞蹈样动作、眼球运动障碍、口舌运动障碍、精细动作及步态均可获得显著改善。药物常见不良反应包括嗜睡、疲乏、抗胆碱能症状及行走困难,多数患者耐受性较好。同时,作为选择性的 5-羟色胺再摄取抑制剂(SSRI),奥氮平还有利于改善亨廷顿病患者的抑郁状态。

苯二氮卓类药物:苯二氮卓类药物通过作用于 γ-氨基丁酸(GABA)上的受体复合物,增加抑制性神经递质 GABA 活性,使神经递质恢复平衡状态,改善舞蹈样症状。包括一系列抗焦虑药、镇静安眠药及抗惊厥药,广泛应用于舞蹈样症状的控制。常用的药物有地西泮(5mg/d)和氯硝西泮(7.5mg/d),常见不良反应包括嗜睡、记忆力和注意力减退及药物依赖等,多数患者的耐受性较好。

(2)肌强直、痉挛和肌张力失常:常在亨廷顿病晚期出现。治疗常用苯二氮卓类药物,如氯硝西泮或巴氯芬,可缓解肌强直,但会加重运动迟缓。替扎尼定对肌痉挛有效。抗帕金森病药物可改善运动迟缓和肌强直,常用金刚烷胺、左旋多巴和卡比多巴或澳隐亭。这些药物均可引起谵妄,用药数月后可能失效。

(3)肌阵挛、抽搐与癫痫:多见于青少年亨廷顿病。肌阵挛治疗可使用氯硝西泮或丙戊酸盐。抽搐可选抗精神病药、苯二氮卓类药物或选择性 5-羟色胺再摄取抑制剂(SSRI)。青少年亨廷顿病伴癫痫者首选丙戊酸盐。

3.认知障碍的治疗

尚无有效药物治疗亨廷顿病的认知障碍,通常借助心理治疗,如认知行为疗法等加以干预。在疾病早期提前学习认知策略有助于此后出现认知障碍时的积极应对。制定详细而有规律的日常活动计划表可补偿患者的行为组织能力和记忆的衰退,并改善其行为启动困难的症状。

4.精神障碍的治疗

(1)抑郁:可采取与其他抑郁症患者相同的药物治疗。首选选择性 SSRI,如西酞普兰、舍曲林、帕罗西汀等。建议从小剂量开始渐增,SSRI 类药物对易激惹、情感淡漠、强迫等精神症状也有一定疗效。其他抗抑郁药有米氮平、文拉法辛和奈法唑酮等。三环类如丙米嗪或阿米替林等也是治疗亨廷顿病患者抑郁的重要药物。合并妄想、幻觉或显著的情绪激动时,可联合小剂量抗精神病药,如奥氮平和喹硫平或劳拉西泮等短效苯二氮卓类药物。当药物治疗无效时,可采用电休克疗法。

(2)躁狂:伴有躁狂的亨廷顿病患者常用心境稳定剂治疗。抗惊厥药,如丙戊酸盐或卡马西平,应从小剂量开始渐增,应注意药物不良反应。

(3)强迫症状:可用 SSRI 类抗抑郁药治疗,也可使用前述抗精神病药。

(4)精神分裂样症状:少见,一旦发生,可采用前述抗精神病药治疗。

(5)谵妄:晚期亨廷顿病患者易发生谵妄,常见原因有药物不良反应、脱水、呼吸道或泌尿道感染以及跌倒造成的硬脑膜下血肿。发现并消除致病因素是治疗的关键。

5.神经保护性治疗

细胞凋亡、线粒体功能障碍、代谢性毒性物质及氧化作用均可能参与亨廷顿病的发病机制,因此神经保护性治疗可能改善患者症状及延缓疾病进展。

(1)谷氨酸拮抗剂治疗:在亨廷顿病的研究中发现,兴奋性神经递质如谷氨酸的相对过多所致的细胞毒性作用可能是导致亨廷顿病患者神经元变性的原因之一,拮抗谷氨酸的细胞毒作用能部分阻滞和缓解症状。最常用的主要是 N-甲基-D-门冬氨酸(NMDA)受体拮抗剂。

金刚烷胺:金刚烷胺是一种非竞争性的 NMDA 受体拮抗剂,以高亲和性与 NMDA 受体结合,临床研究显示能明显减轻亨廷顿病患者的舞蹈样运动障碍,但具体作用机制尚不完全肯定。常用剂量为400mg/d,分次口服。金刚烷胺不良反应轻微,几乎没有不良反应,大部分患者耐受较好,部分患者仅能耐受 200～300mg/d 的剂量。但是金刚烷胺并非对所有患者均有效,不同患者的治疗效果差别很大,可能与不同患者的药物代谢动力学差异有关。

利鲁唑:利鲁唑是另一种 NMDA 受体拮抗剂,可能的作用机制是抑制由刺激兴奋性氨基酸受体引起的谷氨酸释放,同时激活 G-蛋白依赖的信号转导通路,灭活电压依赖性钠通道,这些机制的协同作用减少谷氨酸的释放或传递,具有神经保护作用。目前认为 100mg/d(分两次口服)是较为安全有效的剂量,治疗 8 周以上舞蹈样症状及 UHDRS 评分均有明显好转。但也有报道认为利鲁唑既无神经保护作用,也不能改善症状,其临床应用存在争议。常见的不良反应主要是部分患者出现肝脏丙氨酸氨基转移酶和天冬氨酸氨基转移酶升高,治疗过程中应注意监测肝功能。

瑞马西胺和拉莫三嗪：均为 NMDA 受体拮抗剂对亨廷顿病早期患者的疗效观察试验，亦未显示具有改善神经功能的作用，但是可以减轻患者的舞蹈症状。

（2）转谷氨酰胺酶抑制剂：亨廷顿病中 Huntingtin 聚集的确切作用尚不十分清楚，可能在神经元变性过程中起到"触发作用"。转谷氨酰胺酶活性在亨廷顿病中上调，作为催化剂使底物蛋白通过 γ 谷氨酰肽键相连，形成不溶性蛋白质复合物。由此可见，转谷氨酰胺酶抑制药具有潜在的治疗作用。

胱胺：胱胺可以明显改善亨廷顿病小鼠的运动功能，延长其存活期，减少神经元脱失，并能减轻 Huntingtin 聚集。最近的研究进一步明确，胱胺还可能通过增强伴侣蛋白 HSJ1b 而发挥神经保护作用。对亨廷顿病患者的尸检结果发现，HSJ1b 明显减少。体外实验证实，过表达的 HSJ1b 可保护多聚 Huntingtin 诱导的神经元死亡。而且胱胺和 HSJ1b 还能够增加脑源性神经生长因子（BDNF）的释放而起到神经保护作用。巯基乙胺是胱胺的降解产物，对亨廷顿病小鼠也具有神经保护作用，这种作用是通过增加脑组织内的脑源性神经生长因子水平而起作用的，脑源性神经生长因子水平亦可作为观察药物疗效的生物标志物。

肌酸：肌酸也是一种转谷氨酰胺酶抑制药，可激活线粒体呼吸链，具有抗氧化活性，能改善亨廷顿病小鼠的存活率、减轻运动功能缺损、延缓神经病理损害的进展。

（3）辅酶 Q_{10}（CoQ_{10}）：CoQ_{10} 的保护作用主要通过提高神经元能量水平实现，给予辅酶 Q_{10} 的亨廷顿病转基因小鼠存活率提高，且可减轻纹状体损害和运动功能缺损。目前有多中心平行双盲临床试验显示，给予大剂量 CoQ_{10}（300mg，2 次/d），不仅能缓解患者运动障碍，而且有延缓疾病进展趋势。同时，患者对 CoQ_{10} 耐受性良好，在治疗剂量下几乎无明显不良反应，但其治疗效果尚需进一步证实。

（4）其他：半胱氨酸天冬氨酸蛋白酶是细胞凋亡启动因子、执行者或炎性介质，特异性地抑制半胱氨酸天冬氨酸蛋白酶可能有神经保护作用。通过应用美满霉素抑制 caspase-1 和 caspase-3 的表达可以延缓亨廷顿病转基因鼠的病情进展。LAX-101 为磷脂酶及半胱氨酸天冬氨酸蛋白酶抑制药，并可能具有增强线粒体活性的作用，改善临床功能评分。较早期采用果蝇所进行的实验研究结果提示，一种称为组蛋白脱乙酰基转移酶（HDAC）的抑制药，可以提高亨廷顿病果蝇的存活率，以减少脑细胞损伤。在另外一项新近的研究中，研究者将组蛋白脱乙酰基转移酶抑制药辛二酰替苯胺氧肟酸加入转基因幼鼠的饮水中，8 周后，药物组小鼠比饮用普通水组小鼠的运动失调症状明显减少。但尚需进一步的临床试验证实这些药物的治疗效果。有报道认为自由基清除剂如维生素 E、谷胱甘肽、艾地苯醌等可用于亨廷顿病治疗，但短期临床试验证实维生素 E 治疗无效。

6.细胞修复性治疗

纹状体是亨廷顿病早期受累最严重的区域。神经修复性治疗主要是通过移植新细胞至纹状体以取代丢失的神经元、恢复神经功能。迄今为止神经组织移植虽然显示出一定的安全性和疗效，但尚存在诸多问题，如供体组织来源不足、伦理问题等。近年来正在考虑应用替代性供体组织移植，包括干细胞和异种胚胎细胞进行细胞修复性治疗。干细胞来源于早期发育期的胚胎或成年组织，其作为供体组织的优势是在适当条件下能自我更新而保持分化为成熟表型细胞的能力。但干细胞作为神经组织移植的供体已有多年，仍存在一些悬而未决的问题，如胚胎干细胞遗传的不稳定性、畸胎瘤的可能、无调节的细胞生长等,目前应用于临床尚存有一定困难。

7.基因治疗

采用正常基因替换突变基因的治疗方法目前尚存在许多技术难点,理论上可以下调或甚至使缺陷基因的表达缄默而不造成新的病理损害。反义或小干扰 RNA 技术可阻止基因的功能,但只是在体外有效,在体亨廷顿病动物实验仍然存在技术难题。目前具有潜在疗效的基因疗法多数来源于亨廷顿病的动物研究,在所有研究中,无论是啮齿类还是灵长类动物,病毒介导的睫状神经营养因子的治疗系统是其中最为有效的。法国已经完成睫状神经营养因子治疗亨廷顿病的 I 期临床试验。亨廷顿病突变基因的发现使亨廷顿病的分子诊断和基因治疗成为可能,基因治疗可能代表了未来治疗的方向。

(二)Sydenham 舞蹈病

治疗原发疾病更为重要。患者确诊后必须使用青霉素或其他针对 A 型溶血链球菌的有效抗生素治疗以消除链球菌感染灶,这是去除风湿热病因的重要措施,否则本病将会反复发作或迁延不愈。目前公认苄星青霉素是首选药物,对初发链球菌感染,体重 27kg 以下者可肌内注射苄星青霉素 60 万 U/次,体重在 27kg 以上用 120 万 U/次剂量即可,1 次/d,连用 2~4周。对再发风湿热或风湿性心脏病的预防用药可视病情而定。对单纯关节受累首选非甾体抗炎药,常用阿司匹林,开始剂量成人 3~4g/d,小儿 80~100mg/(kg·d),分 3~4 次口服。亦可用其他非甾体类抗炎药,如萘普生、吲哚美辛等。对已发生心肌炎者,一般采用糖皮质激素治疗,常用泼尼松,开始剂量成人 30~40mg/d,小儿 1.0~1.2mg/(kg·d),分 3~4 次口服,病情缓解后减量至 10~15mg/d 维持治疗。为防止停用激素后出现反跳现象,可于停用激素前 2周或更早一些时间加用阿司匹林,待激素停用 2~3 周后才停用阿司匹林。对病情严重,如有心包炎、心肌炎并急性心力衰竭者可静脉滴注地塞米松 5~10mg/d 或氢化可的松 200mg/d,至病情改善后,改口服激素治疗。抗风湿疗程,单纯关节炎为 6~8 周,心肌炎疗程最少 12 周。如病情迁延,应根据临床表现及实验室检查结果,延长疗程至病情完全恢复为止。

对有舞蹈病的患者应尽量避免强光噪声刺激,在上述治疗基础上给予对症治疗,目前主要为苯二氮卓类药物、抗癫痫药、吩噻嗪类药物或神经松弛剂。首选丙戊酸,对于该药物无效或是严重舞蹈病如瘫痪的患者,应用利培酮治疗。其他如苯二氮卓类药物、多巴胺受体阻断药物如氟哌啶醇也可能对舞蹈样动作有用。越来越多的证据表明免疫抑制治疗,如静脉注射甲泼尼龙,随后逐渐口服泼尼松是有效的。尤其适用于那些上述药物治疗无效或不能耐受的患者。血浆置换和静脉注射丙种球蛋白现被作为试验性治疗。有临床数据显示静脉注射免疫球蛋白治疗 Sydenham 舞蹈病有效,但尚需大样本的临床试验进一步证实。

(三)舞蹈病-棘红细胞增多症

舞蹈病,棘红细胞增多症目前尚无特殊有效治疗,临床多给予氟哌丁醇对症处理。有研究尝试给予大剂量维生素 E 治疗以改变红细胞膜的流动性,病情可有一定改善。

(四)全身疾病及代谢因素所致的舞蹈病

自身免疫性疾病、中枢神经系统感染及脑血管病引起的舞蹈病应积极治疗原发病。其他继发于药物、代谢因素、水电解质紊乱的舞蹈病则应首先祛除致病因素,如停用可能引起舞蹈样动作的药物,纠正血糖水平,维持水电解质平衡等。去除病因后症状多能得到缓解。舞蹈样症状严重时,可给予氟哌啶醇或苯二氮䓬类药物对症治疗。

第四节　肌张力障碍

一、病因

1.原发性肌张力障碍

病因迄今不明,可能与遗传有关,为常染色体隐性遗传或为常染色体显性遗传和性连锁遗传。显性遗传的原发性扭转痉挛大多由于 DYT1 基因突变所致,缺损基因定位于常染色体 9 号长臂 9q32-34 区。环境因素如创伤或过劳等可诱发原发性肌张力障碍的基因携带者发病,如口-下颌肌张力障碍病前可有面部或牙损伤史;一侧肢体过劳也可诱发肌张力障碍,如书写痉挛、打字员痉挛、乐器演奏家和运动员肢体痉挛等。其病因可能为脊髓运动环路的重组或脊髓水平以上运动感觉联系改变导致基底节功能紊乱。

2.继发性肌张力障碍

各种病变累及纹状体、丘脑、蓝斑、脑干网状结构等,如肝豆状核变性、核黄疸、神经节苷脂沉积症、苍白球黑质红核色素变性、进行性核上性麻痹、家族性基底节钙化、甲状旁腺功能低下、中毒、脑血管病变、脑外伤、脑炎、药物(左旋多巴、吩噻嗪类、丁酰苯类、胃复安)诱发等。

二、病理变化

原发性扭转痉挛可见非特异性病理改变,包括壳核、丘脑及尾状核小神经元变性死亡,基底节脂质及脂色素增多。

继发性扭转痉挛病理学特征随原发病不同而异:痉挛性斜颈、Meige 综合征、书写痉挛和职业性痉挛等局限性肌张力障碍病理上无特异性改变。

三、临床表现

1.扭转痉挛

是指全身性扭转性肌张力障碍,临床以四肢、躯干甚至全身剧烈而不随意的扭转运动和姿势异常为特征。按病因可分为原发性和继发性两型。

(1)原发性扭转性肌张力障碍:儿童期起病者通常有家族史,多属于原发性,症状常从一侧或两侧下肢开始,可逐渐进展至广泛的不自主扭转运动和姿势异常,导致严重的功能障碍。

(2)继发性扭转性肌张力障碍:成年期起病者多为散发,多可查到病因。症状常从上肢或躯干开始,约 20％患者最终发展为全身性肌张力障碍,一般不会严重致残。体检可见异常的运动和姿势,如屈腕、指伸直、手臂过度前旋、腿伸直、足跖屈内翻,躯干过屈或过伸等,面肌受累可出现挤眉弄眼、牵嘴歪舌等怪异表情,不自主张口闭口、伸缩嘴唇、口下颌肌张力障碍。最具特征的是以躯干为轴的扭转或螺旋样一运动,上述不自主运动于做随意运动或情绪激动时加重,睡眠中消失。

2.局限性扭转性肌张力障碍

可为原发性扭转性肌张力障碍的某些特点孤立出现,包括上半面部(眼睑痉挛),口-下颌,声带(痉挛性发音困难),一侧上肢(书写痉挛)和颈部(痉挛性斜颈),口下颌肌张力障碍等。

(1)痉挛性斜颈:指以胸锁乳突肌、斜方肌为主的颈部肌群阵发性不自主收缩,引起头向一侧扭转。可发生于任何年龄,好发于中年人,女性多见。早期表现为发作性头向一侧转动或前倾、后屈,后期头常固定于某一异常姿势。受累肌肉常有痛感,亦可见肌肉肥大,可因情绪激动而加重,头部得到支持时可减轻,睡眠时消失。

(2)Meige 综合征:主要累及眼肌和口、下颌肌肉,表现眼睑痉挛和口-下颌肌张力障碍,可分为三型。①眼睑痉挛型;②眼睑痉挛合并口-下颌肌张力障碍型;③口-下颌肌张力障碍。眼睑痉挛表现眼睑刺激感、眼干、畏光和瞬目频繁,后发展成不自主眼睑闭合,痉挛可持续数秒至数分钟,多数为双眼,少数由单眼起病渐波及双眼,影响读书、行走甚至导致功能性失明;眼睑痉挛常在精神紧张、强光照射、阅读、注视时加重,在讲话、唱歌、张口、咀嚼和笑时减轻,睡眠时消失。口-下颌肌张力障碍表现不自主张口闭口、撇嘴、咧嘴、缩唇、伸舌扭舌、龇牙、咬牙等,严重者可使下颌脱臼,牙齿磨损以至脱落,撕裂牙龈,咬掉舌和下唇,影响发声和吞咽;常由讲话、咀嚼触发痉挛,触摸下颌、压迫颏下部可减轻,睡眠时消失。

(3)书写痉挛:指在执笔书写、弹钢琴、打字等职业动作时手和前臂出现的肌张力障碍和异常姿势,患者常不得不用另一只手替代,而做与此无关的其他动作时则为正常。表现书写时手臂僵硬,握笔如握匕首,书写时手腕屈曲、肘部不自主地向外弓形抬起,或腕和手都弯曲,手掌面向侧面等。

四、诊断

根据病史、特征性不自主运动和(或)异常姿势常不难诊断,诊断原发性扭转性肌张力障碍必须排除其他原因的肌张力障碍。发病前正常发育史、缺乏其他神经系统体征及实验室检查正常对诊断也很重要,30 岁以前起病的原发性扭转性肌张力障碍患者应进行 DYT1 等遗传学检测。

五、鉴别诊断

1.手足徐动症

或称指痉症,指以肢体远端为主的缓慢、弯曲、蠕动样不自主运动,极缓慢的手足徐动也可导致姿势异常,需与扭转痉挛鉴别。前者不自主运动主要位于肢体远端,后者主要侵犯颈肌、躯干肌及四肢的近端肌,以躯干为轴的扭转或螺旋样运动是其特征。

2.面肌痉挛

常见于一侧面肌和眼睑,呈抽搐样表现,持续时间短,无眼睑持续痉挛,不伴有口-下颏的不自主运动,可与眼睑痉挛和(或)口-下颌肌张力障碍区别。

3.其他斜颈

颈部骨骼肌先天性异常所致先天性斜颈(Klippel-Feil畸形、胸锁乳突肌血肿后纤维化)、局部疼痛刺激引起的症状性斜颈及癔症性斜颈,需与痉挛性斜颈鉴别。但前组都存在明确原因,同时能检出引致斜颈的异常体征,可资鉴别。

4.僵人综合征

表现发作性躯干肌(颈脊旁肌和腹肌)和四肢近端肌紧张、僵硬和强直,而面肌和肢体远端肌常不受累,僵硬可明显限制患者的主动运动,而且常伴有疼痛,肌电图检查在休息和肌肉放松时均可出现持续运动单位电活动,易与肌张力障碍区别。

六、治疗

1.原发性扭转痉挛

(1)抗胆碱能制剂:给予可耐受的最大剂量,如苯海索20mg/d,分3次口服;三己芬迪20～80mg/d,分3～4次口服,可控制症状。

(2)左旋多巴:对一种变异型原发性扭转痉挛(多巴反应性肌张力障碍)有戏剧性效果。

(3)地西泮2.5～5mg或硝西泮5～7.5mg,每日3次口服,对部分病例有效。

(4)氟哌啶醇或吩噻嗪类药物可能有效,但应用至有效剂量时可能诱发锥体外系副作用。

(5)其他可能有效的药物还有巴氯芬和卡马西平。继发性肌张力障碍者则需同时治疗原发疾病。

2.局限型肌张力障碍

(1)药物治疗基本同原发性扭转痉挛。

(2)部分严重痉挛性斜颈采用副神经和上颈段神经根切断术可缓解症状,但常复发。

(3)A型肉毒杆菌毒素局部注射疗效较佳,注射部位选择临床检查示痉挛最严重的肌肉,或肌电图检查示有明显异常放电的肌群,注射剂量应个体化。痉挛性斜颈可选择胸锁乳突肌、颈夹肌、斜方肌三对肌肉中的四块做多点注射,对眼睑痉挛和口-下颌肌张力障碍可分别选择眼裂周围皮下和口轮匝肌做多点注射,一次总剂量不超过55U。2～5d后起效,可持续3个月或以上,显效率达50%～90%,重复注射有效。

3.手术

立体定向丘脑腹外侧核损毁术或丘脑切除术对偏侧肢体肌张力障碍可能有效。有些患者用苍白球脑深部电刺激术有效。

七、预后

约1/3的病人最终会发生严重残疾而被限制在轮椅或床上,儿童起病者更可能出现,另1/3的病人轻度受累。

第七章 癫 痫

第一节 癫痫的病因和发病机制

癫痫是一组由于脑部神经元异常过度放电所引起的突然、短暂、反复发作的中枢神经系统功能失常的慢性疾病和综合征。按照异常放电神经元涉及部位和放电扩散范围的不同,临床上可表现为不同的运动、感觉、意识、植物神经等不同的功能障碍,或兼而有之。一次神经元的突然异常放电所致短暂过程的神经功能障碍称为癫痫发作,是脑内神经元过度和(或)超同步化异常电活动的临床表现。癫痫是一种非热性痫性发作,这种发作性异常放电是不伴发热的。一般发作一次以上,可以在任何时间内出现,有自然缓解的特点,在发作间期,除脑电图有异常放电外,患者生活工作如常。2005 年国际抗癫痫联盟(ILAE)对癫痫的定义作了修订:癫痫是一种脑部疾患,其特点是持续存在能产生癫痫发作的脑部持久性改变,并出现相应的神经生物认知、心理学以及社会学等方面的后果。

一、癫痫的流行病学

全人群癫痫发病率的研究相对较少。在发达国家,初次诊断原发性癫痫的全人群年发病率为20/10 万～70/10 万。其中主要的癫痫年发病率研究结果为,芬兰 24/10 万,瑞典 34/10万,美国 48/10 万,英国 48/10 万,冰岛 44/10 万。而在发展中国家,智利农村地区、坦桑尼亚和厄瓜多尔的癫痫年发病率分别为 114/10 万、77/10 万和 190/10 万,洪都拉斯、印度分别为92.7/10 万和 49.3/10 万。由于各研究采用的癫痫定义不尽相同,各研究之间的发病率无法比较,但发展中国家癫痫的发病率大约是发达国家的两到三倍。

我国大规模人群调查的资料显示,癫痫的年发病率农村和城市分别为 25/10 万和 35/10万,处于国际中等水平。在我国农村和少数民族地区进行的调查,显示了地区之间发病率的差异,高发地区有新疆、陕西、云南等地,年发病率在 60/10 万左右;发病率较低的是福建、浙江、贵州等地,年发病率在 10/10 万以下。而患病率是发病、缓解、死亡等因素相互作用的综合结果,我国癫痫流行病学调查结果显示,癫痫患病率为 0.09%～0.48%,与发展中国家相比处于较低水平。不同地区之间也存在明显差异,如农村 6 地区癫痫患病率调查显示,终身患病率为0.47%～0.85%,宁夏、黑龙江、江苏的活动性癫痫患病率分别为 0.640%、0.532%和 0.522%,

而上海金山、河南、山西分别为 0.384‰、0.350‰和 0.365‰。回族、汉族流行病学对比分析结果表明，回族的患病率国际调整率为 0.848‰，明显高于汉族的 0.303‰。此外，我国 1998 年在浙江天台的一个 10 万人群的流行病学调查发现，癫痫的终身患病率存在"双峰"现象，主要表现在 10～40 岁和 90 岁以上两个患病率高峰。

许多研究报道的是特定年龄段人群的发病率，包括儿童、成人或老年人。年龄别发病率数据往往是整个人群发病率的重要组成部分。一些调查显示癫痫的年龄发病率从婴儿到青年有明显的下降，在此之后新发病例逐渐减少。而其他疾病发病率自婴儿期后基本不变，或者是随着年龄的增长而增加。在发达国家，癫痫发生的高峰在生命的两端。各地发病率在年轻人群中一致性较高，在刚出生的几个月中最高。一岁以后发病率急剧下降，到 10 岁这段时间内相对稳定，并在青春期再次下降。儿童发生热性惊厥的危险性为 2%，在美国和欧洲有较大差异，表现为 1%到 4%之间。在日本、马里亚纳群岛和巴拿马印第安人的调查显示该危险性分别为 7%、11%和 14%。从总体上看发热惊厥发病率男性与女性比为 1.2∶1。在绝大多数的研究中，发热惊厥中有三分之一为周期性发热惊厥，而 2%～4%的单纯性发热惊厥和 11%的复杂性发热惊厥将转变为癫痫。

发达国家的成人期年龄别癫痫发病率是最低的。大部分西方国家的研究发现癫痫发病率在老年人中有一个高峰，且高于成人数倍之多。癫痫在一岁内高发，在儿童期和青春期发病率逐渐下降，到 55 岁又呈上升趋势。癫痫的累积发病率在 24 岁前为 1.2%，并逐渐增至 4.4%（85 岁）。75 岁以上人群中将近有 1.5%的人有癫痫频繁发作。在西方，约 50%的癫痫病例起病于儿童或青少年，而 70 岁以上人群的癫痫发病率明显高于 10 岁以下者。一项英国的普查提示约 25%新发症状性癫痫（非癫痫病）病例发生于 60 岁以上的人群。但发展中国家的情况却有所不同，在非洲和南美的调查中，癫痫的发病率高峰出现在青年人，且无第二个高峰，提示其发病模式和危险因素可能不同于西方国家。

大部分研究发现，对大多数类型的癫痫，在所有年龄段男性发病率比女性高 15%。可能是因为男性易患脑外伤、脑卒中及中枢神经感染等危险因素。男女差异在多个研究中的一致性表明男性患原发性癫痫和癫痫病的危险性高于女性。但失神发作在女孩中的发病率是男孩的两倍。

大多数人群发病率研究的对象是欧洲世系的白色人种，在亚洲和非洲的研究人种也较单纯。种族差异仅见于儿童发病率或队列研究。在国家围产期合作研究中，小于 7 岁者非热性惊厥的发病情况无种族差异。在针对日本东京儿童及罗彻斯特的高加索儿童研究中，年龄别发病率和各发作类型发病率在小于 14 岁者中基本是一致的。这两个研究尽管其方法学不同，使用的癫痫定义却相似。一个对康涅的克州纽海文镇儿童的研究尽管使用的定义与上述其他研究不同，仍显示 15 岁以下黑人癫痫的发病率是白人的 1.7 倍。这项研究还根据社会平均经济状况进行了生态学比较，消除人种因素后，显示较低社会经济阶层发病率明显增高。

明尼苏达州的罗彻斯特、非洛群岛及智利等地的研究表明，新发病例中部分性发作病例略高于 50%。在瑞典对成人和儿童的调查数据汇总后发现部分性发作是主要的发作类型。明尼苏达研究发现：肌阵挛发作是 1 岁内最主要的发作类型，也是 1～4 岁年龄组最常见的类型，但到 5 岁后就罕见了。失神发作常见于 1～4 岁年龄组，并且不出现在 20 岁以上的患者中。

复杂部分性发作(精神运动性发作)和全身强直阵挛发作在 5～65 岁间发病情况无明显差异，大约为 5/10 万～15/10 万，同样在 1～4 岁间为高发年龄，而 70 岁以上发病率又急剧上升。全身强直阵挛发作的发病率曲线在原发性和继发性癫痫中大致相同。简单部分发作的发病率随年龄略有上升。我国几项发作类型分布研究均显示，在所有发作类型中以全身强直-阵挛型发作最多见，最高可达 70% 左右(与流行病学调查不能排除一些部分性发作、继发全面性发作，以及单纯部分性发作患者及家属隐瞒病史所造成的遗漏。)。

有关癫痫综合征的发病率数据并不多见。一项来自 Bordeaux 的研究表明：特发性局灶性癫痫和症状性局灶性癫痫的发病率分别是 1.7/10 万和 13.6/10 万，分别占 7% 和 56%。如果使用目前绝大多数发病率研究标准的话，约 60% 的病例能归入部分性发作。青少年肌阵挛癫痫，觉醒期的全身强直阵挛性发作和 West 综合征各占新发病例的 1%，其中约 2% 合并有失神发作。这些数据与罗彻斯特及其他全人群研究中所显示的癫痫综合征发病率的数据基本一致。在法国和美国罗彻斯特的研究中，非热性相关癫痫的发病率分别为 30/10 万和 40/10 万。单次的癫痫发作在上述两地的研究中发病率相近，为 18/10 万。West 综合征在几个不同地区的研究显示，出生存活者发病率在 2～4/10 万之间。良性枕叶中央颞癫痫是多发生于儿童期的一种癫痫综合征。意大利的一项研究表明这种癫痫占 4～15 岁儿童癫痫的 24%。在瑞典，良性枕叶中央颞癫痫在 15 岁以下儿童中的发病率为 10.7/10 万，占儿童期癫痫的 14%。青少年肌阵挛的年发病率在 Faeroe 岛、瑞典和罗彻斯特分别为 1.1110 万、6/10 万和 1/10 万。

美国、欧洲和亚洲的大多数研究报告癫痫的人群患病率为 5/1000～9/1000，而一些热带国家则较高，如巴拿马的印第安美国人社区的患病率为 57/1000。男性和黑人比女性和白人患病率更高。痉挛发作的患病率大约为 3/1000～9/1000，在哥伦比亚的波哥大，患病率高达 19.5/1000。在 1979 到 1987 年间，发作性癫痫的患病率在意大利的 Vecchiano 为 5.111000；法国的 Beziers 为 6.48/1000，芬兰的库奥皮奥为 6.3/1000；罗彻斯特为 6.8/1000；厄瓜多尔北部为 8/1000。英国出生队列的随访研究显示 10 年内癫痫的患病率为 4.3/1000。

我国癫痫流行病学调查结果显示，癫痫的患病率为 0.9/1000～4.8/1000，与发展中国家相比处于较低水平。不同地区之间也存在明显差异，如在农村六地区癫痫患病率调查显示，终身患病率为 4.7/1000～8.5/1000，宁夏、黑龙江、江苏的活动性癫痫患病率分别为 6.40/1000、5.32/1000 和 5.22/1000，而上海郊区、河南、山西分别为 3.84/1000、3.50/1000 和 3.65/1000。回、汉民流行病学对比分析结果，回族的患病率国际调整率为 8.48/1000，明显高于汉族 3.03/1000。

考虑到人群年龄结构的不同以致患病率有较大的变异度，因此必须应用年龄标化才能比较不同的研究结果。癫痫的年龄校正患病率变动范围从 2.7/1000 到 40/1000 以上，而大多数研究为 4/1000 到 8/1000。即使相同的研究者运用相同的癫痫定义和研究方法，活动性癫痫的患病率还是波动于 3.6/1000～41.3/1000 之间。在中国台湾，30～39 岁活动性癫痫的患病率为 2.77/1000，40～49 岁为 4.0/1000；在香港，活动性癫痫的患病率是 3.94/1000；在巴拿马、厄瓜多尔、哥伦比亚和委内瑞拉使用标准的 WHO 方案进行的试验研究，报道了较高的患病率 (14/1000～57/1000)。在中、南美洲运用 WHO 方案得到的较高的癫痫患病率与方法学有关。在厄瓜多尔农村运用国际人群癫痫研究组(ICBERG)方案的一项研究发现患病率(8.0/

1000)明显低于同一地区运用 WHO 方案的试验研究所报告的患病率(18.5/1000)。这个差别可能与在 ICBERG 研究中病例入选更严格有关。墨西哥农村的一个人群调查显示,按照1980年美国人口进行年龄校正后,活动性癫痫的患病率为 5.9/1000。巴基斯坦的患病率约为 10/1000,在埃塞俄比亚农村约为 5/1000。

癫痫的死亡率据国外报告为 1/10 万~4.5/10 万,我国报告为 3/10 万~7.9/10 万。每年有 0.1% 的癫痫患者因癫痫而死亡,死亡率在不同年龄组中几乎相同。英美两国关于癫痫人群死亡趋势的调查表明:从 1950~1994 年两国癫痫死亡率变化总趋势很相似:20 岁以下年轻人的死亡率大幅下降,但中年组下降幅度不大,老年人口中死亡率开始有所下降,但后来又升高了,可能与医疗技术水平提高及期望寿命延长有关。

美国每年有 10.5 万~15.2 万患者有癫痫持续状态。癫痫持续状态是神经科的急症,虽然治疗手段有了提高,但目前死亡率依然很高,30d 内死亡的约占 20%。癫痫持续状态后短期内死亡是由于潜在的急性病因。1965 到 1984 年间在明尼苏达州的人群病例-对照研究显示,40% 的研究对象在癫痫持续状态后的 30d 内存活,却在 10 年内死亡。对于肌阵挛性癫痫持续状态,癫痫持续状态超过 24h 和有症状的癫痫持续状态的患者,远期死亡率更高。这些结果表明癫痫持续状态本身并不影响远期死亡率。

许多疾病的死亡率可以反映疾病的严重程度,但癫痫则不完全如此。癫痫的死亡原因有多种:第一,癫痫的病因,尤其像脑肿瘤和脑血管疾病等直接导致了死亡;第二,发作时的意外事故,如溺水以及少数的婴儿癫痫持续状态导致了死亡。最近,在一些难治性癫痫病例、手术病例、接受新抗癫痫药物(AED)或迷走神经刺激治疗病例的队列研究中发现一个难以预料和解释的死亡现象。这些死亡通常发生在睡眠时或其他正常活动时,不能用窒息或冠心病等原因来解释,推测可能是由于一次短暂的发作所引起。有严重癫痫病的成人,这种癫痫的不明原因的突然死亡(SUDEP)的年发生率是 0.2%~1%,比无发作性疾病的人群高出好几倍。Walczak 等通过 3 个中心 4578 个患者的研究得出:强直-阵挛性发作可能是引起 SUDEP 的一个重要原因,其中大多是癫痫持续状态者,但更多的癫痫持续状态是由脑出血、外伤、脑肿瘤引起,而这些疾病本身可导致死亡。国外有作者分析突然死亡有下列因素引起:GTCS、频繁发作、癫痫的初始年龄早、癫痫发作持续时间长、多药治疗/多药大剂量、频繁改变 AED 药物的剂量、死亡前的发作、低于治疗的剂量、青少年、拟行癫痫外科手术治疗、伴有其他神经科疾病、男性、依从性差、颅脑外伤史、酗酒、在家、卧床、严重的发作、有病因的发作、起始于部分性发作者等等。近年的观察研究及基础研究表明,SUDEP 与脑、肺、心等器官功能失调有关,但其间的因果关系如何仍有待进一步的研究发现。

由于癫痫不作为单独的疾病列入死亡登记表的"死因",有关癫痫的死亡率数据并不可靠。近年来采用标化死亡比(SMR)比较癫痫人群与一般人群死亡的情况,更能准确地反映癫痫的严重程度。1896~1965 年期间英国癫痫的 SMR 是 2.3,在这整个时期变化不显著。斯德哥尔摩市的 1980~1989 年住院癫痫患者随访的 SMR 是 3.6。各类死因包括癫痫相关疾病(如颅内肿瘤、卒中和痴呆)、癫痫并发症(如肺炎和坠落伤)和其他原因。欧洲其他地区的研究经随访 6.5~45 年,所得的 SMR 为 1.6~9.3,而美国的研究分别随访 17~29 年,SMR 为 1.8~8.0。在冰岛原发性癫痫发作的患者中发现所有原因导致的死亡在男性中增高(SMR 2.25),而女性中却没有(SMR 0.79)。这些男性增加的死亡部分是由于车祸和自杀。在其他的研究中也显示癫痫患者的自杀率是一般人群的5～6倍。欧美的另一些重要的有关癫痫死亡原因的SMR:恶性肿瘤1.47～5.2;循环系统疾病1.3～4.0;呼吸系统疾病1.7～4.0;消化系统疾病5.1.91伤和中毒2.7～5.6;自杀1.8～3.5;SUDEP 0.5～6.0。

我国近期完成的癫痫管理示范项目中发现,癫痫患者的主要死因是伤害(30%)和卒中(30%),而恶性肿瘤、肺炎和心肌梗死分别占15%、6%和5%。肺炎、伤害、卒中和恶性肿瘤的SMR分别为21.3、12.2、7.0和1.6。以2004年中国人口年龄构成进行标化后得出总的SMR为3.85,其中15～19岁,20～24岁和25～29岁年龄组的SMR分别是23.3、40.2和33.3,说明癫痫死亡在青年中非常严重。中国西部农村的研究结果显示,总体SMR为4.92,死亡原因包括溺水(45.1%),SUDEP(14.7%),癫痫持续状态(6.9%)与恶性肿瘤(6.9%)。

1990年在"全球疾病负担(GBD)"研究中提出伤残调整生命年(DALY),引入了时间概念,表示减寿年数和伤残年数之和。它同时考虑了死亡和伤残的损失,是一个能测量患病和死亡的共同影响的综合指标,可以用于比较治疗或预防手段对疾病控制的作用。经GBD研究测算,2000年神经和精神系统疾病的DALY损失占所有疾病合计DALY损失的12.8%,癫痫的DALY损失分别占神经和精神系统疾病和所有疾病合计DALY损失的3.9%和0.5%。2000～2004年WHO在中国农村地区开展的6个地区癫痫流行病学调查,取得了最新且可靠的患病率数据。据此测算出癫痫每千人的DALY损失为2.08,远高于以往的估计。

二、癫痫的病因

癫痫按照病因可分为原发性、症状性和隐源性三种类型。

1.原发性癫痫

通过详细询问病史与体格检查以及目前所能做到的各种辅助检查仍未能找到引起癫痫发作的原因,临床上称原发性癫痫,又称特发性癫痫,这组癫痫的发生可能与遗传因素有关,约占全部癫痫的2/3。

2.症状性癫痫

任何局灶性或弥漫性脑部疾病,以及某些全身性疾病或系统性疾病均可引起癫痫。癫痫发作只是脑部疾病或全身性疾病的一个症状,故又称症状性癫痫,约占癫痫患者总数的23%～39%。

(1)局限或弥漫性脑部疾病

①先天性异常:染色体畸变、脑穿通畸形、小头畸形、先天性脑积水、胼胝体发育不全、脑皮质发育不全等。

②头颅损伤:颅脑外伤和产伤。

③炎症:中枢神经系统细菌、病毒、真菌、寄生虫、螺旋体等感染,以及AIDS的神经系统并发症。

④脑血管病:脑动静脉血管畸形、脑动脉粥样硬化、脑栓塞、脑梗死、脑出血以及脑动脉硬化性脑病等。

⑤颅内肿瘤:原发性脑胶质瘤、脑膜瘤以及脑转移性肿瘤。

⑥代谢遗传性疾病：如结节硬化症、脑-面血管瘤病、苯丙酮尿症等。

⑦变性病、如阿尔茨海默病（AD）等。

（2）全身或系统性疾病

①缺氧：CO中毒、麻醉意外等。

②新陈代谢及内分泌障碍：尿毒症、高尿素氮血症、肝性脑病、低血糖、碱中毒、甲状旁腺功能亢进、水潴留等。

③心血管疾病：心脏骤停、高血压脑病等。

④高热：热性惊厥。

⑤子痫。

⑥中毒：乙醇、醚、氯仿、樟脑、异烟肼、甲巯咪唑（他巴唑）、重金属铅、铊等中毒等。这些因素一旦去除后，可能不再引起发作。

3.隐源性癫痫

指目前虽然尚未找到肯定的致痫原因，但随着科学技术的发展，致病原因日渐清晰，尤其是在基因和分子医学的广泛应用和快速发展的情况下，随着部分癫痫在分子水平的病因被确定，隐源性癫痫将日趋减少，在2009年ILAE最新的分类中，该定义已被"未知的病因"取代。

癫痫发作受到许多因素的影响，若能对这些因素加以调整，可以减少或有利于控制发作。

（1）年龄：有60%~80%癫痫初发年龄在20岁以前，各年龄段的病因各不相同，其分布如表7-1-1所示。

表 7-1-1　各年龄组癫痫的常见原因

0~2岁	围产期损伤、先天性畸形、代谢性障碍、婴儿中枢神经系统感染
2~12岁	中枢神经系统感染、原发性癫痫、围产期损伤、发热惊厥、神经皮肤综合征
12~18岁	原发性癫痫、颅脑外伤、血管畸形、围产期损伤、先天性代谢异常
18~35岁	颅脑外伤、脑肿瘤、原发性癫痫、脑寄生虫病
35~65岁	颅内肿瘤、颅脑外伤、脑血管病、代谢障碍（如尿毒症、肝性脑病、低血糖及电解质紊乱等）、脑寄生虫病
>65岁	脑血管病、脑肿瘤（原发性、转移性）、Alzheimer病等

（2）睡眠与觉醒周期：癫痫发作与睡眠觉醒周期密切相关。例如婴儿痉挛症、良性中央回-颞区棘波灶癫痫以及具有枕叶棘波的良性癫痫基本均在睡眠中发作；额叶癫痫亦多在睡眠中发作；强直-阵挛性发作常在清晨刚醒时发作，有时持续少睡可诱发癫痫发作。觉醒时发作的癫痫最常见的是原发性全身性癫痫（IGE），如典型失神发作、青少年肌阵挛癫痫（JME）和癫痫伴觉醒期大发作（EGMA）等。

（3）月经和内分泌：女性癫痫患者常在经前期发作增多或加重。少数仅在月经期发生癫痫或发作频率明显增加者称为经期性癫痫。妇女妊娠时癫痫发作次数增多或减少不定。少数仅在妊娠期发生癫痫者称为妊娠期癫痫。

（4）遗传因素：遗传因素可通过数种途径影响癫痫发作：①原发性癫痫者有家族史者，其患病率较普通人群增高6~10倍，系由遗传因素降低个体痫性发作阈值所致；②某些遗传性疾病的基因突变是引起癫痫的原因,如许多遗传性疾病以及进行性肌阵挛性癫痫等;③遗传因素与癫痫发作有关,近年的研究经过大量实验和临床资料提示基因异常是40%以上癫痫患者的病因,已有6种常见全身性癫痫的基因被克隆,141种单基因遗传性疾病有癫痫发作,1000种以上基因突变与癫痫发作有关。遗传因素以编码离子通道、神经递质受体以及线粒体基因起关键作用。原发性癫痫的致病基因主要集中在离子通道基因上,涉及电压依赖的或配体依赖的离子通道基因,因此癫痫被认为是一种离子通道病。目前研究结果显示,特发性癫痫相关的电压依赖的离子通道基因包括:①编码Ca^{2+}通道的基因CACNA1A、CACNB4、CACNA1H;②编码Na^+通道的基因SCN1A、SCN2A、SCN2B;③编码Cl^-通道的基因CLCN2;④编码K^+通道的基因KCNQ2和KCNQ3。同时,配体依赖的门控离子通道包括:①γ氨基丁酸(GABA)受体通道基因GABRA1、GABRG2、GABRD;②乙酰胆碱受体通道基因CHRNA4、CHRNB2、CHRNA2。这些变异基因通常是通过改变神经元兴奋性或降低发作阈值而导致癫痫发作。此外,近年来研究发现了一些非离子通道基因的突变也可以引起癫痫的表现型。例如,LGI1基因突变引起家族性颞叶外侧癫痫,EFHC1基因可导致青少年肌阵挛癫痫,CRH基因引起常染色体显性遗传夜间额叶癫痫,ME2基因突变产生特发性全身性发作。这些结果表明癫痫的遗传病因也是极为复杂的,不同的发作类型可能存在不同的遗传基础。

(5)其他因素:疲劳、饥饿、便秘、饮酒、情绪激动以及各种一过性代谢紊乱和过敏反应,都能激发患者的发作。另外,过度换气对失神发作,过度饮水对强直阵挛发作,闪光刺激对肌阵挛发作均有诱发作用。

有些患者仅在某种特定条件刺激下发作,例如闪光、音乐、惊吓、阅读、书写、沐浴、下棋等,统称为反射性癫痫。

三、发病机制

癫痫发作的类型十分复杂,但其共同点,是脑内某些神经元的异常持续兴奋性增高和阵发性放电。这些神经元兴奋性增高的原因以及这些兴奋性如何扩散至今尚不清楚,但突触间兴奋性传递障碍可能与之有关,主要有如下假设。

1.神经递质的失平衡

可能是癫痫发生的原因,GABA是中枢神经系统主要的抑制性递质,GABA型受体介导Cl^-跨膜通过,发生膜的去极化,抑制神经细胞的兴奋性。$GABA_A$型受体还通过K^+通道与细胞内鸟苷三磷酸的蛋白结合,特异性调节以增加细胞的去极化。因此皮质中许多GABA能神经元通过前置与反馈通路的相互作用控制神经细胞兴奋性活动。谷氨酸是脑内主要的兴奋性递质,它通过许多受体亚型而兴奋神经元。N-甲基-D-天冬氨酸(NMDA)受体是一种离子载受体,它的拮抗剂有抗痫作用,而它的受体协同剂则有致痫作用。因此,脑内GABA受体兴奋性与NMDA受体兴奋性的失平衡是致痫的主要递质基础,而这两种受体功能的失平衡又因神经元突触传递的离子通道异常所致。

2.轴突发芽

轴突发芽可能是神经元异常放电的形态学基础。在人和动物的各个脑区,以海马CA3区的锥体神经元最易发生痫样活动。而齿状回的颗粒细胞上由于存在许多抑制性突触,从而抑制痫样放电的产生。海马硬化的病理改变中发现有苔藓状纤维发芽(MFS)现象。电刺激正常海马切片的颗粒细胞不能引起痫样放电,但在有 MFS 改变的海马切片中87%的颗粒细胞可引起痫样放电。在应用红藻氨酸处理致痫动物模型的海马切片中可以看见 MFS。若以微量谷氨酸激活齿状回的颗粒细胞,64%的细胞出现兴奋性后突触电位频率的增高,这说明MFS 使齿状回的颗粒细胞间建立了返回性兴奋性突触回路。局部外伤或药物刺激可能促使皮质 MFS 的形成,从而在神经元间形成返归性兴奋性突触回路而促使发生痫样活动。

3.遗传因素

遗传因素是癫痫发生的内因,外因通过内因起作用亦是癫痫发生的基础。众所周知,许多癫痫患者有家族倾向。许多研究已证明了某些癫痫的遗传基因和基因定位。例如,良性家族性新生儿惊厥(BFNC)系由位于 20q13.3 和 8q24 位置上的 K^+ 通道基因 KCNQ2 和 KCNQ3基因突变所致,钾电流的减弱可诱发痫性发作。常染色体显性遗传夜发性额叶癫痫(ADNFLE)患者与位于 20q13.2 上编码烟碱型乙酰胆碱受体(nAchR)α4 亚单位的 Ca^{2+} 通道基因(CHRNA4)突变有关。近年来又发现位于 1 号染色体上编码 nAchR β2 亚单位的CHRNB2 基因的突变也与 ADNFLE 的发生有关。位于突触前膜上的有些 AchR 具有促进末梢释放 GABA 的功能,在基因突变后 Ca^{2+} 经受体通道的内流减少,使突触的 GABA 释放减少,降低了抑制性递质而诱发痫性发作。近期的研究还发现特发性颞叶癫痫与 K^+ 通道基因改变的关系也十分密切,编码内向整流 K^+ 通道的 KCNJ4 基因在特发性 TLE 患者脑内表达水平明显下调,这种改变很可能导致神经细胞对过度钾离子负荷的缓冲能力下降,细胞兴奋性增加,最终导致异常放电发生。家族性伴发热惊厥的全身型癫痫(GEFS+)系由 2q24-q33 位置上的 SCN1A、SDN2A、SCN3A 基因簇和 19q13.1 位置上编码 Na^+ 通道亚型 β_1 亚单位的基因(SCN1B)突变,使得 Na^+ 通道兴奋失活不能、神经元的去极化不能限制而致病;另外有研究发现该综合征还与 GABA 受体变异有关,其中,特别是编码 $GABA_A$ 受体 γ_2 亚单位的GABRG2 基因突变是目前较为肯定的与 GEFS+ 发生有关的遗传学证据。近年来的研究在散发性 GEFS+ 病例中也检测到 GABRG2 基因的多态位点 C588T 等位基因频率与正常对照组比较有明显差异,突变前后其二级结构发生明显变化,破坏了 mRNA 二级结构的稳定性,引起相关蛋白表达水平改变从而影响功能。此外,尚有家族性成年肌阵挛发作与 8q、19qSCN1B基因突变,良性中央回发作与 16q 等部位的基因异常有关。

4.离子通道病学说

在遗传性癫痫发病机制中的重要性不言而喻,越来越多的研究表明,离子通道的改变是引起神经元内在兴奋性不平衡的物质基础。大部分遗传性癫痫的分子机制为离子通道或相关分子的结构或功能改变,离子通道改变在继发性局灶性癫痫的发病中也起重要作用。目前研究已明确与癫痫密切相关的离子通道如下。

(1)钾通道异常:目前在人类已证实 M 型 VGKC 病变导致良性家族性新生儿癫痫(BFNS),M 型钾通道由 2 个 Q2 与 2 个 Q3 亚单位组成,任何一个亚单位突变均可导致外向性钾电流减少,出现细胞兴奋性增高和癫痫。另外,A 型钾通道可产生瞬间的外向钾电流,阻断 A 型钾通道可导致严重的癫痫发作,其在皮质异位局灶性癫痫灶中的作用已被证实,A 型钾通道调节因素的作用也已逐渐在人类癫痫中证实,如 EFHC1、EFHC2 基因与青少年肌阵挛性癫痫有关。郝勇、吴洵呋等人发现,内向整流钾通道(Kir)2.3 亚单位在慢性颞叶癫痫大鼠海马组织中表达下调,可能是难治性癫痫的致病机制之一,还发现替尼达普能通过增加其表达最终减少痫样放电的产生。

(2)钠通道异常:SCNIA、SCN2A 基因的突变可使钠通道失活延缓,从而在静息状态下产生持续性钠内流,使膜电位慢性去极化,细胞兴奋性增高。SCNIA、SCN2A 的异常可导致人类的婴儿重症肌阵挛癫痫(SME)、伴热性惊厥的全面性癫痫附加症、良性家族性新生儿婴儿癫痫(BFNIS)、严重的癫痫性脑病等。而钠通道的 β 亚单位本身不构成通道,但参与通道开放的调节,SCNIB 的突变可使钠电流的时程延长,从而增加细胞的兴奋性,在人类 SCNIB 的异常可导致 GEFS+,另外 SCNIB 可能与失神、肌肉阵挛等多种特发性癫痫类型有关。廖卫平等人发现电压门控性钠通道 α_1 亚基(SCNIA)基因是部分性癫痫伴热性惊厥附加症及家族性婴儿重症肌阵挛癫痫的重要致病基因。但并未发现其与 Dravet 综合征、肌阵挛-站立不能性癫痫相关。

(3)钙通道异常:CACNA1H 基因突变与 T-型钙通道异常在儿童失神发作中的作用已得到临床和实验证实,目前尚无钙通道基因异常导致单基因疾病的报道。

(4)配基门控型通道:配基门控型通道又称受体,通过与外源性作用物结合,使通道开放或关闭而产生相应的离子流与兴奋性的改变,如 GABA 受体亚单位突变可导致 GEFS+、SME(GABRG2 突变)、JME(GABRA1 突变)、特发性全面性癫痫 IGE(GABRD 突变)以及儿童失神癫痫 CAE(GABRG2 突变),还有烟碱型乙酰胆碱受体基因(CHRNA4、CHRNB2)异常导致常染色体显性遗传性夜间额叶癫痫。由于烟碱受体 α_4 或 β_2 亚基的异常,使其对激活物敏感性增加而出现癫痫。

癫痫的发生机制十分复杂,除上述因素外,免疫机制亦参与其发生,可能系自身抗体与神经细胞突触传递中的受体结合,导致受体破坏、再生和轴突发芽而使兴奋通路错误传递。

第二节　癫痫发作

一、大脑的功能解剖与发作症状

由于癫痫发作症状与大脑功能密切相关。一方面,对于功能解剖的属性,能够有助于解释和理解癫痫发作症状,而另外一方面,对于癫痫发作的研究和分析,也有助于加深对于大脑功能解剖的认识。特别是在局灶性发作的癫痫源定位中,更强调对神经功能解剖知识的掌握。

通过观察由于多种原因造成特定部位脑损伤而导致的神经功能缺损、神经心理学检查,以及电生理手段和功能影像学检查是研究脑功能的主要手段。Broca 和 Wernical 根据对于脑损伤患者的观察,定位了相关的语言区,而 20 世纪初,Broadman 通过病理手段,描绘了大脑皮质的细胞构层分区,为进一步研究脑功能提供了指导。20 世纪 40 年代,以 Penfield 为代表的癫痫病学家,开始运用皮质脑刺激技术对脑功能定位,对于深化脑功能解剖认识有很大帮助。目前已经识别了部分脑功能区,而仍然存在所谓的静区。相信,随着研究的深入,既往所认为的静区所负载的功能,主要是参与了高级皮质功能的过程,也逐步被认识。

癫痫发作症状即癫痫发作的具体表现。对于癫痫发作症状的全面细致的观察和描述,是深入认识癫痫、鉴别癫痫发作与非癫痫发作和分类癫痫发作的基础,特别是在定位局灶性癫痫发作的起源部位中,能够提供重要的价值。目前,随着录像脑电图记录技术的广泛应用,人们有更多的机会去观察和分析发作症状。癫痫发作涉及了大脑皮质、皮质下结构,以及局灶性或者双侧性神经网络。由于过度异常放电可以起源于不同的大脑区域,并循着复杂的神经网络途径进行扩散和传播,临床发作症状也异常复杂。癫痫发作症状既可能代表了发作起源区的异常功能表现,也可能代表了异常放电传播的结果,并反映了不同脑区通过神经网络共同作用的结果。因此,即使相同部位起源的癫痫发作,由于不同的传导,也可能出现不同的发作症状,而不同部位起源的发作,也可能传播到相同的功能区,而出现相似的症状。同时,随着发作中的时间进程,症状也往往发生改变。

在部分性发作中,产生癫痫发作症状的脑功能区域,也称之为发作症状区。但是,发作症状区,并不等同于发作起源区域。癫痫发作的起源既可以起源于脑功能区,也可能来自附近的区域,由于异常放电的传导所致。目前,主要借助于对于发作症状的观察和皮质电刺激的结果,人们已经认识到某些功能区受累出现的常见表现。

二、癫痫发作的分类

由国际抗癫痫联盟(ILAE)发布的癫痫发作、癫痫综合征的分类,将繁杂的癫痫发作症状,依照某种规律标准进行分类,为临床实践和研究提供了框架。癫痫发作多年来经历了多次修订,目前世界范围内广泛应用的癫痫发作分类方案仍是1981年由ILAE发布,在我国也已经普遍应用至今。

近年来,近来随着临床电生理、功能和结构影像学、遗传学等方面的发展,在2001年ILAE分别对癫痫发作和癫痫综合征的分类提出了新的建议,并在2006年进行修订。2010年ILAE提出了新的方案,但是癫痫发作和癫痫的分类还没有最终完善,仍然是在不断发展和完善之中。相对于2001年和2006年的建议,2010年发作方案的组织逻辑性较好,并保持了与1981年分类的延续性。

(一)1981年ILAE分类中的癫痫发作

根据发作的临床-脑电图改变特征,原则性采用二分法,即发作起源症状和EEG改变提示由于"大脑半球部分神经元首先受累"的发作为部分性或局灶性发作;而由于"双侧大脑半球同时受累"的发作,则称之为全面性发作。

全面性发作:临床的发作表现提示全面性放电,脑电图的本质特征在于无论是发作间歇期或者发作期,异常放电均是以双侧半球同步对称的方式出现。意识障碍出现并且可能是最初的表现,运动症状为全身性或者双侧性。全面性发作既可以为单纯的发作性意识障碍,如失神发作;也可以以突出运动症状为主要表现(强直、阵挛、肌阵挛、失张力)。

1.全面性发作

(1)失神发作:典型失神表现为动作突然中止,凝视,呼之不应,可有眨眼,不伴有或者仅伴有轻微的运动症状,结束也突然,持续 5～20s 多见,易为过度换气诱发。发作时 EEG 伴规律性的双侧半球的 3Hz 的棘慢波复合波节律。多发生于儿童和青少年,见于儿童失神癫痫、青少年失神以及青少年失神肌阵挛等。非典型失神的意识障碍发生与结束较缓慢,发作持续时间较典型失神发作长,可伴有轻度的运动症状或者自动症表现,发作时 EEG 提示为慢(1.0～2.5Hz)的棘慢波复合波节律。主要见于 L-G 综合征,也可见于其他多种儿童癫痫综合征。

(2)强直发作:表现为发作性躯体以及肢体双侧性肌肉的强直性持续收缩,躯体通常轴性伸展前屈或者背屈,持续时间在 2～60s,多持续 10 余秒,强直发作可以导致跌倒。发作时 EEG 显示双侧的低波幅快活动或者爆发性高波幅棘波节律。主要见于 L-G 综合征、大田原综合征等。

(3)阵挛发作:为发作性全身或者双侧肢体肌肉规律的交替性收缩与松弛,导致肢体表现为节律性抽动。发作期 EEG 为快波活动或者棘慢/多棘慢波复合波节律。单纯的阵挛发作婴儿期多见。

(4)全面性强直-阵挛发作(GTCS):以突发意识丧失,并序贯出现全身强直、阵挛为特征,典型的发作过程可分为“强直期-阵挛期-痉挛后期”。一次发作持续时间一般小于 5min,常伴有舌咬伤、大小便失禁等,并容易因窒息而造成伤害。发作期脑电活动多以全面的低波幅棘波节律或者电抑制(强直期)起始,棘波节律波幅逐渐增高,频率逐渐减慢,并出现棘慢复合波等(阵挛期)。发作后呈现电抑制现象。

(5)肌阵挛发作:表现为快速、短暂、触电样肌肉收缩,持续时间短于 400～500ms,可累及全身肌肉,也可以肌群受累为主,常成簇发生,节律不规则。发作期 EEG 表现为爆发新出现的全面性多棘慢复合波,与发作具有锁时关系。肌阵挛发作既可以见于预后良好的癫痫患者,如青少年肌阵挛癫痫,也可见于预后差、有弥散性脑损害的患者,如进行性肌阵挛癫痫等。

(6)失张力发作:是由于双侧性身体肌肉张力突然丧失,导致不能维持原有的姿势,出现跌倒、肢体下坠等表现,发作时间相对短,持续时间多在 1s 以内。EEG 表现为全面性爆发出现的多棘慢复合波节律、低波幅电活动或者电抑制。同时记录的肌电图有助于诊断和与其他发作类型鉴别诊断。

2.部分性/局灶性发作

部分性发作:是指开始的临床症状和脑电图改变提示局限于一侧大脑半球的部分神经元最早受到激活而出现的发作。进一步,部分性发作依据在发作中是否有意识障碍划分简单部分性发作和复杂部分性发作,以及简单和复杂部分性发作进展为继发性全面强直-阵挛发作。

(1)简单部分性发作(SPS):发作时意识保留。简单部分发作的持续时间往往为数秒至数十秒。脑电图变化为局灶起源的异常电活动,短暂的简单部分性发作通过头皮电极有时记录不到异常放电。简单部分发作内容丰富多样,根据发作起源的部分不同,包括运动性、感觉性、自主神经性和精神性发作。

①运动性发作:发作累及躯体的某一部位,相对局限或伴有不同程度的扩散。

a.仅为局灶性运动性发作:指局限于身体某一部位的发作,其性质多为阵挛性,即局灶性抽搐。身体任何部位均可见到局灶性抽搐,但多见于面部或者手部,因其在皮质相应的功能区面积较大。

b.杰克逊发作:开始为身体某一部分抽搐,随后按照一定车次序逐渐向周围扩散。其扩散的顺序与大脑皮质运动区所支配的部位有关。如异常放电在原发性运动区由上至下传播,临床发作表现为从拇指向躯体、面部扩散。

c.偏转性发作:眼、头甚至躯干向一侧偏转,有时身体可旋转一圈。发作往往累及了额叶的眼区。

d.姿势性发作:也称为不对称强直发作。发作呈现特殊的姿势,如击剑样姿势,表现为一侧上肢外展,一侧上肢屈曲,头眼偏转注视外展的上肢。发作往往累及了上肢外展对侧的辅助运动区。

e.发音性发作:可表现为重复语言、发出声音或者言语中断。其发作可以起源于额叶或者颞叶区。

②感觉性发作:发作起源于相应的感觉皮质,其性质为躯体感觉性或者特殊感觉性发作。

a.躯体感觉性发作:其性质为体表感觉异常,如麻木感、针刺感、电击感以及烧灼感等。发作可以局限于身体某一部位,也可以逐渐向周围部位扩散(感觉性杰克逊发作)。放电起源于对侧中央后回皮质。

b.视觉性发作:可以表现为简单视觉症状,如视野中暗点、黑矇、闪光等症状,发作起源于枕叶皮质。

c.听觉性发作:多表现为重复的噪声或者单调声音,如蝉鸣、嚷嚷以及嗞嗞声等。发作起源于颞上回。

d.嗅觉性发作:常表现为不愉快的嗅幻觉,如烧橡胶的气味等。放电起源于钩回的前上部。

e.味觉性发作:以苦味或金属味常见。单纯的味觉性发作少见,放电起源于岛叶或者周边。

f.眩晕性发作:常表现为坠入空间的感觉或者空间漂浮的感觉。放电多起源于颞顶叶交界皮质区。因单纯的眩晕性发作临床较少见,而眩晕的原因众多,对于诊断眩晕性发作必须谨慎。

③自主神经性发作:症状复杂多样,常表现为上腹部不适感或者压迫感、气往上涌感、肠鸣、恶心、呕吐、口角流涎、面色或者口唇苍白或潮红、出汗以及竖毛等。其放电起源于岛叶以及边缘系统多见。

④精神性发作:主要表现为高级皮质功能障碍,很少单独出现,多为继发或者作为复杂部分性发作的一部分。

a.情感性发作:常表现为愉悦或者不愉悦的感觉,如欣快感、恐惧感、愤怒感等。恐惧感是最多见的症状,发生突然,患者突然表情惊恐,甚至因为恐惧而逃离。发作常伴有自主神经症状,如瞳孔散大,面色苍白等。放电多起源于边缘系统以及颞叶基底以及外侧。

b.记忆障碍性发作:是一种记忆失真,主要表现为似曾相识感、似曾不相识感、记忆性幻觉等,放电起源于颞叶、海马等。

c.认知障碍性发作:常表现为梦样状态、时间失真感、非真实感等。

d.发作性错觉:由于知觉歪曲而使客观事物变形。如视物变大或者变小,变远或者变近,物体形态变化;声音变大或者变小,变远或者变近等。放电多起源于颞叶以及颞顶枕交界处。

e.结构性幻觉发作:表现为一定程度整合的认知经历,为复杂性幻觉。幻觉可以是躯体感觉性、视觉性、听觉性等,发作内容复杂,包括风景、任务以及音乐等。

(2)复杂部分性发作(CPS):发作时伴有不同程度的意识障碍,意识障碍可以是最早的临床症状,也可能是简单部分发作进展为复杂部分性发作(出现意识障碍)。尽管大多数的复杂部分性发作均起源于颞叶内侧或者边缘系统结构,但是复杂部分发作并不等同于颞叶发作,也可以起源于其他部位,如额叶等。发作期的脑电图变化为脑局部的异常放电,并可以扩散到附近脑区以及对侧大脑。

复杂部分性发作可以仅表现为简单部分性发作后出现意识障碍,或者突发的意识障碍。复杂部分性临床表现类似失神发作,但是,成年人的"失神样发作"往往均为复杂部分性发作,EEG可提供鉴别。

自动症:是一种癫痫发作的特殊的临床表现,是在意识障碍的状态下,出现的不自主、无目的的动作或行为,多出现在复杂部分性发作中或者发作后,也可以出现于其他的状态,例如,全面性强直阵挛发作后、非典型失神发作。常见的自动症包括①口咽自动症:最为常见,表现为不自主的舔唇、咂嘴、咀嚼、吞咽或者进食样动作,有时伴有流涎、清喉等动作;②姿势自动症:表现为躯体和四肢的大幅度扭动,常伴有恐惧面容和喊叫,容易出现于睡眠中,多见于额叶癫痫;③手部自动症:简单重复的手部动作,如摸索、擦脸、拍手、解衣扣等;④行走自动症:无目的地走动、奔跑等;⑤言语自动症:表现为自言自语,语言多为重复简单,或者单个词语或者不完整句子,语义不清。

(3)继发性全面强直阵挛发作(SGTCS):简单或者复杂部分性发作均可以继发全面性发作。最常见的为继发全面性强直-阵挛性发作。发作时EEG可见局灶性异常放电迅速泛化为双侧半球全面性放电。SGTCS本质上是部分性发作的全面化,患者发作前多有先兆或其他形式的发作。

3.不能分类的癫痫发作

由于资料的缺乏或者不完整而不能分类,或者发作表现不符合现有的分类方案的癫痫发作,考虑为不能分类的癫痫发作,包括许多新生儿发作,例如节律性眼球运动、咀嚼和游泳样运动。

4.反射性发作

反射性发作是指癫痫发作具有特殊的触发因素。每次发作均可以由某种特定感觉刺激所诱发,诱发因素包括视觉、思考、音乐等非病理性因素。可以是单纯的感觉刺激,也可以是复杂的智能活动刺激,如我国特有的麻将性癫痫。而病理性因素,如发热、酒精戒断等因素诱发的发作则不属于反射性发作。类似于自发性发作,反射性发作可以表现为全面性或者部分性。

(二)2010年ILAE分类中的癫痫发作

癫痫的分类很大程度上取决于临床观察和专家意见。而随着录像脑电图监测的普遍应用、现代影像学进展、基因技术和分子生物学的进展,分类的变迁也反映了这种趋势。目前,一个固定的分类并不现实，而随着研究的进一步深入，2010 年 ILAE 的分类在今后也会进一步的修订。

在新的分类建议中，引入了神经网络的概念，重新阐述了全面性和局灶性发作：①全面性发作定义为发作起源于双侧分布网络中的某一点，并快速扩散至双侧神经网络。这种双侧性的网络可以包括皮质和皮质下结构，但并非意味着包括整个脑皮质。尽管个体发作可以表现为局灶或者偏侧特征，但在发作与发作之间，并不固定。全面性发作可以不对称。②局灶性发作定义为发作起源于一侧半球的网络。这种网络可以是明确的局灶性或者弥散性，局灶性发作也可以起源于皮质下结构。对于每一种发作类型，发作起源在发作之间保持固定，并存在可以累及对侧半球的优先传导模式。然而，部分患者可以有多于一种发作类型和神经网络，但每一发作类型都有一个固定起始点。

与 1981 年发作分类方案相比，主要有以下变化：①新生儿发作不再作为一个单独的实体。新生儿发作也应在目前的框架中分类诊断。②对既往失神发作的亚分类做了简化和改动。肌阵挛失神和眼睑肌阵挛类型现在得到公认。③这次分类包括了痉挛，由于痉挛可以延续到或者在婴儿期以后发生，"癫痫性痉挛"的概念代替了"婴儿痉挛"，但是，目前的知识并不能将"婴儿痉挛"明确划分为局灶性或者全面性。癫痫性痉挛：表现为突然、短暂的躯干肌和双侧肢体强直性屈性或伸展性收缩，多表现为发作性点头，偶有发作性后仰，肌肉收缩在 0.5～2s 松弛，常成簇发作。常见于婴儿痉挛，偶见于其他癫痫综合征。④取消了局灶性发作的不同亚型之间的区分。但是，对个体患者以及特殊的目的（如癫痫性和非癫痫发作的鉴别、随机临床试验以及手术治疗等），认识到意识或警觉性障碍以及其他特征，仍然非常重要。⑤肌阵挛-失张力发作类型被认可。

三、癫痫持续状态

癫痫持续状态（SE）是一种以持续的癫痫发作为特征的病理状态，是神经科的常见急症，持续的癫痫发作不仅可导致脑部神经元死亡，还可由于合并感染、电解质紊乱、酸碱平衡失调、呼吸循环衰竭、肝肾功能障碍等因素导致患者死亡。幸存者也常常遗留严重的神经功能障碍。根据是否有惊厥，可以分为惊厥性癫痫持续状态（CSE）和非惊厥性癫痫持续状态（NCSE）。其中，CSE 的死亡率和致残率更高。

既往国内沿用的定义为出现两次以上的癫痫发作，而在发作间歇期意识未完全恢复；或者一次癫痫发作持续 30min 以上。ILAE 在 2001 年建议，癫痫持续状态是"超过这种发作类型大多数患者发作持续时间后，发作仍然没有停止的临床征象或反复的癫痫发作在发作间期中枢神经系统的功能没有恢复到正常基线"。而基于癫痫持续状态的临床控制和对脑的保护，对于发作持续时间也有较多的争议，发作持续 5min 以上可以考虑为癫痫持续状态是较为积极的观点。

（一）局灶性发作中的定位体征

癫痫发作是发作性脑功能异常的结果，而局灶性发作的症状能够提示相对应的脑功能异常区域。因此，在局灶性发作中，对于发作症状的仔细分析，能够获得发作症状的脑皮质功能区域定位信息(发作症状区)。目前,在长期的临床实践中,人们已经陆续识别了较多发作症状的定侧、定位价值,这对于难治性癫痫手术治疗的癫痫源定位有很大帮助。

(二)癫痫发作的鉴别诊断

临床上存在多种多样的发作性事件,既包括癫痫发作,也包括非癫痫发作。非癫痫发作比较癫痫发作在各个年龄段都可以出现,其发病机制与癫痫发作完全不同,并非大脑的过度同步放电所致,脑电图不伴有与发大脑的异常放电。但非癫痫性发作症状与癫痫发作一样,在临床上,都有发作性的特点,发作的表现与癫痫发作有时也非常类似,并非常容易混淆。

非癫痫发作也包括多种的原因,其中一些是疾病状态,如晕厥、精神心理障碍、睡眠障碍等,另外一些是生理现象,多在婴儿或者儿童出现。鉴别发作性事件是否癫痫发作,一方面依靠临床的表现特征,既要对癫痫发作的特征,如发作的一过性、刻板性以及反复性,发作常见的持续时间有充分理解,同时也要掌握癫痫发作症状的表现,注意区分临床发作现象的细节和表现。另外一方面,EEG 检查对于区分能够提供关键的信息。

常见的非癫痫发作如晕厥、短暂脑缺血发作(TIA)、癔症性发作、睡眠障碍、偏头痛、生理性发作性症状等。其中发作性运动障碍是近年来新认识的疾病,多于青少年期发病,于突然惊吓或者过度运动诱发,多出现手足一侧肢体肌张力障碍,舞蹈样不自主运动,意识正常,持续时间短暂,既往认为是运动诱发性癫痫,现在认为不属于癫痫的范畴。

第三节　癫痫的治疗

正确的癫痫发作以及综合征的分类诊断是治疗成功的前提。抗癫痫药物(AEDs)治疗是癫痫治疗的主流手段。癫痫的药物治疗是一个预防性的连续治疗方案,目的是达到癫痫发作完全控制,并且临床没有明显的不良反应。癫痫的药物治疗需要医师对于 AEDs 有全面而熟悉地掌握,包括药物作用机制、药动学、药物剂量、适应证、药物的相互作用和急性和慢性的不良反应。

经过合理的药物治疗,有 70% 左右的患者可以达到发作完全缓解。在余下的药物难治性患者中外科手术治疗能为 15%～30% 的患者提供发作完全缓解的机会。

在治疗中,也应该充分重视特殊的癫痫人群,儿童、老年人、女性(特别是孕龄期女性)以及有身心残障的患者需要针对自身的特点而选择合理和针对性的治疗方案。

一、癫痫的药物治疗

(一)抗癫痫药物介绍

近一个多世纪来,AEDs 有了很大的发展,使癫痫的治疗有了根本改变。其中,在 1990 年前上市的一般称之为传统抗癫痫药物,包括目前临床应用的苯巴比妥(PB)、苯妥英(PHT)、苯二氮䓬类、卡马西平(CBZ)以及丙戊酸(VPA)等,而 1990 年后上市的一般称之为抗癫痫新药,目前在我国上市的有托吡酯(TPM)、拉莫三嗪(LTG)、奥卡西平(OXC)以及左乙拉西坦

（LVT）等。

（二）药物作用机制

AEDs 主要通过作用于离子通道或通过神经递质受体间接作用于离子通道来降低神经元兴奋性。离子通道可分为电压门控和配体门控离子通道。电压门控离子通道靶点中,钠离子通道的作用尤其重要,是卡马西平、苯妥英等多种 AEDs 的作用靶点;乙琥胺及丙戊酸的作用位点是 T 型电压门控钙离子通道。γ-氨基丁酸（GABA）是脑内重要的神经递质,通过控制 Cl⁻ 离子通道发挥抑制作用,GABA 受体是许多 AEDs 的作用靶点,包括丙戊酸、苯巴比妥等。现有 AEDs 的作用靶点还包括兴奋性神经递质谷氨酸受体,突触囊泡蛋白 2A（SV2A）及以电压门控钙离子亚通道。

（三）药物不良作用

AEDs 均可能产生不良反应。其严重程度与药物以及个体患者相关。药物的不良反应是导致药物治疗失败的一个主要原因。治疗癫痫,应充分了解抗癫痫药物可能出现的副作用。相对来说,抗癫痫新药较传统抗癫痫药物的不良反应较少。

大部分 AEDs 的不良反应轻微,但是少数也可危及生命。

1.剂量相关的不良反应

是对中枢神经系统的影响。例如,苯巴比妥的镇静作用,卡马西平、苯妥英引起的头晕、复视、共济失调等与剂量有关。从小剂量开始缓慢增加剂量,尽可能不超过说明书推荐的最大治疗剂量,可以减轻这类不良反应。

2.特异体质的不良反应

一般出现在开始治疗的前几周,与剂量无关。部分特异体质的不良反应虽然罕见,但可能危及生命。主要有皮肤损害、严重的肝毒性、血液系统损害等。部分严重者需要立即停药,并积极对症处理。

3.长期的不良反应

与累积剂量有关。

4.致畸作用

癫痫女性后代的畸形发生率是正常妇女的 2 倍左右。大多数研究认为,AEDs 是致畸的主要原因。

二、抗癫痫药物治疗原则

（一）开始抗癫痫药物治疗

癫痫药物治疗是系统而规范的治疗方案,开始抗癫痫药物治疗意味着需要长期每天服药。是否需要开始药物治疗,需要充分评价,需要基于对再次发作的可能性和治疗可能产生风险两者之间仔细地评估。选择抗癫痫药应该遵循最大的疗效和最小可能发生不良反应的原则。

在开始对一位新诊断癫痫的抗癫痫药物治疗以前,应该考虑以下方面:①患者具有肯定的癫痫发作。需要排除了其他与癫痫发作相似的其他发作症状。如果发作的性质难以确定,则应该进行一段时期的观察,再做决定。②如果癫痫再发的风险高于抗癫痫药物的不良作用的风险,应开始治疗。一般认为在出现第二次自发发作之后进行 AEDs 治疗。部分患者尽管有2 次以上的自发性发作,但是发作的间隔时间在 1 年以上,由于发作期太长,对疗效判断以及利益风险的权衡,可以向患者及家属说明情况,暂时推迟治疗。③部分患者仅有 1 次发作后,可以考虑药物治疗:并非真正首次发作,在此之前,有被忽视的其他发作形式。部分性发作,有明确病因,影像学异常,脑电图有肯定的癫痫样放电等,预示再次发作的可能性大。虽然为首次发作,但其典型的临床和脑电图特征符合癫痫综合征的诊断,如 LGS 以及婴儿痉挛等,可以在首次发作后开始 AEDs 治疗。④有明确的触发因素,如停服某种药物、酒精戒断、代谢紊乱、睡眠剥夺或者有特定触发因素的反射性癫痫等,可能随潜在的代谢性疾病的纠正或者去除病因而使发作消失,并不需要立刻开始 AEDs 治疗。

(二)药物治疗的选择

1.单药治疗

选择适当的抗癫痫药物进行单药治疗,优势在于有利于减少 AED 的不良反应,减少抗癫痫药物之间和抗癫痫药物以及非抗癫痫药物之间的相互作用,方便对疗效和不良作用的判断,方案简单,经济负担轻,并且有更好的耐受性。

要充分重视循证医学提供的证据。选择一线的抗癫痫药物开始癫痫治疗,以小剂量开始,并逐渐达到推荐剂量。如果加量至尚能耐受的剂量水平仍然没有获益,则需要转换为另外一种一线抗癫痫药物或者联合用药。

2.药物的选择

大多数癫痫患者的长期预后与发作初期是否得到正规的抗癫痫治疗有关。在开始治疗之前应该充分向患者本人以及家属解释长期治疗的意义以及潜在的风险,以获得他们对治疗方案的认同,有利于保持良好的依从性。

根据发作类型和综合征类型分类选择药物是癫痫治疗的基本原则。

(1)卡马西平、丙戊酸、拉莫三嗪、托吡酯、苯巴比妥、左乙拉西坦、左尼沙胺、加巴喷丁和奥卡西平可用于部分性发作和部分性癫痫的单药治疗。苯妥英尽管疗效确切,但由于其具有非线性药动学特点,容易引起不良反应,药物之间相互作用多,长期使用的副作用明显,已经逐步退出一线用药。

(2)丙戊酸、拉莫三嗪、左乙拉西坦、托吡酯可以用于各种类型的全面性发作和全面性癫痫的单药治疗。

(3)丙戊酸、拉莫三嗪、托吡酯和左乙拉西坦是广谱的 AEDs,对局灶性和全面性发作均有效,可作为发作分类不明确时的选择。

3.合理的多药联合治疗

尽管单药治疗有明显的优势,但是有 20%～50% 的癫痫患者接受单药治疗,仍然未能很好地控制发作,在这种情况下,可以考虑多药治疗(联合治疗或称为添加治疗)。但是,合用的药物越多,相互作用就越复杂,不良反应的发生率就越高。因此建议最多不要超过 3 种 AEDs联合应用。

优先选择一种 AED 的需要考虑:①多种不同作用机制的药物联合应用:尽量选择与目前应用的 AED 具有不同作用机制的药物。如果添加的药物与现在应用的药物有相同的作用机制,那么不太可能有较好的疗效,不良反应将增加。②避免有相同不良反应、复杂相互作用和酐酶诱导的药物合用。③如果联合治疗仍然不能获得更好的疗效,建议转换为患者最能耐受的治疗,选择疗效与不良反应之间的最佳平衡点,并考虑手术治疗的可能性。

4.药物相互作用

传统抗癫痫药物有复杂的药动学,例如,苯妥英、卡马西平、苯巴比妥以及扑米酮是肝酶诱导药,与许多常用的药物,如华法林、口服避孕药、钙通道拮抗药和一些化疗药物等产生相互作用,通过提高药物代谢酶的活性,造成药物代谢加快,从而降低了合并用药的血浆浓度,使联合用药复杂化。而丙戊酸是肝酶抑制药,能够抑制或者阻滞药物代谢的酶,从而造成同时应用的其他药物代谢速度下降,导致其血浆浓度增高。

5.治疗药物监测(TDM)

治疗药物监测是对治疗目标范围进行检测的手段。血药浓度的参考范围是从大多数人获得满意的癫痫发作控制效果时的浓度范围。

总体来说,TDM 对于下述情况有价值:①获得成功稳定控制发作的患者中,明确基础的有效浓度,目的在将来发作缓解后再发、妊娠、需要与其他非抗癫痫药物合用时,提供参考;②评价疗效差可能的原因,如怀疑患者依从性差;③评价潜在中毒的原因;④评价疗效丧失潜在的原因;⑤判断继续调整药物剂量的余地。

尽管 TDM 具有指导价值,需要注意的是,因为患者个体之间有很大的差异,抗癫痫药物的有效剂量应该依靠临床标准判断。

(三)抗癫痫药物的调整

(1)AEDs 对中枢神经系统的不良影响在开始治疗的最初几周内最为明显,以后大部分逐渐消退,减少治疗初始阶段的不良作用可以提高患者的依从性。药物治疗应该从较小的剂量开始,缓慢地增加剂量直至发作控制或达到最大可耐受剂量。

(2)治疗过程中患者如果出现剂量相关的副作用,可暂时停止增加剂量或酌情减少当前剂量,待副作用消退后再继续增加至目标剂量。

(3)合理安排服药次数,既要方便治疗,提高依从性,又要保证疗效。如果发作或药物的不良反应表现为波动形式,则可以考虑选择缓释剂型或者调整服药时间和频率。

(4)患者发作完全缓解超过 3～5 年;患者患有年龄相关性的癫痫综合征,并且已经到了发作自发缓解的年龄。中止抗癫痫药物应该非常缓慢,减药剂量和减药的时间间隔更长。减药速度越快,出现复发的概率就越大。苯巴比妥与苯二氮䓬类药物更需要避免快速撤药。

在撤药以前,需要对患者进行全面的评估。患者即使存在非常轻微以及不频繁的发作,也提示了活动性的癫痫,不能停药。如果患者在撤药的过程中出现以上的发作表现,则很可能需要恢复先前的治疗。

(四)特殊人群的药物治疗

1.儿童癫痫的药物治疗

儿童正处于生长发育和学习的重要阶段,在选择抗癫痫药物时,应充分考虑到药物可能对认知功能的影响。苯巴比妥、苯二氮䓬类以及托吡酯等,有导致认知功能的风险。

2.孕龄女性

一方面,服用酶诱导类的 AEDs,能够减弱避孕效果。另一方面,服用 AEDs 的女性患者,其畸形率较正常高。因此,孕龄妇女应避免服用能够增加胎儿畸形风险的 AEDs,如苯妥英、丙戊酸,而新型抗癫痫药物相对安全。服用 AEDs 的女性癫痫患者,应该在孕前 3 个月每天服用叶酸 5mg,并且服用 AEDs 的女性所分娩的新生儿,建议出生后予以肌内注射维生素 K 1mg。

3.老年人癫痫

针对老年人新发癫痫以及癫痫延续到老年期的患者,由于老年人在生理和病理方面的改变,在药物治疗应注意其特殊性。老年人体内 AEDs 蛋白结合率减少,药物分布容积减少,同时肝脏和肾脏药物清除率减低,因此,药物剂量应该减少至成年人的 1/2 左右。同时,由于老年人共患病多,应尽可能选择非酞酶诱导或者抑制的药物,减少药物之间的相互作用。同时,老年人对于 AEDs 的不良反应更为敏感,应减少或者避免应用对认知功能有影响的药物,同时避免造成或者加重骨质疏松的药物。由于老年人容易出现卡马西平以及奥卡西平导致的低钠血症,也应减少使用相关药物。根据推荐,拉莫三嗪以及左乙拉西坦在老年人中的应用有很好的安全性。

(五)癫痫持续状态(SE)的治疗

癫痫持续状态时神经科的急症,迅速明确的诊断是控制发作的前提。治疗原则包括:尽快终止发作,一般应在 SE 发生的 30min 以内终止发作;保护脑神经元;查找病因,去除促发因素。

1.全面性惊厥性癫痫持续状态的治疗

(1)一般措施:保持呼吸道通畅;给氧;监护生命体征:呼吸、血压、血氧及心脏功能等;建立静脉输液通道;对症治疗,维持生命体征和内环境的稳定;根据具体情况进行实验室检查,如全血细胞计数、尿常规、肝功能、血糖、血钙、凝血象、血气分析等。

(2)药物治疗

①在 30min 内终止发作的治疗

a.地西泮:为首选药物,起效快,1~3min 即可生效,但作用持续时间短。其副作用是呼吸抑制,建议给予患者心电、血压、呼吸监测。成年人首次静脉注射 10~20mg,注射速度<2~5mg/min,如癫痫持续或复发,可于 15min 后重复给药,或用 100~200mg 溶于 5% 葡萄糖溶液中,于 12h 内缓慢滴注。

b.丙戊酸:丙戊酸注射液 15~30mg/kg 静脉推注后,以 1mg/(kg·h)的速度静脉滴注维持。

c.劳拉西泮:静脉注射成年人推荐用药剂量 4mg,缓慢注射,注射速度<2mg/min,如癫痫持续或复发,可与 15min 后按相同剂量充分给药。如再无效果,则采取其他措施。12h 内用量不超过 8mg,18 岁以下患者不推荐。作用时间较地西泮长,副作用类似于地西泮。

d.苯妥英:成年人静脉注射每次 150~250mg,注射速度<50mg/min,必要时 30min 后可以再次静脉注射 100~150mg,一日总量不超过 500mg。静脉注射速度过快易导致房室传导阻滞、低血压、心动过缓,甚至心搏骤停、呼吸抑制,有引起结节性动脉周围炎的报道。注意监

测心电图及血压。无呼吸抑制以及对意识影响作用。

e.水合氯醛:10％水合氯醛 20～30ml 加等量植物油保留灌肠。

②发作超过 30min 的治疗

a.请专科医生会诊、治疗,如有条件进入监护病房。

b.必要时请麻醉科协助诊治,可酌情选用下列药物:咪达唑仑、异丙酚、硫喷妥等。

c.对有条件者,进行 EEG 监护。

(3)维持治疗:在应用上述方法控制发作后,应立即应用长效 AEDs 苯巴比妥 0.1～0.2g 肌内注射,每6～8h 一次,以巩固和维持疗效。同时,根据患者发作类型选择口服 AEDs,必要时可鼻饲给药,达到有效血浓度后逐渐停止肌内注射苯巴比妥。

(4)病因治疗:积极寻找病因,并针对病因治疗。

2.非惊厥癫痫持续状态的治疗

静脉注射地西泮,用法同惊厥性癫痫持续状态。

三、癫痫的外科治疗

近 10 余年来,由于人们对于癫痫理解的加深,神经结构和功能影像学、EEG 监测技术以及外科技术的快速发展,外科手术治疗成为治疗难治性癫痫的有力手段。根据循证医学推荐等级为 1 的一项外科治疗内侧颞叶癫痫的随机对照试验研究,结果显示 64％接受手术治疗的患者失能性发作消失,而随机分组后继续药物治疗的患者,仅有 8％达到了这个效果。接受手术治疗的患者中,其生活质量和社会功能都得到了很大的改善。

尽管癫痫外科手术的效果、安全性都有很大的提高,但是癫痫外科手术的临床应用仍然不足。既要反对适应证选择不严格,评估不充分的盲目态度,又要反对过分保守,适合手术的患者迟迟得不到有效的治疗。早期成功的手术治疗,也能够预防或者逆转由于长期未控制的发作造成的社会心理功能障碍。

(一)癫痫外科治疗适应证

成功的癫痫外科手术涉及了诸多的环节,但手术患者的选择和手术时机的把握依然是手术成功的关键因素。尽管现在我们仍然缺乏严格的选择患者标准,但是随着技术的进步和接受外科治疗病例的快速上升,在把握"药物难治性""有较频繁的失能性发作"以及"具有可切除癫痫灶"的总体原则下,认识的角度也呈现多样化。

1.药物难治性癫痫

药物难治性癫痫普遍被定义为至少应用两种一线适宜于本癫痫类型的抗癫痫药物,单药或者联合治疗,至少 2 年的治疗观察,症状仍达不到持续的缓解。

为提高医疗质量、促进临床研究,ILAE 进一步阐述了耐药性癫痫的定义。此定义包含 2 个层面的意义:①抗癫痫药物的疗效分类;②耐药性癫痫的核心定义为两种正确选择、可耐受的抗癫痫药物经足够疗程及剂量的单药或联合用药仍未能控制发作的癫痫。

2.适合外科治疗癫痫综合征

"适合于外科治疗的癫痫综合征"的概念,是针对局灶性癫痫,其特征包括具有相对明确的病理生理机制,经几种抗癫痫药物治疗失败后,进一步药物治疗的预后差,而手术治疗效果很好。适合手术治疗癫痫综合征的提出,强调了对上述癫痫类型,可以适当早期地采用手术治疗。

主要的适合外科治疗癫痫综合征主要包括似下几种类型,而全面性癫痫不适合手术切除治疗:①伴有海马硬化的内侧颞叶癫痫(MTLE),是主要的类型。MTLE也是人类癫痫最常见的类型,也是最多见的难治性类型。早期就可以通过无创性手段确立诊断,在定侧定位准确的情况下,采用外科手术治疗的效果良好。②某些局灶性癫痫,具有明确易于切除的结构性损害。③婴幼儿期,可以通过大脑半球切除术治疗的癫痫类型。

(二)术前评估

应该在具有相关资质的中心进行手术前评估和手术治疗。术前评估的目的在于两个方面:准确定位癫痫源,使手术治疗有最佳的疗效;定位功能区,减少和避免手术可能带来的神经功能缺损。准确定位癫痫源和功能区是手术成功的关键。

手术前评估应该包括临床资料、神经影像学、神经生理学以及神经心理学方面。具体说来,术前评估分为两个步骤。

步骤一:无创性评估。①通过对发作症状学、头皮脑电图、结构以及功能影像学、神经心理学等细致分析,有条件的单位可以应用脑磁图,对癫痫源和功能区评估;②在成熟的癫痫中心,70%左右的患者,通过无创性评估可以准确定位癫痫源,进行手术治疗。

来自于无创性阶段的评估,如果各项检查结果不一致,癫痫源定位不明确,或者功能区与癫痫源临近,需要进一步精确评价,则考虑进入有创性评估阶段。

步骤二:有创性评估。①颅内脑电图:需要通过手术的方式,植入颅内电极,精确定位癫痫源和功能区;②有条件的可以应用异戊巴比妥实验,对语言区和记忆功能定侧。

(三)外科手术方式

总体来说,根据外科治疗目标,外科手术可以分为以下几种。

1.切除性手术

是指局灶切除癫痫源的外科程序,目的在于消除癫痫源从而消除发作;是最普通,也是所有癫痫外科治疗中最有价值的方法。

适合切除手术的类型包括局灶性癫痫,并且局灶单一,癫痫灶定位明确的患者。切除手术能够显著的控制发作。目的是尽可能切除整个癫痫灶,并最终消除发作,如内侧颞叶癫痫的选择性海马切除。

脑半球切除术的主要适应证是由于一侧大脑半球严重损伤出现难治性发作,并造成对侧的严重神经功能障碍的情况。在手术前,应对打算切除半球的对侧半球功能进行充分评估。在过去的50年内,脑半球切除术的手术方法得到了一定程度的改进,切除一侧脑组织越来越少,而采用功能性半球切除的逐渐增多。

2.姑息性手术

是通过离断神经连接的方式(如胼胝体切开以及多处软膜下横切),减少发作的强度和某种类型发作的频率。

胼胝体切开术是用手术的方法将部分胼胝体离断。是改善由于强直、失张力发作导致猝倒、脑外伤的主要手段。接受治疗的患者60%～80%发作能够减少50%以上，偶尔发作能够完全缓解。同时，手术后，特别是早期进行手术治疗的患者，其行为以及认知功能也能够获得整体的改善。

多处软膜下横切术(MST)：主要的适应证是针对癫痫源累及了功能区皮质，如语言区皮质以及运动感觉皮质的难治性局灶性癫痫和LKS综合征。通过外科手术方法，在位于功能皮质的癫痫源内，间隔一定的距离，离断水平的纤维联系，能够长期破坏皮质内神经网络的神经元共同放电以及放电传播的环路，这种手术方法可以减少异常放电的过度同步化和减少癫痫发作的传播，而同时保留了脑生理功能。

3.电刺激术

目前临床已经应用的如迷走神经电刺激，可选择性应用于无法精确定位或不能接受手术切除治疗的患者。

第八章　周围神经疾病

第一节　三叉神经痛

三叉神经痛(TN)是面颊部三叉神经供应区内的一种特殊的阵发性剧烈疼痛。1756 年由法国 Nicolas Andri 首先报道。由于发作时多数伴有面肌抽搐,故称之为"痛性抽搐"。19 世纪初,Charles Bill 对面部的运动与感觉神经分布作了详尽的研究,清楚地分清了三叉神经主司面部感觉,面神经主司面部运动,使本病得以正名为三叉神经痛。

一、病因与病理

三叉神经痛可分为原发性与继发性,以原发性者居多数。

多数研究认为原发性三叉神经痛病变位于三叉神经的外周,包括三叉神经的后根、半月神经节及其周围分支,在这些部位存在的异常或损伤导致三叉神经痛。可能的病因有:①感染:如病毒感染,这可解释作三叉神经后根切断后,常有该神经供应区内的单纯疱疹出现,表明该神经根有疱疹病毒的感染。②压迫:三叉神经可受到缩窄的神经外膜、较高的岩骨嵴、床突间纤维索带的压迫。③颈动脉管顶壁的缺陷:三叉神经后根、半月节及各分支的腹面与颈动脉接触,受到动脉搏动的影响而产生疼痛。这些损伤导致轴突的高兴奋性,发作性放电产生疼痛,在感觉神经中尤为明显。感觉神经的高兴奋性导致了"后放电"现象。"后放电"由各种内源性刺激诱发,并延伸至刺激间期后,在邻近的神经元间传递,导致电活动的叠加,产生一次阵发性的疼痛。由于神经纤维之间的隔离消失,伪突触形成,伪突触之间电流传递进一步将其放大。三叉神经痛的特征是发作性突发的闪电样疼痛。

一次三叉神经痛发作后存在数秒至数分钟的不应期,此时刺激不能促发疼痛发作,Devor 等认为每次发作后钾离子内流,细胞复极化,产生下一次兴奋的不应期。另外,神经纤维脱髓鞘将导致不应期延长,神经根受压后神经内膜缺血,使得线粒体产生 ATP 障碍,导致一次电冲动发生后细胞内外离子浓度的恢复时间延长,在邻近脱髓鞘区域的神经纤维细胞外液离子电流缺乏,产生电流抵抗。

以前一直认为在 TN 中,没有明显的病变可见。近年的研究发现三叉神经感觉纤维的脱髓鞘和髓鞘再生是主要的病理变化。大多数患者三叉神经根脱髓鞘发生在神经近端或神经根的中枢神经系统部分,由于该部位被邻近的动脉或静脉压迫所致。受压迫部位局部发生脱髓鞘,脱髓鞘后的轴索互相靠近,由于没有胶质细胞隔离,形成伪突触。伪突触之间电流传递进一步将神经冲动放大。在伴有三叉神经痛的多发性硬化患者及血管压迫的患者中,常有三叉神经根受累。这提示了传导轻微触觉的纤维和产生疼痛的纤维在神经根这个区域相距很近,当这个区域的这两种纤维发生脱髓鞘时即可形成伪突触,并传递电冲动。

由于 TN 发作历时短暂,出现突然,没有预兆,停止亦突然,有明显的阵发性,在间歇期间完全正常;用抗癫痫药如卡马西平等均能有效控制或减少发作,很类似癫痫病发作,故有人认为这是一种感觉性痫病,其病变应在中枢。触碰三叉神经分布区域以外的部位,有时甚至是灯光或者噪声偶尔也可促发疼痛的发生,亦表明中枢传导也可能参与其中。Nashela(1966)曾在TN 患者发作时成功地记录到在脑干(中脑)有痫样放电。但是目前证据尚不足。

继发性 TN 的病因是三叉神经节和后根受到邻近病变的侵犯所造成。常见的有:①脑桥小脑角内的占位病变,如上皮样囊肿(最为常见)、前庭神经鞘瘤、三叉神经鞘瘤、脑膜瘤、血管畸形等。②邻近结构的炎症,如三叉神经炎、蛛网膜炎、岩尖炎、结核等。③颅底骨质的病变,如骨软骨瘤、颅底部转移瘤、颅底骨纤维结构不良症等。④鼻咽癌、中耳癌的转移。⑤多发性硬化症等。

二、临床表现

TN 常见于 40 岁以上女性,发病率有随年龄增长而增长的趋势。TN 只影响三叉神经的感觉部分,除疼痛外没有其他感觉或运动的障碍。

1.疼痛的性质

疼痛是阵发性的,起病很快,没有先兆而且很严重。痛被描述为如电击、尖锐的刺痛、像被烧烫的针刺一样,痛区犹如刀割或如撕裂。疼痛的范围可以很广,但从不超出三叉神经分布区域,也不会有面部感觉障碍。严重发作时面肌可因疼痛而抽搐。有的患者常以手掌或毛巾紧按痛区,并用力擦面,以冀求得缓解。亦有在疼痛发作时不断作咀嚼动作。疼痛历时短暂,仅数秒至 1~2min 而即骤然停止。每次发作中均有数阵这样的剧痛,随以短暂的间歇。有时候疼痛之间间隔很短导致患者很难区分每次发作,患者常诉说为持续性疼痛。一般晚间发作较少较轻,但偶亦有通宵达旦,不能入眠者。病的初期发作较少.发作一阵后可有数天至数月甚至数年的缓解期。在此期内患者如常人。随着病程的迁移,发作次数逐渐增多,发作时间延长而发作间歇期缩短,从而严重影响患者的生活、饮食、营养。许多患者的发作周期与气候有关,春冬季节发病较多,低气压、风雨天发作亦多。尽管 TN 有时有较长的间歇期,但没有自愈的可能。

2.诱发因素及触发点

TN 患者在间歇期,其患侧面部常较敏感,特别是患侧的鼻翼、上唇、下唇、口角、眶下、牙根,上下犬齿等处。这些部位稍加触摸,即可引起一阵闪电般的发作,称之为"触发点"。另外,患者在咀嚼、大声说话、张大口、擤鼻、刷牙、洗脸、饮食、冷热风吹时亦容易引起发作,为避免发作患者不敢洗脸、刷牙,饮食亦有困难。长期如此使患者的个人卫生每况愈下,营养亦受影响。

3.疼痛的分布

TN 大多为单侧,偶有双侧者,但起病往往不在同时,发作亦有先后。单侧 TN 以下颌支最多,约占 60%,上颌支次之,占 30%,第 1 支受累者最少见。多支同时发病者以 2、3 支合并疼痛者为多,约占 80%,三支合并发病者很少见。一般患者都能用手指正确地将疼痛范围圈出。在患者手指时手指不触及脸部皮肤,唯恐引起发作。这与不典型面痛患者不同,后者常以手指紧紧点压脸部,以表明疼痛位于脸的深部。

4.体征

TN 患者的体征很少,一般都由于疼痛剧烈使其生活上不便所引起,主要有以下各点:①患者因恐惧发作,不敢洗脸、刷牙、剃须、进食,使面部积垢较多,口腔卫生较差.营养不良,精神萎靡,情绪低落。②长期发作病例由于发作时经常以手抹擦面部,导致面部局部皮肤粗糙、眉毛脱落。③由于起病初期常疑为牙痛,多数患者就诊于牙科,并有多枚磨牙被拔除。④神经系统检查常无阳性体征发现。但病程中如曾作过封闭或射频治疗者,患侧面部可发现有浅感觉的轻度减退、角膜反射减弱或消失。应注意与继发性 TN 作区别。

三、诊断与鉴别诊断

原发性 TN 凭其典型的面部疼痛发作,疼痛局限于三叉神经分布范围内,面部有触发点,神经系统检查无阳性发现等诊断应无困难。但仍需与下列疾病作鉴别。

1.不典型面痛(Sluder 病)

疼痛位于面的深部,为持续性钝痛,程度不如 TN 那么剧烈,范围超出三叉神经分布区域,可集中于面部的中央区、眼眶、头后部,甚至背部。发作时有鼻塞、流涕。患者常有精神因素。采用 TN 的药物治疗常不起作用,有的甚至更加重。用棉片蘸以 1% 丁卡因或 4% 可卡因填塞于鼻中甲后部,可获得止痛效果,对鉴别有帮助。

2.鼻咽癌

可自鼻咽部延伸至颅底,影响及三叉神经而引起面痛。但疼痛常为钝性,持续性。在三叉神经区域内可查到有感觉障碍,并伴有其他脑神经如眼球运动神经障碍。面部无"触发点"。颅底 X 线片可见有骨质破坏,蝶鞍被侵蚀及鼻咽腔有肿块。鼻咽镜检查将有助于鉴别诊断。

3.牙痛

TN 的早期常被误为牙痛所引起。很多患者都曾就诊于牙科,甚至有将正常的磨牙拔除。但牙痛为持续性疼痛,有牙病根源可见。疼痛性质不像 TN 那么剧烈,脸部没有触发点,一般可以鉴别。

4.疱疹性疼痛

疱疹初期尚未出皮疹时,有时难以识别。但疼痛为持续性且无明显的间歇期。一旦出现疱疹则可明确诊断。一般疱疹较多影响三叉神经的第一支区。

5.颅内肿瘤

脑桥小脑(CP)角内的上皮样囊肿、前庭神经鞘瘤、脑膜瘤及血管畸形等常为继发性 TN 的主要病因,疼痛的性质可以与原发性 TN 非常相似。但患者均有神经系统的体征可见,如患侧听力减退、角膜反射消失、面部浅感觉减退、眼球震颤、前庭功能不正常等。头部 CT 或 MRI 检查可以明确诊断。

6.舌咽神经痛

痛的性质与 TN 十分相似。呈闪电般突然发作,为短暂的阵发性剧烈疼痛伴有短暂的间歇。痛的消失也很突然。但痛的部位主要在咽喉部、舌根、扁桃体窝,有时可累及外耳道。发作与讲话、吞咽等动作有关。用 1‰ 丁卡因喷涂于咽喉壁可获得暂时缓解,对鉴别诊断有助。

7.三叉神经病

病史中有近期上呼吸道感染史或鼻窦炎病史。疼痛为持续性,并不剧烈。在三叉神经分支处可有压痛点,面部感觉检查可有减退或过敏。有时可见三叉神经的运动支亦被累及。

四、治疗

继发性三叉神经痛应针对病因治疗,原发性三叉神经痛的治疗有下列几种。

1.药物治疗

对原发性三叉神经痛,一般的止痛药物都不能达到止痛的目的,即使是吗啡亦不能止痛。可选用以下各药。

(1)卡马西平:为一种抗惊厥药,作用于网状结构-丘脑系统,可抑制三叉神经系统(脊核-丘脑)的病理性多神经元反射,70%～80%有效。初服每次 100mg(1 片),每日 2 次。以后每日可增加 100mg,直至疼痛停止。最大剂量可达每日 1000～1200mg。此药孕妇忌用,使用时需小剂量逐步增加,不良反应有头晕、嗜睡、口干、恶心、皮疹、消化道障碍、血白细胞减少等,停药后可恢复正常。中毒剂量可产生共济失调、复视、再生障碍性贫血、抽搐、昏迷、肝功能损害、心绞痛及精神症状。

(2)奥卡西平:为卡马西平 10 酮基的结构类似物。奥卡西平以及体内代谢的单羟基衍生物可以阻断电压依赖性钠通道,从而阻止病灶放电的散布。开始剂量为 300mg/d[或 8～10mg/(kg·d)],分 2 次给药,以后可每隔 1 个星期增加每日的剂量,每次增加剂量不要超过 600mg。维持剂量范围在 300～1200mg/d 之间。其与卡马西平交叉过敏反应为 25%～30%,过敏也可发生在无卡马西平过敏史的患者,一旦发生需立即停药。老年患者使用时需注意低钠血症。

(3)苯妥英钠:亦为一种抗痫病药物,早年不少学者都认为三叉神经痛是一种感觉性痫样放电,而苯妥英钠对突触传导有显著的抑制作用,使用以后确有一定效果,但缺乏大型 RCT 研究的证实。常用剂量为 0.1g,每日 3 次口服。如无效可加大剂量至每日 4 次,或每日增加 20～50mg。也可与其他抗癫痫药如苯巴比妥、氯丙嗪、氯氮平等合用,以提高疗效。

(4)加巴喷丁:是 γ 氨基丁酸(GABA)的衍生物。第一次睡前服 300mg。以后每日增加 300mg,分 3 次口服,剂量随疗效而定,维持量为每日 1800～3600mg。肾功能不良者须减少剂量。

(5)拉莫三嗪:是一种电压性的钠离子通道阻滞剂,此药需从极小剂量缓慢增加,否则易致皮疹,一旦发生需停药。维持量为 200～400mg/d。可与卡马西平联用。不良反应的报道包括头痛、疲倦、皮疹、恶心、头晕、嗜睡和失眠。

其他可选用的药物:巴氯芬片 50～80mg/d,对多发性硬化所致的三叉神经痛有一定效果;普瑞巴林 150～600mg,每日 2 次口服,可有一定效果,但缺乏大型 RCT 研究的证实。

中药可选用七叶莲,其为木通科野木瓜属草本植物,又名假荔枝。片剂每片 0.4g,每次 2～4 片,口服,每日 4 次。既往报道止痛效果约 60%,可与苯妥英钠、卡马西平等药合用。

2.外科治疗

主要从以下三个部位进行干预:①周围神经:从半月神经节远端到特定触发点;②半月神经节;③半月神经节后感觉神经根。外科治疗方法中仅微血管减压术可以保存三叉神经的功能,其他方法均为破坏性的或销毁性的。分述如下。

(1)周围神经外科治疗

①周围支切除术或抽出术:由于周围神经支再生较快,疗效短,目前均已弃用。

②三叉神经节后感觉根部分切断术:这是较早年采用的经典手术,始于 20 世纪的二三十年代、主要的有经颞和枕下两种手术入路。目前已少用。

③神经封闭治疗:将药物注射到三叉神经的分支上。使之破坏,以达到阻断其传导作用。注射后面部感觉减退,从而达到止痛的效果。注射的药物有无水乙醇、酚、热水、甘油等。目前均推荐甘油,因其疗效较持久。可封闭三叉神经的各分支,如下额神经、眶下神经、眶上神经、颌孔神经等。因其疗效期短,一般仅 1～6 个月,并缺少 RCT 研究的证据支持,除应用于眶上神经痛外,其他神经分支的疼痛均已少用。

(2)半月神经节治疗:半月神经节疗法是给予患者深度镇静或短暂全身麻醉后,经皮通过卵圆孔将穿刺针插入三叉神经节,可以通过加热损毁半月神经节(射频热凝疗法),也可注入甘油,或使用球囊压迫。目前尚缺乏 RCT 研究或仅有很少的前瞻性队列研究来观察患者预后。90%以上患者手术后可以马上缓解疼痛,但是效果逐渐减小,约 50%的患者 5 年后疼痛复发。这种方法患者的死亡率很低,但由于是破坏性手术,术后 40%的患者存在轻微麻木感。三叉神经第一支受累则可能出现眼部症状,如角膜麻木、角膜炎。脉冲式射频热凝疗法是在半月神经节水平发放脉冲式电流而不是持续性电流进行射频热凝,这种方法可以减少术后感觉缺失,但是患者疼痛缓解情况较传统的射频热凝疗法差。

①三叉神经半月节封闭:将药物注射到半月节处,以破坏节内感觉神经细胞。此法疗效较持久,但注射技术较难,注射药物目前较多推荐甘油。

甘油注射前先给患者肌内注射地西泮 10mg。穿刺采用前路法(Hakanson 法),在针尖抵达颅中窝底后,调整针尖方向,使通过卵圆孔,进入 1～1.5cm,拔出针芯,当无脑脊液流出,注入 1%丁卡因 0.2ml,1min 内患者会感到注射侧三叉神经区域麻木,证明针尖已达到 Meckel 囊内。此时让患者坐起,头部前倾,缓慢注入纯甘油 0.4～0.5ml,拔针,并局部压迫 5min,以防止皮下出血。然后根据患者疼痛部位嘱患者保持头位前倾 30°～80°。第 3 支疼痛患者头前倾 30°～40°,第 1 支疼痛患者头前倾 40°～80°,保持此头位 1h 左右。

甘油为一种黏度较大的化学剂,注射到半月节后能逐渐破坏痛觉细胞,其止痛作用需数小时至数天才能显示。优点是操作简单、可反复注射,适于不能耐受手术和药物治疗的患者。甘油神经根阻滞术的成功依赖于穿刺位置的精确。复发率高,疼痛复发可能与损伤区髓鞘重新修复形成有关。

适应证主要为:a.经药物治疗无效者;b.患者拒绝手术治疗,而药物治疗效果又不明显者;c.患者身体健康情况不适合做手术者,如年龄过高,有严重心、脑血管疾病及多脏器功能不全者;d.因剧烈疼痛影响患者进食及休息,致身体极度衰弱,可作过渡性封闭治疗,为手术治疗创造条件;术前作封闭治疗使患者能习惯于手术后肘面部异样感觉;e.作为鉴别诊断之用,对临床表现不典型的病例可作封闭治疗,以与其他面部疼痛情况鉴别。

②经皮半月节射频热凝疗法:为 Sweet 及 Nugent(1972)首先应用。在 X 线荧屏监视下或在 CT 导向下将射频针经皮穿刺入三叉神经节处,用射频发生器加热,使针头处加热达 65~75℃,维持 1min。传导疼痛的无髓鞘细纤维在 70~75℃ 时就发生变性,而传导触觉的有髓鞘粗纤维则较能耐受更高的温度,在控温条件下可只损伤痛觉纤维而不损伤触觉纤维。此温度可选择性地破坏半月节后无髓鞘的 A、C 细纤维(传导痛温觉),保留有鞘的 Aα 及 β 粗纤维(传导触觉),疗效可达 90% 以上。因其手术操作简便、安全、效果良好,并发症少,适用于年老体衰有系统性疾患,或不能耐受手术者。射频治疗后的患区麻木感是常见的并发症。如三叉神经中的运动根受损,出现张口受限和咀嚼无力。其他并发症包括角膜炎、复视、带状疱疹等。长期随访复发率 21%~28%。但复发后重复应用仍可有效。触觉部分消失者术后复发率高,触觉完全消失者术后复发率低。

(3)半月神经节后感觉神经根术

①三叉神经微血管减压术:又称 MVD,是由 Jannetta(1966)首先报道。手术是在显微外科技术下进行。他发现在三叉神经根进入到脑桥处(又称神经根入口处,REZ),经常可发现有血管袢的压迫,使神经根受累,认为这是引起三叉神经痛的原因。

三叉神经根 REZ 的异常血管大多为小脑上动脉或其分支(占 80.6%),于脑桥前压迫三叉神经根进入区引起三叉神经 2、3 支或 2 支的疼痛,如果自外侧方压迫三叉神经进入区,则引起三叉神经 2 支或 1、2 支疼痛。其他有小脑前下动脉(8.1%)、小脑上动脉及小脑前下动脉(7.6%)、基底动脉(1.1%)、小脑后下动脉(0.3%)、无名动脉(2.2%)。另外也有静脉的压迫,压迫来自神经内侧或神经外侧的神经根前部的背根进入区,引起典型的 2 支疼痛。

微血管减压术需要在耳后区域行枕下乙状窦后入路,暴露三叉神经,寻找异常血管,移开压迫三叉神经的血管,充分游离神经根,采用减压材料如涤纶片、Tefflon 毡(及明胶海绵)等由神经根近端向远端垫隔于血管与神经之间,隔开血管和神经,垫片位于两者之间。Sindou M 报道 362 例首次接受微血管减压术治疗的三叉神经痛患者,术后 1 年 91% 的患者疼痛完全缓解,15 年随访疼痛完全缓解率仍达 73.38%。目前这一手术已确定为三叉神经痛的推荐治疗,可以使患者获得最长时间的疼痛缓解,是治疗三叉神经痛唯一的非破坏性,但也是侵入性最大的手术。与外科手术有关的死亡率为 0.2%~0.5%。术后并发症较少,包括术后面部感觉异常或减退、早期的脑脊液漏、颅内血肿、无菌性脑膜炎、复视以及面听神经功能障碍。

②伽马刀治疗:目标结构为三叉神经根的 REZ,照射部位、照射剂量尚有待统一。多数将放射线聚焦投射于三叉神经出脑干至进入 Meckel 腔段,单一等中心剂量照射,最大剂量 10~90Gy,超过 90Gy 容易造成三叉神经功能障碍。术后三叉神经痛的缓解程度和持续时间各异,部分患者的疼痛延迟到手术后数月才缓解。早期缓解率为 53%,2 年复发率为 15.4%~

25.7%。并发症少见，术后 6 个月可出现感觉缺失。适于老年患者，尤其是不能耐受手术的高龄患者。

第二节　特发性面神经麻痹

特发性面神经麻痹又称 Bell 麻痹或面神经炎，为面神经管中的面神经非特异性炎症引起的周围性面肌瘫痪。

一、病因、病理与发病机制

病因尚不完全清楚，多认为当风寒、病毒感染和自主神经功能障碍致面神经内的营养血管痉挛，引起面神经缺血、水肿。由于面神经通过狭窄的骨性面神经管出颅，故受压而发病。另外，神经病毒感染一直是被怀疑的致病因素，如带状疱疹、单纯疱疹、流行性腮腺炎、巨细胞病毒等。近年的研究用不同的手段如病毒分离与接种、病毒基因组检测等证实了受损面神经存在单纯疱疹病毒感染。病理变化主要是神经水肿，有不同程度的脱髓鞘。由于面神经管为骨性腔隙，容积有限，如果面神经水肿明显，则使面神经的神经纤维受压，可致不同程度轴索变性，这可能是部分患者恢复不良的重要原因。

二、临床表现

任何年龄均可发病，男性略多于女性。发病前常有受凉史。部分患者起病前后有患病一侧的耳后乳突区轻度疼痛。起病迅速，一侧面部表情肌瘫痪为突出表现。患者常于清晨洗漱时发现一侧面肌活动不利，口角歪斜，症状在数小时至数天内达到高峰。查体可见一侧面部额纹消失，睑裂变大，鼻唇沟变浅变平，病侧口角低垂，示齿时口角歪向健侧，做鼓腮和吹口哨动作时，患侧漏气。颊肌瘫痪使食物常滞留于齿颊之间。不能抬额、皱眉，眼睑闭合无力或闭合不全。闭目时眼球向上外方转动而露出巩膜，称 Bell 征。由于眼睑闭合不全，易并发暴露性角膜炎。下眼睑松弛、外翻，使泪点外转，泪液不能正常引流而表现流泪。

由于面神经病变部位的差别，可附加其他症状：

（1）茎乳孔处面神经受损，仅表现同侧周围性面瘫。

（2）面神经管内鼓索神经近端的面神经受损，除面神经麻痹外，还有同侧舌前 2/3 味觉丧失，唾液减少，为鼓索神经受累引起。

（3）如果在镫骨肌神经近端面神经受损除面神经麻痹外，还表现同侧舌前 2/3 味觉丧失和重听（听觉过敏）。

（4）病变在膝状神经节时，除表现为面神经麻痹、同侧舌前 2/3 味觉丧失和重听（听觉过敏）外，还有患侧乳突部疼痛、耳郭和外耳道感觉减退，外耳道或鼓膜出现疱疹，见于带状疱疹病毒引起的膝状神经节炎，称 Hunt 综合征。

三、辅助检查

为除外桥小脑角肿瘤、颅底占位病变、脑桥血管病等颅后窝病变,部分患者需做颅脑 MRI 或 CT 扫描。

四、诊断与鉴别诊断

根据急性发病、一侧的周围性面瘫,而无其他神经系统阳性体征即可诊断。但需与下列疾病鉴别:

1.吉兰-巴雷综合征

可有周围性面瘫,但多为双侧性。少数在起病初期也可表现为单侧,随病程逐渐发展为双侧。其他典型表现如对称性四肢弛缓性瘫痪与脑脊液蛋白-细胞分离等。

2.面神经附近病变累及面神经急、慢性中耳炎、乳突炎,腮腺炎或肿瘤

可侵犯面神经,邻近组织如腮腺肿瘤、淋巴结转移瘤的放射治疗可损伤面神经。应有相应原发病病史。

3.颅后窝肿瘤压迫面神经

如胆脂瘤、皮样囊肿、颅底的肉芽肿、鼻咽癌侵犯颅底等均可引起面神经损害。但起病较慢,有进行性加重的病程特点,且多伴有其他神经系统受累的症状及体征。

4.脑桥内的血管病

可致面神经核损害引起面瘫。但应有脑桥受损的其他体征如交叉性瘫痪等。

5.莱姆病

是由蜱传播的螺旋体感染性疾病,可引起脑神经损害,以双侧面神经麻痹常见,常伴皮肤红斑、肌肉疼痛、动脉炎、心肌炎、脾大等多系统损害表现。

五、治疗

1.急性期治疗

治疗原则是减轻面神经水肿、改善局部血液循环与防治并发症。①起病 2 周内多主张用肾上腺皮质激素治疗。地塞米松 $10\sim15mg/d$,静脉滴注,连用 1 周后改为泼尼松 $30mg/d$,顿服,1 周后逐渐减量。泼尼松 $30\sim60mg$,晨 1 次顿服,连用 $7\sim10d$,以后逐渐减量。但近来国外学者对激素治疗有争议,故其有效性尚待循证医学研究的进一步证实。②补充 B 族维生素,如口服维生素 B_1,腺苷辅酶 B_{12} 或肌注维生素 B_1、维生素 B_{12} 等。③Hunt 综合征的抗病毒治疗可用阿昔洛韦 $10\sim20mg/(kg \cdot d)$,分 $2\sim3$ 次静脉滴注,连用 2 周。或更昔洛韦 $5\sim10mg/(kg \cdot d)$ 静脉滴注,分 $1\sim2$ 次,连用 $7\sim14d$,并注意血象、肝功能变化。④在茎乳孔附近行超短波透热、红外线照射或局部热敷治疗。注意保护角膜、结膜,预防感染,可采用抗生素眼水、眼膏点眼,带眼罩等方法。

2.恢复期治疗

病后第 3 周至 6 个月以促使神经功能尽快恢复为主要原则。可继续给予 B 族维生素治疗,可同时采用针灸、按摩、碘离子透入等方法治疗。

3.后遗症期治疗

少数患者在发病 2 年后仍留有不同程度后遗症,严重者可试用面副神经、面-舌下神经吻合术,但疗效不肯定。

第三节 多发性周围神经病

一、多发性周围神经病的分类与临床症状

多发性周围神经病也称末梢性神经病,是肢体远端的多发性神经损害,主要表现为肢体远端对称性的感觉、运动和自主神经障碍。

(一)病因分类

引起多发性周围神经病的原因很多。

1.感染性疾病

见于带状疱疹、巨细胞病毒、人类免疫缺陷病毒 1(HIV-1)、白喉、Lyme 病、麻风、锥虫病、败血症。

2.免疫介导性疾病

见于吉兰-巴雷综合征及其变异(GBS)、慢性炎症性脱髓鞘性神经病(CIDP)、多灶性传导阻滞的运动神经病(MNMCB)、感觉性神经病或多发性神经病(神经节神经炎)、自主神经病。

3.血管炎性疾病

见于系统性红斑狼疮、干燥综合征、类风湿关节炎、巨细胞动脉炎、硬皮病、冷沉淀球蛋白血症、Churg-Strauss 综合征。

4.副肿瘤性疾病

见于肺癌、淋巴瘤。

5.肉芽肿性疾病

见于类肉瘤病。

6.代谢和内分泌疾病

见于尿毒症、肝功能衰竭、甲状腺功能低下、肢端肥大症、糖尿病。

7.营养性疾病和酒精中毒

见于酒精中毒、维生素 B_1 缺乏、维生素 B_{12} 缺乏、维生素 B_6 缺乏或过多、维生素 E 缺乏。

8.中毒

见于铅、砷、汞、铊、有机磷等中毒。

9.药物诱发

氯喹、氨苯砜、戒酒硫、呋喃妥英、长春新碱、异烟肼、顺铂、氯霉素、乙胺丁醇、甲硝唑、胺碘酮、苯妥英钠、青霉胺、丙咪嗪、吲哚美辛等引起的嗜酸粒细胞增多症-肌痛综合征。

10.副蛋白血症(IgG 或 IgA)

见于非恶性肿瘤、骨髓瘤、POEMS 综合征、淀粉样变性、冷球蛋白血症及 IgM 自身抗体(单克隆或多克隆)、抗 MAG 抗体、抗 GM1 或 GD1a 抗体、抗脑硫脂或抗 GD1b 和双唾液酸神经节糖苷抗体等相关性周围神经疾病。

11.遗传性疾病

见于腓骨肌萎缩症(CMT)、压力性麻痹的遗传性神经病、卟啉病、Dezerine-Sottas 病,遗传性感觉和自主神经病(HSAN)、Refsum 病、Krabbe 病、无 β 脂蛋白血症、异染色性脑白质营养不良、脊髓小脑性共济失调伴神经病、原发性红斑性肢痛症、Tangier 病、线粒体细胞病的多神经病和巨轴突神经病。

(二)临床表现

本病由于病因不同,病程可有急性、亚急性、慢性、复发性之别。本病可发生在任何年龄。大部分患者症状在几周到几个月内发展。其临床症状大致相同。

1.感觉障碍

在肢体远端有感觉异常,如刺痛、蚁走感、灼热、触痛等感觉。客观检查时可发现有手套-袜子型的深、浅感觉障碍,病变区皮肤有触痛及肌肉压痛。

2.运动障碍

肢体远端对称性无力,其程度可自轻瘫以至全瘫,大多有垂腕、垂足的表现。肌张力减低。如果病程较久则可出现肌萎缩,上肢以骨间肌、蚓状肌、大鱼际肌、小鱼际肌,下肢以胫前肌、腓骨肌为明显。

3.腱反射

上肢的桡骨膜、肱二头肌、肱三头肌反射,下肢的踝、膝反射常见减低或消失。

4.自主神经功能障碍

肢体末端皮肤菲薄、干燥、变冷、苍白或发绀,汗少或多汗,指(趾)甲粗糙、松脆。

(三)辅助检查

1.脑脊液

少数患者可见蛋白质增高。

2.神经传导速度和肌电图

如果仅有轻度轴突变性,则传导速度尚可正常。当有严重轴突变性及继发性髓鞘脱失时则传导速度变慢,肌电图则有去神经性改变。在节段性髓鞘脱失而轴突变性不显著时,则传导速度变慢,但肌电图可正常。

3.血生化检查

对某些患者可检测血糖、血维生素 B_{12} 水平、尿素氮、肌酐、T_3、T_4、SGPT 等。

4.免疫检查

对疑有免疫疾病者,可作免疫球蛋白、类风湿因子、抗核抗体、抗磷脂抗体等检测,以及淋巴细胞转化试验和花环形成试验等。

5.神经活检

如怀疑为遗传性的患者,可作腓肠神经活检。

(四)治疗

针对不同的病因加以治疗,一般常用的药物有 B 族维生素药物(如维生素 B_1、B_{12}、B_6)、烟酸、ATP、胞二磷胆碱、辅酶 A 等。对某些早期的多发性神经病,如感染性、血清性、胶原疾病等引起的则可选用激素治疗。有严重疼痛的则作对症处理,单纯止痛剂作用有限,三环类抗抑郁剂(TCAs)、抗惊厥药物、钠通道阻滞剂、鸦片类或非麻醉性止痛剂、一些皮肤外用止痛剂被证实疗效确凿且安全性好。TCAs 能同时阻滞去甲肾上腺素和 5-羟色胺这两种疼痛相关递质的再摄取,并能阻滞钠离子通道。阿米替林、去甲替林或去甲丙咪嗪从 $10\sim25mg$ 小剂量起用,逐渐加量至 $75\sim150mg$ 治疗剂量,对疼痛有效。TCAs 用于老年患者剂量酌减,对有缺血性心脏病、窄角性青光眼或前列腺肥大患者慎用或禁用。选择性 5 羟色胺再摄取抑制剂(SSRIs)对神经病理性痛不如 TCAs 有效。但去甲肾上腺素和 5-羟色胺双重再摄取抑制剂(SNRIs)如文拉法辛和度洛西汀对神经病理性疼痛疗效好,不良反应较 TCAs 少。与抗抑郁药相比,抗惊厥药(卡马西平、奥卡西平、拉莫三嗪、加巴喷丁和普瑞巴林)是二线用药,但对于刺痛疗效较好。有研究提示非麻醉型中枢止痛剂曲马多对糖尿病引起的神经病理痛有效。有重金属中毒的则用螯合剂。肢体瘫痪严重的则宜维持其功能位,预防破损及发生压疮。理疗、体疗、针灸等方法均可促使其恢复。

二、继发性多发性周围神经病

(一)中毒性周围神经病

周围神经病是神经系统对毒性化学物质的最常见反应。工业性、环境、生物制剂、重金属均会导致中毒性周围神经病,药物是临床实践中导致中毒性周围神经病的最常见原因。神经毒性制剂会导致远端轴突变性(轴突病)、神经细胞体变性(神经元病)或原发性脱髓鞘(髓鞘病)。临床诊断需满足以下两点:①明确的毒物接触史。且在时间上与临床症状相关,需要有神经系统体征和异常电生理表现。②去除毒物后症状停止进展,但可能两者之间有一定的滞后,有些轴突病可能在停止接触毒物 2 个月内症状仍在加重。

(二)营养缺乏性和代谢性周围神经病

新中国成立以来,人民生活水平不断提高,营养缺乏性神经病已近绝迹,仅偶见于胃大部切除后和长期消化道疾病的个别病例,因此不作专门介绍。糖尿病、尿卟啉病所致周围神经病,将在某些内科病的神经系统并发症中介绍。本节仅述酒精中毒性周围神经病、低血糖性神经病、黏液水肿性神经病和淀粉样变性多发性周围神经病。

1.酒精中毒性多发性神经病

慢性酒精中毒主要见于长期饮酒者,如果按其酒龄往往在 20 年以上,而在国内又以饮用白酒者为多。至于其量目前亦无肯定的数据,一般均在每日 250g 以上。

酒精中毒性多发性神经病常隐潜发病,呈慢性进行性,但也有病情在几天内迅速发展。主要症状为肢体无力,感觉异常和疼痛。症状先发生在下肢,然后影响上肢,但通常仅限于下肢,并以远端为主。运动和感觉症状常同时发生,患者诉在足和小腿有疼痛,此常为一种特征性症状,间歇性有锐痛或撕裂痛,也有诉在足底有冷感或烧灼感,严重者不能行走或不能耐受被褥的触碰。2/3 的患者有手套—袜子型的感觉障碍,深浅感觉常同时受累,也有 25% 的患者仅有浅感觉障碍,而 10% 的患者仅有深感觉障碍。无力症状也以肢体远端为主,严重者可有腕垂、足垂,如近端受累则不能起坐,但完全瘫痪者极少见。全身肌肉有明显按痛,但以足和腓肠肌为突出。

腱反射常减退,但踝反射的减退或丧失为最早的征象,因此常早于肌无力症状的出现,并且即使运动和感觉症状均已恢复,而踝反射仍可持久消失。

肢体远端常有出汗异常,通常为出汗减少,但有些患者有手、足过度出汗。

下肢皮肤常变得菲薄,常有淤滞性水肿、色素沉着和发亮。

在严重的酒精性神经病患者可有足底溃疡、吞咽困难、声哑、低血压、食管蠕动障碍或心率变慢等现象。

脑脊液检查大多正常,亦有少数患者可出现蛋白质中度增高现象。慢性酒精中毒性神经病往往伴有全身症状,如有皮肤干燥、面部色素沉着(特别在前额和颧骨突)、痤疮、酒渣鼻、糙皮病、贫血、肝肿大、肝功能异常、黄疸、腹水、蜘蛛痣、肝性脑病、眼震、眼外肌瘫痪、直立性低血压或精神错乱等。

本病的主要病理变化是周围神经非炎症性的变性,神经髓鞘和轴索均有破坏,以神经远端为主,偶有背根神经节细胞丧失,脊髓前角细胞有“轴反应”,脊髓后柱、迷走神经、交感神经和神经节亦可有变性。

电生理检查示运动和感觉传导速度有轻到中度的减慢,感觉动作电位明显减低。曾有人研究长期饮酒者,虽然临床上尚未证实有周围神经病,但 H 反射、F 反应、单纤维肌电图已可显示在肢体远端有周围神经功能受累的征象。足趾神经的动作电位也可减低。

关于本症的病因认为是营养不良而非酒精的毒性所致,因为饮酒者常常进食不平衡,缺乏维生素 B_1、叶酸。至于其他诱发因素亦可能与肝功能不良、胃肠消化吸收功能减退等有关。

治疗宜补充多种维生素,注意肠胃道疾病,调整饮食结构,宜摄取高碳水化合物,热量每日需 12552J(3000cal)。

药物可应用维生素 B_1、烟酸、维生素 B_2、维生素 B_6 等。肢体疼痛可应用镇痛剂如卡马西平、七叶莲片、虎杖方(虎杖 30g,丹参 15g,延胡索 15g,土大黄 30g,银花藤 30g,婆婆针 30g),有足垂可用理疗、推拿、针灸等治疗。宜及时戒酒,使身体早日恢复健康。

2.低血糖性神经病

胰岛细胞腺瘤患者有低血糖症者,主要表现为中枢神经系统症状,有时尚有周围神经受损症状,如四肢远端麻木、感觉异常、肢体远端肌肉软弱无力,检查时可有感觉减退,甚至有肌萎缩及垂足,肌萎缩可在临床低血糖发生后数周出现。

3.黏液水肿性神经病

黏液性水肿主要是由于甲状腺功能减退所致,除有全身症状外,在神经系统可产生周围神经病,常见有单神经病,以正中神经受累为主,主要是由于在腕管处受压。另外也可产生多发性神经病,在肢体上有感觉异常和疼痛,在肢体的远端有深、浅感觉障碍。有肌肉痉挛、肌肉收缩和松弛期延长,使动作变慢。肢体远端肌无力或有共济失调现象。腱反射特别是踝反射的松弛期变慢。远端周围神经的运动和感觉传导速度变慢。

脑脊液中蛋白质含量增高,可高达 1000mg/L,γ 球蛋白明显增高。血清中胆固醇增高,甲状 ^{131}I 吸收率低于正常,24h 低于 10%。

病理上出现髓鞘神经纤维的脱髓鞘和复髓鞘变化,轴索可有变性,在施万细胞的细胞质内有糖原颗粒沉积。中枢神经系统尤其在小脑也有糖原的局限性增加。骨骼肌可见肌纤维肥大坏死,大纤维内有糖原增加、线粒体丧失等变化。

本症可应用甲状腺素治疗,可使临床症状及病理变化都得到改善。其他可合用维生素 B 族药物,有助于神经病变的恢复。

(三)淀粉样变性多发性神经病

淀粉样变性是一种代谢性疾病,主要是一种淀粉样物质沉积在血管壁及组织中而引起病变。该沉积物主要是微纤维蛋白,其化学特性目前所知有两种,一为轻链免疫球蛋白,另一为非免疫性蛋白质 A,它们沉积在细胞外,随着沉积物的增多而产生血管阻塞或组织被压逐渐引起脏器功能障碍。

1.分类

本病的临床分类较多,下面介绍 Heller 的一种分类法。

(1)血液病伴淀粉样变性

①原发性淀粉样变性。

②多发性骨髓瘤。

③Waldenstrom 巨球蛋白血症。

(2)慢性病变淀粉样变性

①慢性感染(如骨髓炎)。

②慢性炎症(如风湿样关节炎)。

③霍奇金病。

④肾癌和其他实质性肿瘤。

(3)遗传性淀粉样变性

①家族性地中海热。

②家族性淀粉样多发性神经病(如 Portuguese 型)。

(4)与内分泌器官有关:甲状腺髓质癌。

(5)老年淀粉样变性:①心脏;②心房;③脑。

2.病理

本病的神经病理变化主要是有淀粉样物质浸润神经上的血管壁,严重者可导致血管阻塞,由于缺血引起神经继发性变性(轴突变性和脱髓鞘),因球样淀粉样物质的沉积,可压迫神经纤维,造成神经纤维扭曲和轴索变性。自主神经节亦可见有结节样沉积物,还可有无髓纤维丧失。

3.临床表现

不管哪一种类型的淀粉样变性,其临床症状取决于淀粉样物沉积部位、程度及器官功能受累的结果。肾脏、消化道、肝、肺、脾、皮肤、神经、肌肉、舌、血液均可产生相应的症状,有关内科情况此处不再赘述,现将神经系统受累的情况叙述于下。

(1)感觉障碍:常在早期出现,以下肢为主,远端有麻木、过敏、感觉异常,偶尔有不能缓解的疼痛,呈烧灼感或固定的疼痛,亦可整个下肢有尖锐的抽痛发作,在检查时可有温觉丧失而触觉过敏现象。

感觉丧失常呈对称性手套袜子型,疼痛丧失者其皮肤可有萎缩性溃疡出现,随着病情的发展,症状可进而扩展到上肢。

(2)运动障碍:常发生在后期,肢体远端无力,有时有束颤,日久可见手肌萎缩,行走步态蹒跚。由于下肢的运动感觉障碍可并发水肿、溃疡,手足屈曲挛缩甚至骨折。偶有形成 Charcot 关节,导致严重行动不能。当正中神经受压,则常见腕管综合征。

(3)反射:腱反射常减低,以踝、膝反射为主。

(4)自主神经系统:受累时引致自主神经功能不良,常发生在原发性淀粉样变性中,而继发性者少见。其症状可有阳痿、直立性低血压、吞咽不良、间歇性便秘、腹泻、夜间泄泻、出汗减少、味觉减退、声音嘶哑、大小便功能障碍,因此如果患者没有糖尿病而有自主神经障碍伴感觉运动周围神经病时则应强烈考虑有淀粉样神经病。

(5)体征:在体格检查时如发现有针刺皮肤或者在轻度压迫皮肤后有斑点,可怀疑有淀粉样变性病,这种现象是由于损伤了皮下浅的有淀粉样沉积的血管所致。

4.辅助检查

可作神经传导速度检查,通常变慢,有时患者尚未出现临床症状前即可有此种改变。检查正中、尺和腓神经时常可显示异常。

脑脊液可有轻到中度的蛋白质增加,但亦可正常。

腓肠神经活检常有助于明确诊断。

5.诊断

对本病的确切诊断常要依靠活检,其阳性率直肠为 80%,牙龈 60%,皮肤 50%,肝、肾 90%。但活检必须慎重,以防出血。有人提出作腹部皮下脂肪活检较为可取。活检后经刚果红染色,在偏振光显微镜下可显示绿色双折光像,可明确诊断。本周蛋白检查或可协助诊断。

6.治疗

本病的防治应积极预防各种伴发病。对系统性者可选用青霉胺、泼尼松、苯丙酸氮芥、环磷酰胺、秋水仙碱等,肾功能严重障碍者可作肾移植。有人局部应用二甲硫氧化物,认为对周围神经病有效。宜防止外伤、烫伤,以免发生溃疡,有时需用广谱抗生素,以控制肠道细菌过度生长。其他亦可辅以理疗、针灸,以改善肢体的症状。

(四)麻风性神经炎

麻风是麻风分支杆菌引起的一种慢性传染病,主要侵犯皮肤和周围神经,少数病例也可累及内脏器官。在周围神经的病理变化上可有各种不同类型。在结核型中表现为神经轴突变性,髓鞘破坏,神经膜增生变厚;在瘤型麻风中则有神经受压,神经膜不增生而变薄;在未分类型中表现为神经束膜周围有袖口状浸润,神经束内细胞增多。本病在施万细胞中或可找到麻风杆菌。后根神经节、半月神经节、交感神经节、脊髓前角细胞均可受累。

麻风常侵犯的周围神经依次为尺、耳大、正中、腓总、眶上、面、桡及胫神经。触摸时可感到神经呈梭状、结节状或均匀粗大,压之有疼痛,以尺神经沟中的尺神经及耳后的耳大神经最易摸到。

本病起病缓慢,神经症状依不同受累神经而异,在受累神经支配区有:①感觉障碍:主观症状有感觉过敏、感觉异常,客观检查以浅感觉受损较重,依次为温、痛,触觉发生障碍。②运动障碍:有肌肉萎缩、无力,尺神经受累时呈"爪形手";正中神经受累时呈"猿手";桡神经受累呈垂腕形;腓总神经受累呈垂足形;胫神经受累时脚外翻畸形,不能跖屈;面神经受累则有周围性面瘫的表现。③反射:受累神经支配的腱反射减低或消失。④自主神经障碍:在皮肤上出现发绀、变冷、肿胀、干燥萎缩,易发生水疱或溃疡,指甲增厚,变脆易断裂,或骨质疏松等症。

诊断可根据病史、临床表现,皮损或组织切片内找到麻风杆菌,病理检查中有特异性病变可作出诊断。但本病常需与周围神经损伤、肘管综合征、腕管综合征、脊髓空洞症、进行性脊肌萎缩症、肌萎缩侧束硬化症、颈椎病、周围神经肿瘤、肥大性间质性多发性神经病、颈髓血管畸形、胸腔出口综合征等鉴别。治疗可选用抗麻风杆菌药,认为从氨苯枫、利福平、氯苯吩嗪及丙硫异烟胺等药物中,选用三种联合用药效果较好,可收效快,复发少,并减少对某一种药物的耐药性。

第九章　神经-肌肉接头和肌肉疾病

第一节　炎性肌肉病

肌炎或炎性肌肉病分为自身免疫性肌炎和感染性肌炎。自身免疫性肌炎比感染性肌炎常见，年发病率为 2.18～7.7/100 万，免疫性肌炎包括皮肌炎、包涵体肌炎、多发性肌炎、免疫性坏死性肌肉病和多发性肌炎合并其他结缔组织病，少见类型包括嗜酸性肌炎、结节性肌炎、风湿性多肌痛及其他。感染性肌炎包括病毒性肌炎、细菌性肌炎、真菌性肌炎、寄生虫肌炎、病毒感染后疲劳综合征，相对少见。

一、皮肌炎

皮肌炎(DM)是一种主要累及皮肤和骨骼肌的炎性微血管病，属于特发性炎性肌肉病范畴。包括成年人皮肌炎、青少年皮肌炎、皮肌炎伴恶性肿瘤、皮肌炎叠加其他胶原血管病、无肌病皮肌炎、药物相关的皮肌炎和 Wong 型皮肌炎。皮肌炎占炎性肌肉病的 90%，儿童期发病率高峰在 5～14 岁，成人期发病高峰为 30～50 岁。本病女性患者多于男性，男女之比为 1：1.9。

(一)病因和发病机制

皮肌炎的发病主要和体液免疫异常激活有关，因补体激活和膜攻击复合物形成，导致毛细血管内皮细胞破坏和微栓塞形成，出现以骨骼肌和皮肤为主的多系统损害。在皮肌炎的肌肉组织中可检测到白细胞介素-1α、IL-1β、转化生长因子 β、巨噬细胞炎症蛋白 1d，说明促炎症细胞因子在 DM 发病中也有一定作用。遗传因素在 DM 的发病机制中也起重要作用。

(二)病理改变

主要病理改变是炎细胞浸润、毛细血管坏死和肌纤维变性，束周肌纤维病变是皮肌炎的典型病理改变，其特征是 2～10 层的纤维萎缩在肌束周围。而血管内皮细胞坏死是此病的特征病理改变，导致大量的毛细血管闭塞消失，在部分残存的血管内皮细胞内可以看到管网包涵体，肌纤维的改变是由于血管闭塞导致的缺血损害，儿童皮肌炎还可以看到骨骼肌和皮肤的钙化。皮肤的表皮基底细胞层空泡变性，角质形成细胞坏死，血管扩张，出现活化的 CD4+ 辅助淋巴细胞和中性粒细胞浸润。

（三）临床表现

急性或亚急性发病。常呈对称性损害四肢近端肌肉，四肢远端肌肉力量相对较好，但晚期也受累及，可以发生吞咽困难和呼吸肌无力。腱反射存在，但在一些严重的肌无力或肌萎缩患者，腱反射消失。肌痛不常见，发生率不超过 30％。

皮肌炎存在特征性的皮疹，25％的病人最先的主诉是皮疹。包括：①睑淡紫色皮疹，一侧或双侧眼睑出现，常伴发眼睑或面部水肿；②Gottron 征，位于关节伸面，多见于肘、掌指、近端指间关节处，慢性期表现为伴有鳞屑的红斑，皮肤萎缩，色素减退；③暴露部位皮疹，面、颈、前胸（Ⅴ字区）或背、肩（披肩征）红斑，暴露在太阳下红斑加重，伴随瘙痒；④技工手，手指的侧面、掌面皮肤过度角化、变厚、脱屑、粗糙伴皲裂，类似技术工人的手；⑤甲周毛细血管扩张和甲周红斑，常见于成年人皮肌炎；⑥皮肤异色病样改变，可能是淡紫色红斑区皮肤慢性活动性的结果，导致花斑状的低色素、高色素、毛细血管扩张和萎缩，伴或不伴鳞屑。罕见的皮肤改变包括获得性鱼鳞病，手掌黏蛋白样丘疹和斑块、手指掌面的皱褶、全身性水肿。不常见的皮肤损害表现包括萎缩性头皮的皮肤病伴非瘢痕性脱发、脂膜炎和网状青斑。38％的儿童存在瘙痒，瘙痒有助于鉴别皮肌炎和系统性红斑狼疮，后者罕见瘙痒。皮下钙化出现在长期没有治疗的患者，一些病例出现皮肤溃疡形成、感染和疼痛，特别在受压部位。

皮肌炎可以伴发血管炎，出现消化道出血、胃肠黏膜坏死、胃肠穿孔或视网膜血管炎等。部分皮肌炎患者可出现关节挛缩。由于累及到口咽部骨骼肌和食管上部可出现吞咽困难。心脏损害出现房室传导阻滞、快速性心律失常、心肌炎。肺脏间质损害导致间质性肺炎、肺纤维化、弥漫性肺泡损伤。当皮肌炎伴发其他结缔组织病时，出现发热、不适、体重减轻、关节疼痛、雷诺现象。

特殊类型皮肌炎如下。

（1）无肌病皮肌炎，具有特征性的皮肌炎的皮损，持续 6 个月以上，不包括最初的 6 个月经过系统的免疫抑制药治疗连续 2 个月以上者以及使用能导致皮肌炎样皮肤损害的药物如羟基脲、他汀类降脂药。无肌无力的临床证据，肌电图、肌活检、磁共振结果正常。

（2）叠加综合征：女性明显高于男性，比例为 9∶1。重叠的其他结缔组织病依次为系统性硬化症、类风湿关节炎、系统性红斑狼疮、干燥综合征、结节性多动脉炎。

（3）药物性皮肌炎：D-青霉胺、青霉素、磺胺、异烟肼、他莫昔芬、氯丙嗪、安他唑啉、克立咪唑、保泰松、干扰素-α2B 均可以导致皮肌炎样综合征。

（4）Wong 型皮肌炎：特点是红斑、过度角化、滤泡丘疹，有一些报道滤泡丘疹仅出现在膝关节和肘关节的伸侧面皮肤。

（四）辅助检查

1.血清肌酶

肌酸肌酶在活动期可升高到 50 倍。虽然肌酸肌酶浓度常与疾病活动性相平行，但在某些活动性皮肌炎患者可以正常。

2.肌电图

针极肌电图显示自发电活动增多伴纤颤电位，复合重复放电，正锐波。运动单位电位为低波幅、短时限、多相电位。

3.肌肉活检

肌活检对诊断最重要,浸润的炎细胞主要在血管周围或肌束衣,此外可见束周肌纤维变性,伴随毛细血管密度明显下降。电镜检查可见血管内皮细胞内管网包涵体。

4.影像学研究

MRI 在 T_2 加权像和短 T_1 翻转复原像显示活动性病变为高信号,其信号强度与疾病活动性呈正相关。MRI 的 T_2 弛豫时间可作为检测肌肉炎症的定量指标,与疾病活动性相关。

5.肌炎特异性抗体

①抗合成酶抗体是最常见的肌炎特异性抗体,依据氨基酸的不同,抗合成酶抗体分成若干亚型,出现在 25%～30% 的特发性炎性肌肉病的患者;②抗 Mi-2 抗体,出现在 15%～20% 的皮肌炎患者;③抗信号识别颗粒抗体,在皮肌炎患者中阳性率为 2% 左右;④其他少见的肌炎特异性抗体,抗 CADM-140 抗体主要在非肌炎性皮肌炎患者表达。抗 p155/140 抗体出现在 13%～21% 的皮肌炎患者。抗 p140 抗体主要在青少年肌炎患者。抗 SAE 抗体出现在 8.4% 的皮肌炎患者表达,在多发性肌炎或重叠综合征的不表达。

(五)诊断和鉴别诊断

结合患者的临床表现,即出现皮肤和骨骼肌的联合损害,皮肤改变具有 DM 的典型皮疹,在临床上就可以提出诊断。诊断按照下列标准,如果为男性,大于 45 岁,伴随恶性肿瘤的可能性加大。此外抗体的检查不仅可以进一步协助诊断,而且还可以指导进一步的治疗药物选择。

其鉴别诊断主要排除多发性肌炎、其他结缔组织病合并的多发性肌炎以及肌营养不良,这些患者的皮肤损害一般不出现 DM 的典型皮疹,此外骨骼肌病理改变一般没有典型 DM 的束周肌纤维损害特点。

(六)治疗

1.皮质类固醇激素

是治疗皮肌炎的一线用药。大剂量泼尼松能改善肌力和功能,短期静脉用甲泼尼龙也有效。58%～100% 的皮肌炎患者至少有部分反应;单独应用泼尼松治疗 30%～66% 的病人恢复正常,开始治疗 3～6 个月症状改善。初始泼尼松 $0.75～1.5mg/(kg \cdot d)$,最高到 100mg/d,维持 3～4 周。对于重症患者或有威胁生命的系统并发症患者,可选择甲泼尼龙冲击 1.0g/d,连续 3d。在大剂量泼尼松治疗 3～4 周后,开始递减剂量,10 周可递减到隔日用药 1mg/kg,如果有效,且无严重不良反应,再进一步将隔日剂量以每 3～4 周减 5～10mg 的速度递减,当泼尼松减至 20mg 隔日 1 次以后,递减速度不超过每 2～3 周减 2.5mg。一般在治疗后 3～6 个月患者肌力和活动能力开始明显恢复。如果泼尼松治疗 4～6 个月后病情客观上无改善或者再减量期间病情恶化,则需要加二线药物。泼尼松剂量加倍,每日给药,至少 2 周,才能减量到隔日一次。一旦病人恢复肌力,再开始缓慢减量。泼尼松和其他免疫抑制药的剂量调整应该根据客观的临床检查,而不是 CK 水平或病人的主观反应。如果没有肌力恶化,不要轻易增加免疫抑制药的用量。

在应用糖皮质激素过程中要补钙 1g/d 和维生素 D 400～800U/d,必要时补钾。监测血压、血糖和电解质。建议低钠、低糖类和高蛋白饮食,控制体重增长。对有基础间质性肺病或应用糖皮质激素联合其他免疫抑制药治疗的患者,可以用复方新诺明预防肺孢子虫病的机会感染。如果在糖皮质激素减量过程中患者出现肌无力加重，并且 CK 升高，EMG 显示自发电位增多，需要考虑肌炎活动。当大剂量泼尼松治疗无反应时，应当考虑诊断是否正确。在活动性肌炎病人，皮质类固醇很少能引起近端肌无力。病人 CK 和肌电图正常，出现皮质类固醇中毒的其他表现如库欣面容，则应考虑可能是类固醇疾病。物理治疗、保持体力活动、小剂量应用皮质类固醇将有助于防止肌肉失用。

2.免疫抑制药

为治疗皮肌炎的二线用药。应用免疫抑制药的指征包括：对糖皮质激素治疗反应差、在糖皮质激素减量过程中病情复发、重症患者和有系统性威胁生命的并发症的患者，可以在开始就联合应用糖皮质激素和二线治疗；绝经后妇女和 50 岁以上男性、X 线片提示骨质疏松明显、有可能需要停用糖皮质激素的患者，也可以选择免疫抑制药。①甲氨蝶呤：对 71%～80% 的患者有效，而且起效较快。推荐方案为从 7.5mg/周开始，渐递增 2.5mg/1～4 周，最高可达20mg/周，依据耐受性和病情需要决定剂量。如果口服剂量无效或病情严重，可以采用肌内或静脉用药。大剂量用药需要注意监测药物的不良反应，应注意甲氨蝶呤可以导致间质性肺病，所以伴有间质性肺病的患者不宜使用。②硫唑嘌呤，回顾性研究显示硫唑嘌呤对部分皮肌炎和多发性肌炎病人有效。推荐方案为开始 50mg/d，逐渐递增剂量，达到 2～3mg/(kg·d)。同样需要监测药物反应和不良反应。

3.静脉滴注入丙种球蛋白

大剂量 IVIg 对治疗皮肌炎有效，起效快，用于合并危及生命的系统并发症的重症患者，可与糖皮质激素和免疫抑制药联合应用。静脉注射连用 5d，尔后 1 个月一次，共 6 个月。不良反应包括流感样症状、无菌脑膜炎和肾功能受损等。

4.康复治疗

在急性期只能进行被动性的肢体康复训练，后期可以进行物理治疗和有规律地进行游泳，这些治疗必须在病人的稳定期逐渐进行，部分病人出现营养缺乏、体重下降、弛缓性便秘和吞咽困难，对这些病人应当进行特殊的饮食治疗。

（七）预后

急性期经过治疗肌力恢复正常并处于稳定状态，可恢复正常工作的 50%，经过 2 年没有复发，可全天工作，一般 60%～70% 的病人可达标。约 2/3 的病人在病程 3 年后还有轻度的肢体活动障碍；约 10% 的病人病程超过 10 年病变还处于活动状态；25% 的病人在病后 2～3 年症状再次恶化；20%～30% 的病人在病后几年内死亡，死因多为心肌梗死、吞咽和呼吸麻痹以及恶性肿瘤，4% 死亡病人由糖皮质激素的不良反应引起。

二、多发性肌炎

多发性肌炎是一种散发性的骨骼肌免疫性炎性变性疾病，是免疫介导的炎性疾病的罕见类型，多数情况下是其他自身免疫性疾病伴随骨骼肌炎性损害。

（一）病因和发病机制

多发性肌炎由 T 细胞介导，CD8-T 细胞介导的抗原定向和 MHC-I 限制性的细胞毒性反应。多种炎性趋化因子和前炎性因子参与了肌纤维局部炎性环境的形成，从而能促使 T 细胞的浸润。T 细胞浸润以肌内衣为主，可以突破肌纤维的基底膜进入肌纤维内部并释放多种可以导致肌纤维坏死的物质。而多发性肌炎患者的肌纤维不仅参与了 T 细胞的募集、抗原呈递和共刺激过程，并且可以通过释放刺激细胞因子活化 T 细胞，还可以分泌前炎性因子，促进活化的 T 细胞向肌纤维募集，维持肌内衣的炎性环境。肌纤维不仅是受到 T 细胞浸润攻击的靶单位，也可以通过分泌细胞因子来形成前炎性微环境，促使炎性反应的形成。病毒感染可以导致肌肉组织自身免疫反应。此外肌炎表型与相应的单倍型相关有研究提示多发性肌炎可能与 HLA-B7 和 HLA-DRw6 有关。

（二）病理改变

肌肉的主要病理改变是炎细胞浸润和肌纤维坏死。炎细胞浸润以肌内衣和血管周围为主，浸润的炎细胞以 CD8$^+$ T 细胞为主，也可以见到巨噬细胞。肌纤维的坏死一般分散出现，伴随淋巴细胞和单核细胞的浸润，可见炎细胞侵入非坏死性肌纤维。肌纤维膜表达 MHC-I。肌纤维的肥大一般不明显，少数患者的骨骼肌存在线粒体异常，出现破碎红纤维。间质结缔组织增生也不显著。

（三）临床表现

多发性肌炎多为成年人发病，发病年龄通常大于 20 岁，儿童罕见。

急性或亚急性发病，临床表现为在几周和几个月内迅速发展的肌无力，肌无力双侧对称，近端重于远端，如骨盆带、肩带肌、上肢或前臂肌肉。此外肌肉无力还可以累及躯干肌颈部肌肉和吞咽肌，极个别的病人累及面肌眼外肌。在疾病晚期，有时也在早期出现呼吸肌受累及表现，个别患者呼吸肌受累可以作为首发症状。少数病人出现面肩肱型分布，大约 1/3 的病人开始表现为远端肌肉受累及。20%～30% 的病人出现肌肉持续性钝痛和一过性肌肉疼痛，极个别病人肌肉疼痛作为首发症状出现。合并结缔组织病患者更容易出现肌痛。

多发性肌炎患者可以合并其他系统性损害，心肌受累可以出现心律失常、心肌炎；呼吸系统表现为呼吸肌力弱或肺间质纤维化，消化系统损害导致胃肠道症状和食管运动下降以及吞咽困难。

多发性肌炎可以合并红斑性狼疮、干燥综合征、抗磷脂抗体综合征和自身免疫性甲状腺炎等免疫性疾病，也可以合并恶性肿瘤，但较皮肌炎少见。对于拟诊多发性肌炎的患者还需要做必要的筛查和随诊观察。

（四）辅助检查

1.血清肌酶

最敏感的肌酶化验是肌酸磷酸肌酶（CK），在活动期可升高到 50 倍。天冬氨酸转氨酶、丙氨酸转氨酶、乳酸脱氢酶也升高。

2.肌炎特异性抗体

①Jo-1 抗体出现在 25%～30% 的特发性炎性肌肉病的患者；②抗 Mi-2 抗体出现在 9% 的特发性肌炎患者表达该抗体；③抗信号识别颗粒抗体在多发性肌炎患者中阳性率为 7%～9%。

3.肌电图

出现多相电位增加、小活动电位、插入活动增多、纤颤电位、正相波、假肌强直放电,肌源性损害合并失神经现象也是肌炎的特点。

4.影像学

可以发现骨骼肌出现水肿改变,一般没有骨骼肌的钙化。

5.肌肉活检

肌活检对是诊断多发性肌炎最重要的方法,MHC-I/CD8$^+$T 复合物是诊断多发性肌炎的重要病理表现。其中抗颗粒信号识别抗体阳性的肌炎以坏死性肌肉病为特点,可以没有炎细胞浸润。

(五)诊断和鉴别诊断

首先根据患者急性或亚急性发病的特点、伴随出现四肢近端无力、血清 CK 升高和肌源性肌电图损害规律,在临床上提出多发性肌炎的诊断。肌肉活检可以进一步明确诊断。在此基础上应注意是否合并其他结缔组织病和恶性肿瘤,通过抗体检查进一步确定不同炎性肌肉病的亚型。

在临床工作中不是多发性肌炎被漏诊,而是许多其他肌肉病被误诊为多发性肌炎。鉴别诊断包括下列疾病。

1.包涵体肌炎

一般在成年晚期缓慢发病,早期出现手指屈肌和股四头肌的无力,CK 轻度增加。病理检查可以发现肌纤维内出现镶边空泡、肌内衣为主的炎细胞浸润以及肌纤维内的类淀粉蛋白沉积,电镜检查可以发现肌纤维内管丝包涵体。MHC-I 在部分肌纤维表达。对糖皮质激素治疗没有效果。

2.肢带型肌营养不良

青少年慢性发病,出现进行性加重的肢带肌肉无力,CK 存在不同程度的增加,一般肌炎的免疫学检查不能发现抗体的显著增加。病理检查可以发现肌纤维肥大、萎缩和间质增生和炎细胞浸润,MHC-I 在肌纤维不表达。对糖皮质激素治疗没有效果。

3.脂肪累积性肌病

亚急性发病,出现四肢无力和恶心表现以及 CK 的增加,症状在休息后可以自行缓解,给予糖皮质激素治疗后症状迅速改善,肌肉活检可以发现肌纤维内大量的脂肪滴沉积,缺乏炎细胞浸润。

(六)治疗

目前主要应用皮质激素、硫唑嘌呤及其他免疫抑制药治疗,比较科学的治疗方法是根据抗体的类型选择治疗措施,多数抗体类型的多发性肌炎可用大剂量甲泼尼龙冲击治疗,而后改为长期口服,并逐渐减少药物剂量,递减速度可视病情及血清 CK 水平而定。待减至 20mg/d 时,应稳定一段时间再逐渐减量直至停药,总疗程至少需要 2 年。

对于抗信号识别颗粒抗体阳性的坏死性肌炎,因对糖皮质激素耐药,需要采取其他免疫抑制药或丙种球蛋白静脉滴注。给予硫唑嘌呤或其他免疫抑制药治疗时应定期监测周围血象,尤其是白细胞计数和肝功能,如出现白细胞低于正常或肝功能异常时应停用。

（七）预后

多发性肌炎一般没有皮肌炎合并恶性肿瘤那样常见。不同类型的多发性肌炎的预后存在差异，抗信号识别颗粒抗体阳性的多发性肌炎预后相对差。

三、包涵体肌炎

（一）概论

散发性包涵体肌炎（s-IBM）是一组 50 岁以上人群最常见的慢性、进行性骨骼肌炎性疾病。韩国、南美洲、中东和南地中海地区的发病率较北欧、北美白种人和澳洲白种人人口低。已经报道的发病率在 4.9～13/100 万，而 50 岁人群的发病率在 39.5/100 万。s-IBM 占特发性炎性肌肉病的 30%。

（二）病因和发病机制

包涵体肌炎是一种原发的炎性肌病还是一种变性性肌病继发炎性反应还不清楚。浸润的炎细胞具有同源限制性，提示该病的发病和细胞毒性 T 细胞原发介导有关。另外有观点认为包涵体肌炎是一组肌纤维变性疾病，患者的肌纤维存在"Alzheimer 特征样蛋白"，包括 β-类淀粉蛋白、β-类淀粉前体蛋白、异常磷酸化的 tau 蛋白、α-1 抗凝乳蛋白酶、载脂蛋白 E、泛素和细胞朊蛋白，推测肌纤维产生过多的 β-类淀粉前体蛋白，其被切割后所产生得异常 β-类淀粉蛋白在肌纤维聚积并对肌纤维产生毒性作用。空泡肌纤维出现硝基酪氨酸增加，提示一氧化氮诱导的氧化应激也在疾病发生中起到了一定作用。反转录病毒感染和小儿麻痹症后期综合征的患者其肌肉活检的改变可以和包涵体肌炎十分相似，也有推测此病和病毒感染有关。遗传因素也可能在疾病的发生中起到一定作用，包涵体肌炎与 HLA-DR3、8·1MHC 祖先单倍型高度相关。

（三）病理改变

骨骼肌的病理改变特点是出现肌内衣为主的炎细胞浸润，以 CD8+ T 细胞和单核细胞为主，可见成组分布的小角状萎缩肌纤维以及肌纤维内出现镶边空泡，在空泡肌纤维和细胞核内发现"Alzheimer 特征样蛋白"。电镜下观察到管丝样包涵体是该病主要病理特点，包括含有 Aβ 蛋白的斑片状包涵体和包含 p-Tau 蛋白的弯曲线形包涵体，前者为 6～10nm 的淀粉样原纤维及非结晶物质，后者为 15～21nm 的双股螺旋丝。

（四）临床表现

发病年龄在十几岁至 80 岁，最大发病年龄可达 87 岁，绝大多数患者的发病年龄超过 50 岁。老年男性更易罹患此病，男女性别比例为 3∶1。多数患者起病隐袭，进展缓慢，出现四肢的近端和远端力弱。股四头肌和前臂屈肌（腕屈肌、指屈肌）力弱和萎缩是包涵体肌炎的特征性临床表现。踝背屈力弱也可以在疾病早期出现。80% 以上的患者肌无力为非对称性分布，以非优势侧受累为主。至少 40% 的患者因口咽部骨骼肌及食管肌肉受累出现吞咽困难。30% 的患者可以出现轻度面肌无力。此外 30% 左右的患者存在四肢感觉障碍。除膝腱反射可能因股四头肌力弱而减低外，其他腱反射很少出现异常。

5％左右的患者存在潜在的自身免疫疾病,例如红斑性狼疮、干燥综合征、硬皮病、结节病和血小板减少症等。但与皮肌炎、多发性肌炎不同,很少出现心肌炎、肺部病变和恶性肿瘤。

（五）辅助检查

1.肌酸激酶

多数患者的血肌酸肌酶水平正常或轻度升高,特别在老年病人,升高的幅度一般不超过正常的 10 倍。

2.电生理检查

肌电图检查可见自发电位和插入电活动增加,出现短小的多相运动单位动作电位和早期募集现象。在 30％的患者也可以出现宽大的多相运动单位动作电位。30％的患者进行神经传导速度检查可以发现轻度的轴索性感觉神经病。

3.影像学

MRI 可以显示受累肌肉由于炎性或水肿改变而出现的异常信号,也可以显示肌肉组织的纤维化改变。MRI 检查可以帮助选择进行活检的部位。

4.肌肉活检

发现包涵体肌炎典型炎性损害,许多肌纤维出现 MHC-1 的表达。发现镶边空泡和其内出现管丝包涵体为疾病诊断的金标准。

（六）诊断和鉴别诊断

包涵体肌炎的诊断是在临床表现的基础上进行骨骼肌病理检查,一般在 30 岁以后发病,多数年龄＞50 岁,缓慢发病,肌酸激酶升高,一般不超过 12 倍。

鉴别诊断:肢体出现无力的患者不是常被误诊为包涵体肌炎,而是包涵体肌炎常被误诊为其他疾病,特别是运动神经元病、慢性炎性脱髓鞘神经病、糖尿病性肌萎缩、伴随线粒体异常的多发性肌炎,其次是酸性麦芽糖酶缺乏、遗传性包涵体肌肉病、眼咽型肌营养不良、多种远端型肌肉病和慢性萎缩性结节病肌肉病。

对激素治疗无反应的多发性肌炎提示散发性包涵体肌炎,需要重新做肌肉活检,以明确诊断。家族性包涵体肌病是一个疾病综合征,发病年龄早,具有家族性,其肌肉病理改变和包涵体肌炎类似,其不同仅在于没有炎细胞浸润。13％的包涵体肌炎患者常被误诊为运动神经元病,出现不对称性的肢体无力和肢体远端的无力以及吞咽困难和肌肉束颤,常规肌电图检查发现纤颤电位和正锐波,但没有锥体束的体征,疾病进展缓慢和出现严重的屈指无力,肌肉活检可以帮助诊断。

（七）治疗

目前尚无研究表明皮质类固醇激素或其他免疫抑制药可以显著改善包涵体肌炎患者的临床症状。但皮质类固醇激素可疑轻度或短暂改善患者症状,只有存在骨骼肌特异性抗体的患者,可以获得良好的治疗效果。

包涵体肌炎的双盲安慰剂对照试验研究证实部分患者对 IVIG 有效。

康复治疗:有报道显示家庭锻炼可以有助于肌力的恢复,但仍需进一步证实。

（八）预后

包涵体肌炎患者的预期寿命不会受到影响。但不幸的是其对免疫抑制药和免疫调节药治疗均不敏感。部分患者在病程 10～15 年需要轮椅辅助。

第二节　重症肌无力

一、概述

重症肌无力（MG）是一种获得性自身免疫性神经肌肉接头疾病，患病率为（4～7）/10 万，发病率为（0.2～0.5）/10 万。其病理改变主要为神经肌肉接头的突触后膜的 AchR 受到抗 AchR 抗体的破坏，导致突触后膜破坏和 AchR 减少。主要临床特点为肌无力和活动后的肌疲劳现象，通过休息和给予胆碱酯酶抑制药可以使症状改善。

二、病因与发病机制

MG 病人的终板在突触后膜存在 IgG 和补体的沉积，在血清中发现 80%～90% 的病人存在抗 AchR 抗体，由于体内产生了抗 AchR 抗体而破坏了神经肌肉接头突触后膜的 AchR，导致突触后膜受体减少和后膜破坏，造成神经肌肉接头处的信息传递障碍，在临床上产生骨骼肌收缩易疲劳。抗 AchR 抗体由 IgG 的不同亚型构成，仅几种抗体可以结合到突触后膜 α 银环蛇毒素的结合点，所以 MG 的抗 AchR 抗体为多克隆抗体。在抗 AchR 抗体阴性的全身型 MG 患者中，15%～20% 可检测到抗肌肉特异性酪氨酸激酶（MuSK）抗体，后者也可以导致 AchR 的减少。

MG 的发生推测和病毒感染有关，病毒感染胸腺上皮细胞后，通过"分子模拟"机制诱发了针对"肌样细胞"表面 AchR 的局部炎症反应，打破了正常状态下 AchR 的自身耐受，进而在辅助性 T 细胞的协助下刺激外周淋巴器官的浆细胞，产生针对 AchR 的多克隆 IgG 抗体，与 AchR 抗原决定簇结合，直接阻断 AchR 或通过补体破坏 AchR 而导致 MG 发病。MG 患者的调节性 T 细胞也存在异常，促进免疫耐受的丧失。

许多 MG 病人和 HLA 型相关，提示遗传因素也在发病中具有一定的作用，在病人健康的家族成员也发现存在电生理和免疫的异常。此外 MG 病人的睡眠受到干扰，经过糖皮质激素治疗后好转提示中枢神经系统的乙酰胆碱突触也受到部分抑制。不同的临床资料显示胸腺在 MG 发病中具有一定的作用，胸腺含有肌源性细胞，其表面 AchR，作为抗原刺激单核细胞和 T-淋巴细胞导致此病发病。

三、病理改变

少部分 MG 病人的骨骼肌出现淋巴溢现象和个别肌纤维变性改变,此外可见肌病改变、神经源性肌萎缩,神经末梢出现萎缩和终板加大。电镜检查和神经肌肉接头的形态计量分析显示神经末梢和突触后膜萎缩,突触后膜变短,AchR 抗体脱失,出现免疫复合物沉积,此外肌间神经和毛细血管也出现异常改变。在增生的胸腺可以发现淋巴生发中心增生,内有 B 淋巴细胞。在胸腺瘤可见肿瘤细胞取代整个胸腺。

四、临床表现

1.临床症状

可以出现在从显示儿童到老年的任何年龄组,女性病人的多数发病年龄在 15～35 岁,男性发病年龄比较晚,我国儿童期(<15 岁)起病者可达 30％～40％,且多为眼肌型,男女比例接近。男性在 60～70 岁达到发病高峰,女性发病多于男性(3∶2)。

①肌肉无力:多数病人表现为骨骼肌的病理性易疲劳现象或持续性的肌无力在活动后加重,精神负担、高热、月经、感染、刺眼的光线可以诱发肌无力反应或加重病情,开始病人常表现为眼睑下垂、复视、讲话弱带鼻音和肢体无力,症状在夜间睡眠后或长时间休息后消失或明显改善,活动后症状出现或加重。偶尔病人在早晨睡眠后症状最明显,有时面肌、舌肌、咽喉肌和咀嚼肌群单独或与其他骨骼肌一起受累及,鼓膜张肌受累导致低频范围出现听觉减退,镫骨肌受累导致听觉过敏,讲话很快出现疲劳、变弱和鼻音,长时间讲话出现完全失语。在 MG 晚期也是一定的肌群受累,常出现不同肌群交替出现症状或从一处扩展到另一处肌群。四肢肌肉的肌疲劳现象常常近端肌群重于远端肌群,双侧同时受累及多于一侧受累及,肢带肌和颈部肌肉受累及单纯从临床上很难和其他肌肉病区别,在没有眼咽部症状时很难作出正确诊断,这些患者应当特别注意病人的呼吸功能,观察最大呼气和吸气时的胸廓活动情况、随意的咳出力量,以及呼吸和心跳频率。咽喉部肌肉无力可以导致吞咽危险和窒息。吞咽困难可以通过吃凉的食品如冰激凌而得到改善。

②其他症状:腱反射一般存在或比较活跃,个别病人出现面手麻木感或二便失禁。个别病人出现肌肉疼痛,肌肉萎缩一般不出现在肌疲劳前,仅出现在晚期,在发病后 6 个月和 1 年后14％的病人出现肌肉萎缩。

③合并其他疾病:70％的 MG 病人存在胸腺的异常,包括淋巴细胞和浆细胞增多伴随出现大量的生发中心高,提示存在慢性炎症。胸腺肿瘤出现在 10％～40％的 MG 病人中,但很少出现在儿童患者,在这些胸腺中也可以找到胸腺肿瘤的组织学改变,小部分胸腺瘤如果不马上进行手术可以浸润胸膜、心包膜和其他的纵隔结构。10％～15％的 MG 病人合并甲状腺疾病,5％伴有甲状腺功能亢进症、5％伴有甲状腺功能减退(尸体解剖发现 19％的 MG 合并出现甲状腺炎)。其他合并的疾病包括红斑性狼疮、多发性肌炎和皮肌炎、肌病伴管聚集、Sjogren综合征、天疱疮、溃疡性结肠炎、Lambert-Eaton 综合征、Sneddon 综合征、结节病和急慢性的

周围神经病。

2.临床分型

MG分4个亚型，一般Ⅰ型和Ⅱa型占病人的55％，Ⅱb型为21％，24％为Ⅲ～Ⅳ型。死亡率在Ⅲ型最高，其次为Ⅳ和Ⅱ型。

Ⅰ型，眼型，典型临床表现为一侧或双侧眼睑下垂，有时伴有眼外肌无力和复视，预后良好。轻度的骨骼肌无力和疲劳现象以及肌电图显示肌无力的递减现象不能除外眼肌型MG，但可能发展为全身型，约40％的眼肌型MG可以发展成全身型MG，但如果在发病后2年内没有进行性加重，多数病人不会继续发展成全身型。可分为以下两型：①Ⅱa型，轻度全身型，缓慢进展，伴随眼外肌和球部肌肉的肌无力和肌疲劳现象，死亡率极低；②Ⅱb型，中度全身型，开始进行性发展，常常伴有眼部症状，从其他肌肉和球部肌肉的中度扩展到重度MG，常常出现构音障碍、吞咽困难和咀嚼困难，呼吸肌一般不受到累及，病人的生活受到限制，死亡率低。

Ⅲ型，急性快速进展型，在几周和几个月内急性开始迅速发展的球部肌肉、全身骨骼肌和呼吸肌的无力，常合并胸腺瘤，出现胆碱能危象和肌无力危象，死亡率高。

Ⅳ型，慢性严重型，开始为眼肌型或轻度全身型，2年后或更长时间后病情突然恶化，常合并胸腺瘤，预后不好。

3.特殊类型

(1)一过性新生儿型MG：大约12％患MG的母亲生的新生儿出现一过性新生儿型MG，临床症状在出生后3～6周自发消失，患病的新生儿表现为面具样面容，吸奶和吞咽无力(87％)、出现全身性肌无力(69％)、呼吸功能不全(65％)、哭泣无力(60％)、肌病面容(54％)和眼睑下垂(15％)，这些症状在生后几小时到3天出现，在1周内有很高的死亡率。

(2)MG危象：患者发生呼吸无力和(或)吞咽困难，不能维持通气功能和保护气道时，称为危象。尽管采取各种治疗，20％的MG患者可以出现危象。主要包括两个类型：①MG危象，是MG患者死亡的主要原因。呼吸肌和咽喉肌无力急性加重，通气不足且气道分泌物增加阻塞气道，AchEⅠ的剂量可改善症状。②胆碱能危象，由AchEⅠ过量所致，多见于MG症状加重增加抗胆碱酯酶的药物时[溴吡斯的明6～8mg/(kg·d)以上]，出现药物中毒表现，在呼吸困难加重的同时，分泌物明显增加且伴有胆碱能亢进的其他症状(瞳孔缩小、多汗、腹痛、肌肉震颤等)。

(3)抗生素和药物引起的神经肌肉接头传导阻滞：不同药物通过抑制突触前膜乙酰胆碱的释放和阻滞突触后膜乙酰胆碱的作用从而导致神经肌肉接头信息传导受阻，在临床上使无症状的MG表现出来严重者出现肌无力危象，此类药物也可以使明确诊断的MG临床症状突然恶化。

(4)其他类型的MG：肢带型MG患者仅出现四肢的无力，没有眼睑下垂表现。颈臂炎性肌肉病也是MG的一个亚型，肌无力主要出现在上肢的近端和颈部肌肉。

五、辅助检查

1.疲劳试验

反复活动受累肌肉可诱发症状加重。疲劳试验还有助于观察病情改变,尽可能在没有给予抗胆碱酯酶药物的情况进行。一般哪块肌肉无力明显就检查哪块肌肉。

2.药物试验

先停用抗胆碱酯酶药物 6～8h,而后进行药物试验。国内常用的方法是新斯的明 0.02～0.03mg/kg 体重肌内注射,注射 20min 后开始观察主要被累及肌群的无力改善程度。至少 2 个肌群改善 50% 以上或 1 个肌群改善 70% 以上才可以确定有意义,注射 1.5～2h 后改善的肌无力又恢复到注射前水平可判定为阳性。为防止因饥饿或过度劳累对结果判断的干扰,应在检查前让患者吃饭且适当休息。为预防抗胆碱酯酶药物的不良反应,可先肌内注射阿托品 0.5～1mg。肌疲劳试验阳性没有绝对特异性,阳性反应可以出现在肌萎缩侧索硬化、脊髓灰质炎、先天性肌无力综合征和 Lambert-Eaton 综合征。

3.神经电生理检查

以 2～5Hz 的频率进行神经刺激在正常人的波幅没有改变或轻度升高,在 MG 病人 10Hz 以上频率刺激没有改变,在 2～5Hz 重复刺激的开始阶段出现波幅递减现象,递减的幅度至少在 10% 以上,肌内注射新斯的明后递减现象改善为阳性。一般对 MG 的检查采取 3/s 刺激 5～6 次的方法,常用检查部位为三角肌和斜方肌,眼轮匝肌、口轮匝肌、额肌和大小鱼际肌也可以应用于检查,活动后、加热和缺血情况下可以增加阳性率。肌电图结果对 MG 无无特异性。严重的 MG 病人通过给予胆碱酯酶药物也不能改善临床症状,肌电图可以显示肌源性改变,在该情况下应当应用单纤维肌电图进行检查,单纤维肌电图是最敏感的 MG 检查方法,主要表现为颤抖增宽和(或)传导阻滞,阳性率可达 95%～99%,但特异性差,阴性时可排除 MG。

4.血清抗体检查

80%～90% 的病人出现抗 AchR 抗体阳性,在缓解期仅 24% 的病人阳性,眼肌型约 50% 阳性,轻度全身型阳性率为 80%,中度严重和急性全身型 100% 阳性,慢性严重型 89% 阳性。血清抗体滴度下降 50% 并持续 1 年以上多数病人的临床症状可以缓解,而且在糖皮质激素、免疫抑制药、血清置换和胸腺切除后临床症状的改善和血清抗体滴度的下降相关。不同的试验方法和抗原的不同其检查结果也不同。AchR 抗体见于少数自身免疫性甲状腺疾病、服青霉胺者、胸腺瘤患者及家族性患者的无症状同胞。常规方法不能检测到抗 AchR 抗体的 MG 患者,可能有针对神经肌肉接头处低亲和力抗 AchR 或 MuSK 抗体,但日本的报道阳性率只有 2%～3%。部分 MG 患者有胸腺瘤,特别是成年患者,可以出现有抗连接素抗体和抗里阿诺碱受体抗体等针对骨骼肌抗原的抗体。30%～40% 的 MG 患者存在甲状腺球蛋白抗体。

5.胸部 CT 检查

25% 的胸腺瘤在前后位和侧位 X 线检查阴性,CT 检查有助于胸腺瘤的诊断。胸腺瘤 CT 检查的阳性率可达 90% 左右。10%～15% 的 MG 患者伴胸腺瘤,60% 伴胸腺增生,在 50 岁以后发病的患者的胸腺通常正常或萎缩。

6.其他检查

全身型 MG 有必要测定病人的肺活量和进行血气分析。一般 MG 患者不需要进行该检查,但在颈臂炎性肌肉病的肌肉病理检查可以发现肌纤维的坏死和炎性细胞浸润。

六、诊断和鉴别诊断

MG 的诊断主要依靠患者的病史,患者出现特殊的肌肉无力,而且活动可以加重。有这些临床特点的患者应当进行肌电图、新斯的明药物试验和血清抗 AchR 抗体测定,根据病人出现肌无力和肌疲劳、药物试验阳性、肌电图的递减现象可以诊断 MG,出现抗 AchR 抗体可以进一步证实此病的存在,但没有一项实验室检查是 100％阳性,肌电图正常和抗体阴性不能否定 MG 的诊断。为了除外其他出现肌疲劳现象的疾病和 MG 伴随疾病,需要进行其他免疫学检查、甲状腺检查和胸腺检查。肌无力症状复发时,如果原来有效的疗法没有效果,需考虑是否合并其他疾病。

除临床表现和肌电图改变象提示 MG 外,如果还有其他的肌肉病、肌炎和周围神经病的依据,应当进行肌肉活检和血清酶学检查,如果没有眼外肌受累或仅眼外肌受累及、临床症状没有晨轻暮重现象,同时出现不典型的神经系统损害的症状,在没有肌疲劳现象和抗 AchR 抗体阳性的情况下,即使肌电图显示有递减现象和依酚氯铵试验阳性,MG 的诊断不能确定。这种情况下为了诊断或除外 MG 应当进行详细的电生理和形态学检查。

眼睑下垂和眼外肌瘫痪为主要表现的患者,应当排除慢性进行性眼外肌瘫痪、Meige 综合征、动眼神经麻痹、Horner 综合征、先天性睑下垂、眼咽型肌营养不良、甲状腺眼病、眼眶内占位病变、眶肌炎和 Miller Fisher 综合征。咽喉肌无力为主要表现者应当排除脑干梗死、后组脑神经麻痹和进行性延髓性麻痹。四肢肌肉无力为主要表现的患者需要排除 Lambert-Eaton 综合征、线粒体肌病、脂肪累积肌病、多发性肌炎、运动神经元病和肉毒中毒等,还需要要与慢性疲劳现象鉴别,后者多伴随焦虑抑郁症状,一般无眼睑下垂。呼吸困难的鉴别包括运动神经元病、心功能不全等。儿童或青少年起病者还要与先天性肌无力综合征鉴别,后者没有抗体,此外药物治疗效果也不好。

七、治疗

所有患者均首先给予抗胆碱酯酶抑制药。其次是考虑病人是否适合进行胸腺切除治疗、糖皮质激素、免疫抑制药和血浆置换。通常要先达到诱导缓解,再维持这种缓解,缓解 1～2 年后可逐渐减量。胸腺瘤患者行胸腺切除。年轻的全身型 MG 患者如果 AchEI 疗效不佳,也可以进行胸腺切除,最好在发病后 1 年内完成。进展性加重的所有类型 MG 患者均要给予免疫治疗,同时给予药物预防药物的不良反应。此外,应当关注病人的精神状态。

(一)对症治疗

最常用的对症治疗药物是溴比斯的明,对球部和四肢骨骼肌无力效果好,新斯的明起效快,对四肢肌无力效果好,阿奴斯的明对四肢肌无力效果好。3,4-二氨基吡啶可促进突触前膜释放 Ach,在先天性肌无力综合征患者有效。首先应当单一用药,个别情况下联合用药。在病人躯体和精神负担加大、感染和月经期间应当加大用药剂量,怀孕时用药剂量可以升高也可以降低,此外应当根据病人的临床症状加重和缓解而调节用药的剂量,由于每个病人对胆碱酯酶抑制药的反应不同,必须对每个病人进行详细观察,而后选择最佳剂量和作用最充分的药物,应当经常对病人对药物的反应进行检查控制。

溴比斯的明,片剂为 10mg、60mg 和 180mg 三种。此药起效慢,不良反应比新斯的明小,开始从小剂量开始,一日 3 次,每次 10mg,而后逐渐加大剂量到稳定在身体可以耐受的剂量,由于此药的作用持续 3～6h,有必要一天服用 4 次和多次,并且和病人的生活习惯相适应。轻中度的 MG 每天药物总量为 120～360mg。新斯的明的片剂为 15mg,针剂为 5mg/2ml,此药发挥作用快,口服后 15～30min 显效,可以迅速扭转 MG 反应,清晨服用一次可以使病人迅速穿衣和吃早饭,如果作为常规用药应当每 2～3 小时应用一次,新斯的明引起的肌肉方面的不良反应比溴比斯的明常见。阿伯农斯的明的剂量为 10mg 片剂,作用持续 6～8h 每 6 小时服药一次。

由于胆碱酯酶抑制药抑制乙酰胆碱的水解,导致乙酰胆碱在副交感神经末梢、神经节前突触、终板和中枢神经系统堆积,出现不良反应。毒蕈碱(毒蘑菇的毒素)作用在神经节后副交感神经受体,不作用在烟碱神经节和运动终板,为了描述乙酰胆碱的不同作用,习惯称作用于神经节后副交感神经受体的作用为毒蕈碱样作用,作用于神经节和运动终板称烟碱样作用。毒蕈碱样不良反应一般出现在开始应用胆碱酯酶抑制药达到治疗剂量时,应采取抗副交感神经药物进行治疗。不良反应比较轻,可以给予 L-莨菪碱一日 3 次,一次一片,严重不良反应可以给予阿托品 0.5mg 肌内注射或 L-莨菪碱肌内或静脉注射,根据经验胆碱酯酶抑制药的毒蕈碱样不良反应随着时间的延长而逐渐减轻。烟碱样不良反应和中枢神经系统的中毒表现一般出现在长期用药的病人,该不良反应常被抗副交感神经药物所掩盖,只有当出现胆碱能危象伴随呼吸肌瘫痪或中枢性呼吸麻痹时才被诊断出,可能是病人突然死亡的原因。

(二)针对免疫异常的治疗

1.糖皮质激素

作为首选药物,适于小到中等剂量的胆碱酯酶抑制药不能获得满意疗效、胸腺切除术前或术后恶化者以及不能手术者。以较大剂量开始时,MG 病情可短暂加重或诱发危象,通常发生在给药后的 4～10d。对Ⅱb、Ⅲ和Ⅳ型患者从小剂量 20mg/d 开始逐渐增加,而后每 6 天增加12.5mg,最后增加到每 2 天 100mg 或 60～80mg/d 或 1mg/(kg·d),有时在剂量达到每 2 天100mg 以前临床症状已经明显好转,就没有必要继续增加剂量。如果患者病情较重需要更大剂量激素,可以合用血浆置换或静脉滴注免疫球蛋白(IVIg)以减少短暂加重的风险。Ⅰ和Ⅱa型患者可从 60～80mg/d 或 1mg/(kg·d)开始或大剂量甲泼尼龙冲击疗法。通常在 4～6 周出现改善,在此期间剂量维持在 50～80mg/2d,多数病人在临床症状改善后 3 个月抗体水平下降,为了维持好转后的状态,糖皮质激素必须缓慢减量至维持量,一般降至每 2 天 15～30mg,维持治疗 1 年后再经过数月逐渐减量停药,维持在 0.2mg/kg 一般没有任何不良反应。1 年不能减少到该剂量以下者要联合使用免疫抑制药。糖皮质激素的不良反应包括体重增加、体液潴留、电解质紊乱、高血压、糖尿病、焦虑、失眠、神经质、青光眼、白内障、胃肠道出血和穿孔、类固醇肌病、机会性感染和股骨头坏死。对此在治疗以前一定要明确告诉病人,同时应当告诉病人有 $80\%\sim90\%$ 的病人可以获得满意的疗效。骨质疏松可用碳酸钙 1500mg/d 和维生素 D $400\sim800U/d$。胃肠道并发症可以用制酸药物和胃黏膜保护药预防。大剂量冲击时有猝死可能,故冲击治疗期间应进行心电监护。此外病人应当低盐和高蛋白饮食,补充钾。使用糖皮质激素前应先进性肝炎病毒学相关检查,如果存在病毒肝炎,应该请传染科给予抗病毒治疗后再进行免疫抑制药治疗。

2.免疫抑制药

适于糖皮质激素疗效差及糖皮质激素依赖患者的长期治疗。骨髓抑制是此类药物常见的不良反应,白细胞低于 $4\times10^9/L$、血小板低于 $100\times10^9/L$ 时应该减药并使用药物提升血细胞数量。如果白细胞低于 2500/L 应当停药。其次是肝肾功能的异常,应定期复查(开始每周一次,其后改为 $2\sim4$ 周一次)。肝功能>正常高限的 2 倍和肾功能>正常高限时要立即停药并给予相应治疗,肝功能异常未增高到上述水平时可用药同时联合保肝治疗,肝肾功能恢复正常后可尝试从小剂量重新开始原来的免疫抑制药。使用免疫抑制药前也应先检查是否存在病毒性肝炎,对于肝炎请传染科给予抗病毒治疗后,肝炎稳定后再进行免疫抑制药治疗。由于此类药有潜在致畸作用,所以对男女均应当避孕。所有免疫抑制药均存在致癌性的潜在风险。

硫唑嘌呤主要抑制 T 细胞的功能。硫唑嘌呤与糖皮质激素合用者的功能恢复优于单用糖皮质激素者,用于全身型 MG。一般合用两者时,先逐渐减少糖皮质激素的用量,而保持硫唑嘌呤的用量。硫唑嘌呤一般 50mg/d 开始,逐渐增加剂量到 $2\sim4mg/(kg\cdot d)$,分 $2\sim3$ 次给药,起效时间为 $2\sim6$ 个月,治疗应当维持至少 $1\sim2$ 年。不良反应有流感样症状、胃肠道不适和胰腺炎,通常在开始治疗后的数周内出现。还有患者出现肝功能异常、白细胞减少、贫血、血小板减少或全血细胞减少,通常在减量后改善。环孢素用于硫唑嘌呤无效或不能耐受者,主要通过抑制钙神经素信号通路而抑制 T 细胞的功能,可显著改善肌力且降低 AchR 抗体的滴度。50mg,bid 开始,逐渐增加到 $4\sim6mg/(kg\cdot d)$。不良反应主要为肾脏毒性和高血压,震颤、牙龈增生和多毛也较常见。他克莫司在其他药物疗效不佳的患者尝试,主要是在 RyR 抗体阳性患者。与环孢素一样属于大环内酯类,抑制激活的 T 细胞的增殖。他克莫司亦可作用于 RyR 受体介导的钙离子释放过程,还有加强兴奋收缩耦联的作用。3mg/d,开始 tid,不良反应与环孢素相似但明显较环孢素轻。麦考酚酸莫酯用于不能耐受硫唑嘌呤无效或不能耐受者,其代谢产物霉酚酸可以抑制嘌呤合成,从而选择性影响淋巴细胞增殖。一般 500mg,bid 开始,逐渐增加到 $2000\sim3000mg/d$。主要不良反应是腹泻,臂髓抑制作用较弱。环磷酰胺用于糖皮质激素加硫唑嘌呤、环孢素或麦考酚酸莫酯无效或不能耐受这些药物者。能够抑制 B 细胞活性和抗体的产生,在大剂量还能够抑制 T 细胞,显著改善肌力和减少糖皮质激素用量。0.2g/次,每周静脉注射 3 次;或 $0.8\sim1.0g/$次,每月一次,总剂量为 $8\sim10g$。其不良反应包括胃肠道反应、骨髓抑制、机会性感染、膀胱刺激、引起不育以及诱发恶性肿瘤的潜在可能性。甲氨蝶呤疗效不佳,每周给予 $10\sim15mg$。在上述药物治疗无效的患者可试用。

3.血浆置换和静脉滴注免疫球蛋白(IVIg)

主要用于非常严重的全身型和暴发型 MG 以及合并危象时,上述方法不能很快获得治疗效果,由于作用短暂,仅在特别危重的病人应用,协助诱导缓解和准备手术。一般血浆置换的第一周病情好转,治疗方法通常为成年人每次置换 3～5L 血浆,隔日或每日一次,共4～6次。作用持续 1～3 个月,经过几次置换后疗效可以得到巩固。不良反应包括低血压、血浆成分过敏、低钙血症、低蛋白血症、心功能不全、置管处感染以及传播病毒感染的潜在风险等。IVIg的适应证与血浆置换相同,不良反应较少,因此常常被首选,在危象时血浆置换起效更快。IVIg 的有效性与血浆置换无显著性差异,与口服甲泼尼龙的疗效也没有差异,1g/kg 和 2g/kg 剂量的疗效无显著性差异。

MG 的早期治疗策略是在疾病的早期给予血浆置换或 IVLg,而后给予糖皮质激素可以获得更好的效果,糖皮质激素的不良反应更小。

4.胸腺切除

一般在 Ⅱb、Ⅲ 和 Ⅳ 型 MG 病人如果在 6 个月内症状没有缓解应当进行手术治疗,Ⅰ 和 Ⅱa 型一般不进行手术治疗。60 岁以上的病人胸腺出现退休性改变,没有必要进行手术治疗。AchR 抗体阴性的患者胸腺切除术的疗效尚未确定,MuSK 抗体阳性患者不需要胸腺切除术治疗。对严重的 MG 通过重症监护和辅助呼吸以及泼尼松治疗,预后也比较好,手术和非手术组症状改善没有明显差别,胸腺手术只在极严重的 MG 进行。76% 的病人在手术后症状消失或改善,病理检查显示许多生发中心,临床症状缓解比较缓慢,生发中心少,缓解迅速,在手术前进行放疗预后更好,单独放疗只应用于病人不能耐受手术治疗。

伴有胸腺瘤的患者均需要胸腺切除。应该在 MG 稳定后行胸腺瘤切除术。手术前调整胆碱酯酶抑制药的最小有效剂量,在手术前留有充足的时间是病人达到最佳的营养和健康状态,手术当天不给予胆碱酯酶抑制药。手术期间应当有一名有治疗 MG 经验的医生对病人进行不断的观察,手术后由于病人呼吸功能不全和分泌物阻塞应当进行气管插管,手术后在密切观察病情变化状态下可以给予胆碱酯酶抑制药,开始给予足量,几天后逐渐减量,许多病人在手术后 24h 临床症状明显改善并维持几天,在这期间胆碱能反应的危险比较高,所以病人离开手术观察室后还要密切观察病情变化,手术后效果开始出现,胆碱酯酶抑制药的剂量应当及时减量。手术后如果必须应用抗生素,一般选择合成青霉素。镇静药应用也应当小心。

5.MG 危象和胆碱能危象

无论何种危象,均要及时进行气管插管、人工辅助呼吸和停用抗胆碱酯酶药物。只有在进行了气管插管并清除了气管内分泌物后,才能开始寻找导致危象发生的原因及进行其他治疗措施。在危急状态下有时很难根据临床和药理学经验来区别是肌无力危象还是胆碱能危象,因为两种危象可以出现在同一个病人的不同肌肉,在此情况下应当停止胆碱酯酶抑制药数天。长时间应用胆碱酯酶抑制药可以引起运动终板对乙酰胆碱暂时的不敏感,在进行持续监护情况下停止所有药物 14d 会再次敏感。危象不能被马上控制,气管切开必须进行。新的治疗在应用胆碱酯酶抑制药的同时,要早期给予血浆置换或 IVIg,及时控制感染,亦可使用大剂量甲泼尼龙冲击治疗。待患者力量恢复达到一定程度,可逐渐增加胆碱酯酶抑制药的剂量,尝试脱离人工通气,应尽早常规给予口服糖皮质激素和其他免疫抑制药。

肌无力危象可以出现在 MG 病人,也可以出现在健康人感染或麻醉期间应用抗生素和肌松药的情况下,肌无力危象确诊后首先静脉注射新斯的明 0.25mg 或溴比斯的明 1mg,而后非常小心地增加剂量,从静脉注射到肌内注射剂量应当增加 1.5 倍到 2 倍,如果出现生命危险应当进行血浆置换。胆碱能危象是通过胆碱酯酶抑制药过量产生烟碱样运动终板阻断作用而引起,常常和出现严重的肌无力相关,当抗副交感神经药物治疗毒蕈碱样表现过量时,没有及时发现胆碱能危象发展的危险很大,一般先给予阿托品 1mg 静脉注射,5min 后如果有必要可以再静脉注射 0.5mg,而后的剂量必须符合毒蕈碱样表现,烟碱样表现可以通过应用双复磷(胆碱酯酶激活药)而改善。

6.避免使用的药物

有些药物通过抑制突触前膜 Ach 的释放和阻滞突触后膜 Ach 的结合而导致神经-肌肉接头传导阻滞加重,引起 MG 症状突然恶化或诱发 MG,这些药物包括:糖皮质激素、抗生素(四环素、链霉素、新霉素、庆大霉素、卡那霉素、紫霉素、妥布霉素、氨苄西林、杆菌肽、多黏菌素等)、抗心律失常药物(奎尼丁、普鲁卡因胺、利多卡因、普罗帕酮)、β 受体阻滞药(普萘洛尔)、神经精神类药物(巴比妥类、苯二氮卓类)、镇痛药(吗啡、哌替啶等)以及青霉胺、奎宁和氯喹等。

八、预后

在眼肌型 MG 患者中 10%～20% 可以自愈,20%～30% 始终局限于眼外肌,80% 的患者在发病后 3 年内逐渐发展成为全身型 MG。眼肌型 MG 给予糖皮质激素和免疫抑制药能够改善眼外肌症状,防止向全身型 MG 发展的疗效尚不肯定。患者的生活质量由于抑郁和运动的障碍而出现下降。70% 的 MG 患者在发病 1 年内达到最严重,发生危象的患者中 20%～30% 在发病 1 年内出现首次危象。随着机械通气、重症监护技术以及免疫抑制药的广泛应用,MG 死亡率至 3% 以下,预后差的主要原因是伴随恶性胸腺瘤。

第三节　肌营养不良

一、概述

肌营养不良(MD)是一类由遗传基因突变导致的原发性进行性骨骼肌疾病。不同类型的 MD 出现特定肌群的肌力进行性丧失,肌酸激酶呈不同程度升高。发病年龄可从新生儿至成年晚期。根据主要受累肌群的不同以及发病年龄,肌营养不良分为多个类型,比较常见的类型包括抗肌萎缩蛋白病、强直性肌营养不良、面肩肱型肌营养不良和肢带型肌营养不良,其他少见的类型还有 Emery-Dreifuss 型肌营养不良、远端型肌营养不良、眼咽型肌营养不良、先天性肌营养不良。

一、抗肌萎缩蛋白病

（一）概述

抗肌萎缩蛋白病是一种性连锁隐性遗传性肌病，主要包括 Duchenne 型肌营养不良（DMD）和 Becker 型肌营养不良（BMD）。DMD 是我国最常见的 X 连锁隐性遗传性肌病，发病率约为 1/3500 活产男婴。BMD 相对少见，预期患病率约 1/17500 活产男婴。

（二）病因和发病机制

DMD 是已知最大的基因，全长 2.4～3.0Mb，占整个基因组 DNA 的 0.1%，含 79 个外显子，转录成 14kb 的 mRNA，编码 3685 个氨基酸，产生 427kD 的抗肌萎缩蛋白。抗肌萎缩蛋白是肌膜下肌浆内的细胞骨架蛋白，它与肌膜上抗肌萎缩相关糖蛋白结合，形成紧密连接的抗肌萎缩蛋白-糖蛋白复合体，后者在细胞外与基质中层粘连蛋白 2 结合，在细胞内与肌动蛋白等连接，对维持细胞膜的完整性以及力量的传递具有重要作用。人类有 4 种全长的和 4 种截断的抗肌萎缩蛋白剪切体。抗肌萎缩蛋白有 4 个结构域，即 N 端肌动蛋白结合区、杆状区、半胱氨酸富集区和 C 端区。半胱氨酸富集区含钙结合部位，其 N 端和杆状区的 C 端共同参与连接膜蛋白 β-抗肌萎缩相关糖蛋白。C 端区有很多磷酸化位点，与多种膜蛋白结合。DMD 基因突变主要导致 DMD 和 BMD。90% DMD 是由框外突变所致，这些突变产生提前终止密码，导致过早停止转录信使 RNA，产生了可以被迅速降解的不稳定的 RNA，最终导致不能合成抗肌萎缩蛋白。如果突变保持翻译阅读，出现框内缺失，则产生质和量均降低的抗肌萎缩蛋白，导致 BMD。尽管最常见的遗传模式为 X 连锁隐性遗传，但该病有较高的散发突变率，占近 30%。这与 DMD 基因太大，容易发生随机突变事件有关。非家族性 DMD 患者还可能由生殖细胞的 X 染色体嵌合引起。

抗肌萎缩蛋白缺陷后引起一系列继发改变（如机械性膜损伤，钙离子通透性异常和慢性细胞内钙超载，异常免疫反应，信号转导功能异常等）而导致进行性肌纤维坏死，另外慢性炎症和肌纤维变性后出现异常纤维化，丧失再生能力，从而使临床症状恶化。在不同肌纤维中及不同年龄阶段时死亡肌纤维（凋亡和坏死）有所不同，相邻肌群中可出现完全正常和成片坏死的肌纤维。

（三）病理改变

主要病理改变是肌纤维出现肥大、发育不良、坏死、再生和嗜酸性改变，伴随出现慢性炎症和结缔组织增生。其中 DMD 的肌纤维坏死和再生多为灶性分布，而 BMD 的肌纤维再生和坏死多轻微或分散出现。肌纤维的抗肌萎缩蛋白缺乏或减少。

（四）临床表现

DMD 起病于儿童早期（3～5 岁），多数病人在出生后有运动发育延迟，在 3 岁前可以站立和行走，但随后出现运动发育停止并倒退，多不能正常跑步，或跑步时易跌倒。6～11 岁出现对称性持续性肌力下降，肌无力在躯干和四肢近端为主，下肢重于上肢。由于髂腰肌和股四头肌无力而登楼梯及蹲位站立困难，行走时腰椎前突，身体向两侧摇摆，形似鸭步；由仰卧站立时须先转为俯卧位,然后屈曲膝关节及髋关节,同时用手支撑躯干呈俯跪位,接着双手顺次支撑双足背、双小腿、双膝和双大腿,方能直立(Gower 征阳性)。肩胛带肌肉受累,出现举臂无力,因前锯肌和斜方肌无力,不能固定肩胛内缘,使肩胛游离呈翼状支于背部,出现翼状肩胛。腓肠肌假性肥大见于 90% 以上患儿。膝腱反射常在病程早期即减弱或消失,跟腱反射可存在多年。疾病早期肌萎缩多不明显,随病情发展伴随出现四肢近端肌萎缩和大关节挛缩。多在 12 岁前发展至不能独立行走。10 余岁时出现心肌病变,18 岁后均有心肌病表现。所有患者存在一定程度非进展性认知障碍。因活动减少,故骨密度减低,容易骨折。

BMD 发病在 5～19 岁,病情进展较慢,肌无力开始出现在盆带肌和下肢肌。5～10 年后发展到肩带肌和上肢肌,晚期躯干肌、胸锁乳突肌和肢体远端肌也受到累及。屈颈肌力保存。常伴腓肠肌肥大,可出现运动诱发的肌痉挛。病程晚期可出现肘关节挛缩,常合并有弓形足、心脏和智能异常。

其他少见类型:肌肉痉挛疼痛综合征,早期出现肌肉疼痛和痉挛,没有肌肉力量下降。DMD 相关扩张型心肌病,以左心室扩张和充血性心力衰竭为特点,男性患儿在 10 余岁时病情迅速进展,诊断后 1～2 年死于心力衰竭。平均死亡年龄为 30～40 岁。早期因平滑肌受累出现胃动力障碍,也可以出现巨结肠、肠扭转、肠痉挛和吸收障碍等。大部分女性携带者无症状,但由于逃避 X 染色体失活,肌纤维中超过 50% 的 X 染色体表达突变基因,可表现出不同程度的肌无力。少数女性可有典型 DMD 表型,可能是包含 Xp21.2 在内的 X 染色体的重组或缺失,X 染色体完全缺失如 Turner 综合征,或 X 染色体单亲二倍体。DMD 突变的女性携带者发生扩张型心肌病的概率较高。邻近基因缺失综合征伴其他 X 连锁疾病包括色素性视网膜炎、慢性肉芽肿病、McLeod 表型、甘油激酶缺乏症及肾上腺发育不良。

(五)辅助检查

1.血生化

早期 CK 水平可达正常人的 50 倍以上,出生后即可不正常,疾病晚期逐渐下降。CK 升高的程度与病情严重性无关。

2.电生理检查

肌电图出现肌源性损害的表现,如果 CK 升高达数千,没有必要进行该检查。心电图但可以发现窦性心动过速等异常。

3.肌肉活检

骨骼肌呈肌营养不良样病理改变,抗 Dystrophin 抗体进行免疫组化染色可见 DMD 的肌纤维缺乏抗肌萎缩蛋白,在 BMD 只有部分肌纤维膜缺乏该蛋白。

4.基因检查

65%～70% 的患者基因检查阳性。DMD 基因突变包括整个基因缺失、1 个或多个外显子缺失或重复、小片段缺失、插入及单个碱基改变。在 DMD/BMD,部分缺失或重复集中在 2 个重组热点,1 个接近 5'端,包含 2～20 外显子(30%),另一个包含 44～53 外显子(70%)。多重 PCR,Southern 杂交和 FISH 可被用于检测缺失;Southern 杂交和定量 PCR 可用于检测重复;基因测序用于检测小的缺失或插入,单个碱基变化或剪切突变。

（六）诊断及鉴别诊断

一般根据,5 岁前发病、缓慢发展的四肢无力、腓肠肌肥大、血清 CK 显著增高可以初步考虑 DMD,如果在 5 岁后发病,疾病发展相对缓慢和 CK 升高不显著,可以初步考虑为 BMD。在此基础上首先进行 DMD 基因检查,所有的 DMD 以及 85％的 BMD 可以通过基因检查而明确诊断。

鉴别诊断应当除外:①肢带型肌营养不良,也出现四肢近端的肌无力,部分类型可以出现腓肠肌肥大,CK 不同程度的增加,肌肉的病理检查可以发现部分类型出现少数肌纤维的抗肌萎缩蛋白丢失。②先天性肌营养不良,出生后就出现四肢的无力,多无腓肠肌肥大,CK 轻至中度增加,肌肉的病理检查不会出现显著的抗肌萎缩蛋白丢失。DMD 基因检查正常。③近端型脊髓性肌萎缩,出现四肢近端的无力,个别患者出现腓肠肌肥大,CK 不高,肌电图为神经源性损害。

（七）治疗

治疗前应行各种检查对肌肉、心脏、脑进行评估,适宜的治疗可延长生命,改善生活质量。

（1）低脂肪、低糖饮食,多吃蔬菜、水果,摄取丰富的维生素,少量多餐,避免肥胖,加重运动困难。保证维生素 D 和钙剂的摄入,防止骨折。

（2）物理康复:尽可能保持肌肉功能,防止肌肉萎缩和关节挛缩。热疗有助于改善局部血液循环,按摩对于防止关节挛缩有帮助。水下运动有助于克服阻力进行运动锻炼。支具的应用对防止畸形和挛缩有重要价值。严重的脊柱侧弯应行手术矫形,以改善呼吸功能,跟腱松解术有助于维持运动功能,在一定时间内可提高生活质量。呼吸肌瘫痪者早期应用呼吸机辅助呼吸可以有效延长患者的生存时间。

（3）药物治疗:糖皮质激素对延缓疾病发展的作用已得到肯定,可改善肌肉力量和功能,延长行走能力2～3年,将 DMD 患儿的平均死亡年龄从 16 岁延长到 25 岁。一般可于 5 岁后应用,具体用法为每周用 5～10mg/(kg・周),在周五和周六两天用 2.5～5mg/(kg・d),不良反应比每天用要少,也不影响生长。也可以按照 0.75mg/(kg・d)用 10d,停 10d 的方法用。更多的主张是连续用药,效果更好,在 BMD 患儿应用疗效有限。促蛋白质合成同化激素如氧甲氢龙也获得了暂时性疗效。

（4）用药禁忌:DMD 患者易患恶性高热,因此在给予全身麻醉前应进行适宜的评估和准备。心脏毒性药物如氟烷禁用。抗胆碱能药物和神经节阻滞药等可降低肌张力,应禁止使用。

（八）预后

DMD 多在 9～13 岁不能独立行走。在 15～25 岁死亡,常死于呼吸和心力衰竭,30％的患者死于心脏病。应用呼吸机可使寿命延长 6～25 年。BMD 一般在 16 岁以后不能独立行走,病程可达 25 年以上,平均死亡年龄为 45 岁,50％的患者多死于心脏病。

二、强直性肌营养不良

（一）概论

强直性肌营养不良(DM)是一种常染色体显性遗传性骨骼肌疾病,为第二常见的肌营养不良,属于 RNA 介导的疾病范畴。主要包括 DM1 和 DM2 两种类型。DM1 的患病率大约是

1∶7400,而 DM2 相对罕见。

（二）病因和发病机制

DM1 和 DM2 都由三核苷酸重复扩展引起。DM1 由 19 号染色体长臂上一个基因的 3'端非翻译区出现 CTG 重复扩展造成,在正常状态下该基因 CTG 的重复次数为 4～40 次,重复增加到 50 次以上就可以导致疾病发生。DM2 则是 3 号染色体长臂上的锌指蛋白 9 基因的第一个内含子中 CCTG 重复扩展引起,正常人 CCTG 的重复扩展次数从 10～30 次,扩展次数超出该范围就可以导致疾病发生。重复扩展产生的"有毒 RNA"可以干扰其他蛋白的合成,导致骨骼肌出现特征性的多个核内移现象和肌浆块形成,伴随肌纤维的肥大和萎缩,伴随结缔组织增生。其中先天性强直性肌营养不良类似中央核肌肉病。

（三）病理改变

可见肌病组织综合征出现肌纤维直径病理性变化,如肥大和萎缩,核内移和核链形成,肌浆块和环状肌纤维。此外可见肌纤维坏死和再生、吞噬胞质体,间质出现脂肪和结缔组织增生,以及炎细胞浸润。所有改变没有特异性,在个别病人可见梭内肌纤维明显增多和出现神经源性组织综合征样的小灶状肌纤维萎缩。酶组织化学检查发现肌纤维不成熟和Ⅰ型肌纤维发育不良。

（四）临床表现

1.先天性强直性肌营养不良

出生时即表现严重的全身肌张力低下和肌无力,2/3 的母亲在分娩时没有临床表现,虽然有高 CTG 重复,但重复的程度和临床严重程度无关,因为双侧面肌瘫痪,可出现上唇呈倒置的"V"形,又称"鱼形嘴",常伴呼吸功能不全而早期死亡。腱反射通常存在。存活者运动功能逐渐改善,可独走,但最终还是发生进行性肌病,6 岁以后肌强直明显,成年期出现典型的强直性肌营养不良表现。50%～60%患儿可有智力低下。

2.DM1 型

多为 20～40 岁起病,多有家族史,起病隐袭,缓慢进展。最常见的临床表现为肌强直、全身肌无力和肌萎缩。

肌强直是随意收缩或电刺激后肌肉延迟放松,主要累及面和颈肌,肢体肌肉以远端受累及为主,面肌、前臂肌和手部肌肉受累不如先天性肌强直明显,肌肉僵直常常在寒冷状态下明显,个别病人可能一次检查表现不出来,体检发现用力闭眼后睁眼延迟,双眼上视后突然下视眼睑处于收缩状态,握拳后不能迅速松开,反复活动出现肌强直的肌肉,肌强直反应会逐渐减轻,用叩诊锤叩击肌肉可以诱发出肌强直现象。在严重肌无力的肌肉一般无肌强直。

肌无力和萎缩:主要累及面肌、口咽肌、颞肌、胸锁乳突肌和四肢远端肌,面肌无力和萎缩出现睡眠松弛表情和张口,闭眼时睫毛外露。颞肌萎缩,瘦长脸型,称为"斧型脸"。胸锁乳突肌萎缩出现细颈,头前倾,由于相应肌肉受累及可以有构音障碍如鼻音和吞咽困难,四肢远端肌肉无力,出现前臂和手部小肌肉萎缩,导致伸指无力和足下垂,行走时有跨阈步态。多数病人远端肌肉萎缩非常明显,肌肉肥大罕见。呼吸肌也可受累,出现肺泡通气下降和睡眠过度。疾病后期累及四肢近端肌肉,多数病人保留行走能力。

其他症状:伴随中枢神经系统、内分泌系统、眼、骨骼、皮肤、呼吸器官、免疫和造血系统异常。出现白内障,应用裂隙灯检查98％的病人出现白内障,瞳孔紧张反应通过瞳孔照相可以发现,常常存在眼压下降,此外可见视网膜变性、角膜溶解和睑炎。心脏异常,表现为心脏传导阻滞、心肌病。内分泌异常,出现秃顶、糖尿病。50％～80％的男性患者睾丸萎缩和性功能减退。50％的女性出现月经紊乱,妊娠期可出现羊水过多、胎动减少、臀位、宫缩乏力致产程延长、早产及流产。胃肠道症状出现便秘和肛门括约肌松弛。骨骼改变出现胸部脊柱后突畸形。神经系统损害导致听力下降和周围神经病,少数患者出现智力下降。83％的男性和16％的女性病人出现宽额头。常可见心脏功能异常,58％～87％的病人出现心电图改变,除心脏传导异常外偶尔可见心肌病和二尖瓣脱垂。

3.DM2型

DM2通常也有肌强直,早期近端肌肉受累,面肌无力在DM2很罕见,白内障也有发生,出现前额秃顶、性腺萎缩和心脏受累。心脏功能障碍和中枢神经系统受累也不如DM1常见。常常合并自身免疫性疾病。

(五)辅助检查

1.血生化

CK正常或轻度升高。

2.内分泌检查

促卵泡释放激素、绒毛膜促性腺激素升高,35％的患者糖耐量异常或胰岛素升高。

3.肌电图

肌源性损害和短电位高频放电,动作电位出现波幅大小、频率和短促爆炸样杂音的典型转换。

4.肌肉活检

肱二头肌的病理改变最明显,可见肌纤维出现肥大和萎缩,大量多核内移现象,肌浆块和环状肌纤维。

5.基因检测

发现DM1和DM2相关基因突变。

(六)诊断和鉴别诊断

主要诊断标准依据包括:①DNA检查发现异常的[CTG]n重复扩增;②临床检查发现肌肉及其他系统损害表现;③肌电图证实肌强直;④裂隙灯下检查发现特征性白内障。次要的诊断标准依据包括:①血清CK水平轻度增高;②肌活检显示,中央核增加,Ⅰ型肌纤维萎缩以及环形纤维出现。可见肌浆块。

鉴别诊断首先排除:①先天性肌强直性,肌萎缩和无力不明显,CK正常,肌电图主要为肌强直放电,没有肌源性损害。肌肉病理检查一般不会发现大量的肌纤维核内移现象。②面肩肱型肌营养不良,出现面部和肢体近端的肌肉无力,少有肌强直现象和白内障。肌肉活检没有明显的肌纤维核内移现象。

（七）治疗

肌强直影响日常生活及工作可服用卡马西平及苯妥英钠；肌痛可服用加巴喷丁或三环抗抑郁药；肌无力可试用改善脂肪线粒体代谢药物。白内障影响视力可手术治疗。若男性患者睾酮下降出现症状可行替代治疗。每年查空腹血糖及糖化血红蛋白，若确诊糖尿病可服控制血糖药；合并甲状腺功能低下会使部分患者肌无力加重，甲状腺功能减退症纠正后能部分恢复肌力。女性患者需定期做好产前检查；女性患者较男性患者生育出先天性强直性肌营养不良的患儿可能性大，必要时做产前诊断。麻醉问题：强直性肌营养不良患者全麻时出现肺不张、肺部感染等肺部并发症的概率较正常人增加；且需慎用新斯的明、维库溴铵、氟烷等。

（八）预后

DM1 患者的寿命缩短，尤其是发病早及近端肌受累者。多数病人在 40～60 岁时出现行动和工作困难，而且由于心力衰竭、心律失常、呼吸无力、肺部感染而过早死亡。老年起病者症状较轻微，有的仅表现为白内障。

三、面肩肱型肌营养不良

（一）概述

面肩肱型肌营养不良（FSHD）是第三常见的肌营养不良类型，而且有着很高的散发概率。仅次于强直性肌营养不良和抗肌萎缩蛋白病，其发病率是 1～5/10 万。在英国北部达 3.95/10 万。

（二）病因和发病机制

面肩肱型肌营养不良的分子缺陷是在 4 号染色体长臂的亚端粒区 3.3kb 的 DNA 重复片断的复制缺失（D4Z4）。通过影响邻近基因的表达而发病。

（三）病理改变

肌肉活检可以发现病理改变变异非常大，有的患者出现明显的肌营养不良改变，也可以表现为非常小的肌纤维分散出现在大肌纤维之间，部分患者伴随炎细胞浸润。少数患者的肌纤维出现镶边空泡或嗜酸性的沉积物。

（四）临床表现

临床表现的外显率具有年龄依赖性，发病年龄在 10～50 岁，多在 20 岁以前出现临床症状。在一些家系中可以看到在 10 岁以前发病的婴儿病例。疾病进展快慢不一，有些人可能缓慢和轻微，而另一些人进行性加重。男性多见，具有遗传早显现象，即在连续几代的病例中发病年龄提前。

面部和肩带肌无力是该病标志性症状。症状的发展规律多从面肌到上肢肌肉，再到盆带肌肉，95％的患者在 30 岁出现面肌无力，特别是眼眶周围的肌肉，睡眠的时候睁着眼，导致角膜得损害。查体发现睫毛征阳性、不能吹哨、皱嘴和鼓腮，伴随构音障碍，试图笑的时候，稍稍撅起的嘴角会出现特征性肌病面容。肩带肌肉无力会导致手臂上抬困难，出现翼状肩胛。累及躯干和骨盆的肌肉，造成严重的脊椎前弯和无法步行，特别是上下楼困难。腹部肌无力常出现在疾病的晚期。该病可以单独影响脊柱旁肌肉，导致中轴肌病和弯腰综合征。

个别患者出现心肌病。个别患者会有听力丧失、视网膜微血管病变，智力下降以及癫痫发生。

（五）辅助检查

1.血生化

血 CK 正常或升高于正常高限的 5 倍。

2.肌电图

多为肌源性损害，个别患者神经源性损害。

3.MRI

可以证实该病的骨骼肌分布特点，出现中轴肌肉损害的患者可以表现为脊柱旁肌肉的显著萎缩。

4.肌肉活检

肌肉活检可以发现病理改变变异非常大，有的患者出现明显的肌营养不良改变。也有的患者仅出现个别小的肌纤维。

5.基因检查

是目前的主要确诊手段，EcoRl/Blnl 双酶切＋p13E-11 杂交已成为常规检测方法。可以诊断 95％的病例，其中 70％～90％遗传自父母，10％～30％为自发新突变。少数家系与 4q 染色体没有连锁，但现在没有发现其位点。发病的患者有 50％的可能遗传给下一代。

（六）诊断

根据典型的面部和肩带肌无力表现、血清 CK 轻度升高和肌源性肌电图改变可以初步考虑到 FSHD 的可能性，通过基因检查可以确定诊断。鉴别诊断需要排除其他青少年或成年发病以累及面肌为特点的骨骼肌疾病。强直性肌营养不良也出现面肌瘫痪，但四肢远端肌肉存在显著的肌强直现象和肌无力，此外伴随秃头和内分泌异常。基因检查可以发现 DM1 和 DM2 相关基因突变。眼咽型肌营养不良以眼球运动障碍为主，伴随出现吞咽困难，但面肌无力不显著，四肢近端的无力仅出现在部分患者。基因检查可以发现多聚腺苷酸结合蛋白核 1 基因第一外显子（GCG）的异常扩增或（GCA）插入。眼咽型远端型肌营养不良以眼球运动障碍、吞咽困难和四肢远端无力为主要表现。

（七）治疗

重点进行康复治疗，目前没有任何药物证明可以延缓疾病的发展，包括糖皮质激素。对于患者的闭眼困难，应当防止干燥性眼炎的发生，可以在患者睡眠时用胶纸把眼睛暂时封起来，防止角膜干燥。

对于翼状肩胛采取手术治疗，把肩胛骨固定在胸壁上可以改善上肢的活动。

此病可以进行产前诊断。

（八）预后

有些患者累及躯干和骨盆带肌肉，造成严重的脊椎前弯和无法步行。腹部肌无力常出现在疾病的晚期。患者寿命一般不缩短。极个别病人发展迅速，在 20 岁即不能行走。

四、肢带型肌营养不良

（一）概论

肢带型肌营养不良（LGMD）是一组以累及盆带和肩带肌为主要临床特点的遗传性肌肉病。显性遗传型被归为 LGMD1，隐性遗传型则被归为 LGMD2。每个位点按字母顺序加以后缀而命名。现在已经确定了由不同基因突变所致的 7 个显性（LGMD1A～1G）和 14 个隐性遗传类型（LGMD2A～2N）。LGMD 属于第四常见的肌营养不良类型，发病率较面肩肱型肌营养不良低。发病率在英国北部为 2.27/10 万，不同类型的 LGMDs 其发病率具有很大的差异，不同地区存在某种特定亚型的高发病率。LGMD2A 和 LGMD2B 在欧洲以及我国都是最多见类型，LGMD2I 在欧洲个别国家常见，但 LGMD2I 在我国罕见。

（二）病因和发病机制

LGMD 不同亚型存在各自的突变基因，其中部分类型的编码蛋白不清楚。不同的基因突变导致各种肌纤维细胞外基质蛋白、肌膜蛋白、肌节相关蛋白、核膜蛋白及酶等缺陷，出现不同的肌纤维的发育障碍。

（三）病理改变

肌纤维出现发育不良、肥大，伴随间质增生。可以存在肌纤维的坏死和再生改变，LGMD2A 存在分叶样肌纤维，LGMD2B 可以发现大量的炎细胞浸润，LGMD2I 的肌纤维可以发现许多空泡。在部分类型免疫组织化学或蛋白定量分析可以发现蛋白的缺乏，LGMD2A 的骨骼肌成长 Calpain-3 蛋白缺失，LGMD2B 存在 Dysferlin 缺乏，LGMD1C 出现 Caveilin-3 在肌膜上缺如或部分减少。但许多膜蛋白可以出现继发性脱失。

（四）临床表现

所有 LGMDs 类似均起病隐匿，可以儿童或成年人发病，共同临床特征是骨盆和肩胛带肌肉的不同程度的进行性无力，表现为行走、跑步及爬楼梯困难，部分患者可见肌肉肥大，跟腱挛缩出现用脚尖走路。在 LGMD2B/Miyoshi 肌病中患者不能用脚尖行走，在 LGMD2A 和 LGMD2C-2F 中翼状肩胛最明显，在 LGMD1A、LGMD2A 和/Miyoshi 肌病中可有腓肠肌萎缩。面部肌肉通常不受累。部分亚型可以出现多系统受累，包括心脏、呼吸系统。各种亚型的临床表现略有差异。LGMD2C-F 统称为 Sarcoglycan 肌病，部分患者的临床表现和 DMD 类似，起病于 1～15 岁，表现为不同程度的躯干以及四肢近端无力，可有腓肠肌肥大、翼状肩胛以及脊柱前突，多数病人在发病 10 年后不能行走，心脏受累常见。LGMD2N 和 LGMD2B/Miyoshi 肌病的临床表现以及病理改变类似。

（五）辅助检查

1.血清 CK

呈不同程度升高。

2.肌电图

肌源性损害的特点。个别类型 LGMD 患者中呈神经源性损害。

3.肌肉 MRI

可以协助确定肌肉病变的分布特点,并对诊断加以提示。

4.肌肉活检

可以发现肌纤维出现肌营养不良改变。不同类型的 LGMD 可以通过免疫组织化学染色以及 Westernblot 检测明确缺陷蛋白。

5.基因检查

可以协助 LGMD 的诊断。但是存在相同基因缺陷因等位基因的变异而出现极端不同的临床表型。

(六)诊断和鉴别诊断

患者出现缓慢进展的四肢近端无力、CK 升高和肌电图呈肌源性损害,首先应当进行肌肉活检,确定是否为肌营养不良,而后首先排除性连锁的抗肌萎缩蛋白病,再确定是 LGMD。不同 LGMD 亚型的诊断主要依靠骨骼肌的免疫组织化学或免疫荧光染色确定是那种蛋白的脱失,部分类型可以进行基因检查,肌肉活检加基因检查基本可以使 76% 的 LGMD 明确类型。不同类型的 LGMD 应当在基因检查后进行病理检查,以确定蛋白丢失的程度。

鉴别诊断包括:①抗肌萎缩蛋白病,患者发病后出现四肢近端无力,其中 DMD 存在腓肠肌肥大,基因检查可以发现 DMD 基因突变。肌肉活检发现肌纤维膜出现抗肌萎缩蛋白脱失可以明确诊断。②先天性肌病,出生后发病,出现肢带型的肌肉无力,但进展缓慢或不进展,肌电图为肌源性损害,但肌肉活检可以发现疾病特征性的病理改变。③多发性肌炎,一般发病比较急,出现四肢近端的无力。肌肉活检可以发现肌纤维坏死和炎细胞浸润,肌纤维的肥大不明显,也没有明显的间质增生。④肌原纤维肌病,出现四肢近端或远端的无力,多伴随心脏损害或周围神经病,CK 轻度增加,肌肉病理检查可以发现肌纤维内出现异常蛋白沉积,肌纤维膜没有蛋白的脱失。

(七)治疗

主要在于延长寿命,改善生活质量。

一般治疗包括控制饮食防止肥胖。物理康复和伸展训练提高关节活动性和维持肌肉力量,防止挛缩。应用机械辅助装置协助行走和活动。此外还需要进行呼吸机辅助呼吸、亚临床心肌病的监测以及社会和心理支持和鼓励。关节挛缩可以进行整形外科治疗。

药物治疗,丙种球蛋白在个别患者可以增加肌肉力量和延缓疾病的发展,可能和药物的抗炎和减轻纤维化的作用有关。一水肌酸口服可以提高肌肉的力量。

(八)预后

根据疾病不同的亚型其预后也有很大的差异,心肌、呼吸肌受累可能会影响寿命。LG-MD2C 型和 LGMD2F 型 20 岁前死亡。

参 考 文 献

[1]阚全程,马金昌.神经内科专业[M].北京:人民卫生出版社,2017.

[2]黄如训.神经系统疾病临床诊断基础[M].北京:人民卫生出版社,2015.

[3]王伟,卜碧涛,朱遂强.神经内科疾病诊疗指南(第3版)[M].北京:科学出版社,2018.

[4]张润宁.常见脑血管疾病临床诊治[M].石家庄:河北科学技术出版社,2013.

[5]刘鸣,谢鹏.神经内科学(第2版)[M].北京:人民卫生出版社,2014.

[6]吴江,贾建平.神经病学(第3版)[M].北京:人民卫生出版社,2016.

[7]王维治.神经病学(第2版)[M].北京:人民卫生出版社,2013.

[8]王拥军.神经内科学高级教程[M].北京:中华医学电子音像出版社,2016.

[9]杨月明.脑血管疾病防治[M].北京:科学出版社,2017.

[10]吕传真,周良辅.实用神经病学(第4版)[M].上海:上海科学技术出版社,2014.

[11]崔丽英.神经内科疾病临床诊疗思维[M].北京:人民卫生出版社,2011.

[12]李智文,王柠.神经内科医师查房手册[M].北京:化学工业出版社,2012.

[13]曾昭龙,陈文明.神经内科常见疾病诊断与治疗[M].河南:河南科学技术出版社,2018.

[14]许志强.神经内科临床速查手册[M].北京:人民军医出版社,2012.

[15]胡风云.神经内科诊断要点与处理方法[M].太原:山西科学技术出版社,2013.

[16]王新高,张在强.神经内科医嘱速查手册[M].北京:化学工业出版社,2018.

[17]丁新生.神经系统疾病诊断与治疗[M].北京:人民卫生出版社,2018.

[18]安德仲.神经系统疾病定位诊断(第4版)[M].北京:人民卫生出版社,2018.

[19]肖波.神经内科临床心得[M].北京:科学出版社,2018.

[20]田新英,王丽琴,陈丽萍.脑血管疾病[M].北京:军事医学科学出版社,2015.

[21]董为伟.神经系统疾病治疗学(第2版)[M].北京:科学出版社,2013.

[22]励建安,张通.脑卒中康复治疗[M].北京:人民卫生出版社,2016.

[23]蒲传强,崔丽英,霍勇.脑卒中内科治疗[M].北京:人民卫生出版社,2016.